건강생성모델

질병중심의료에서 건강중심의료로의 전환

HEALTH, STRESS and COPING

HEALTH, STRESS, AND COPING
New Perspectives on Mental and Physical Well-Being
by Aaron Antonovsky

Library of Congress Catalogue Card Number LC 79-83566

International Standard Book Number ISBN 0-87589-412-7

Manufactured in United States of America

건강생성모델

질병중심의료에서 건강중심의료로의 전환

HEALTH, STRESS AND COPING

2019년 10월 10일 1판 1쇄 인쇄
2019년 10월 20일 1판 1쇄 발행

지은이 | Aaron Antonovsky
엮은이 | 공은숙
펴낸이 | 김진환
펴낸곳 | 학지사메디컬 HAKJISA MEDICAL
04031 서울특별시 마포구 양화로 15길 20 마인드월드빌딩
대표전화_ 02-330-5188 팩스_ 02-326-0338
등 록 | 2010년 2월 8일 제313-2010-36호
메 일 | hakjisamd@hakjisamd.co.kr
홈페이지 | http://www.hakjisamd.co.kr

ISBN 978-89-6069-830-7 93510

가 격 | 17,000원

질병중심의료에서 건강중심의료로의 전환

건강생성모델

Aaron Antonovsky 저
공은숙 역

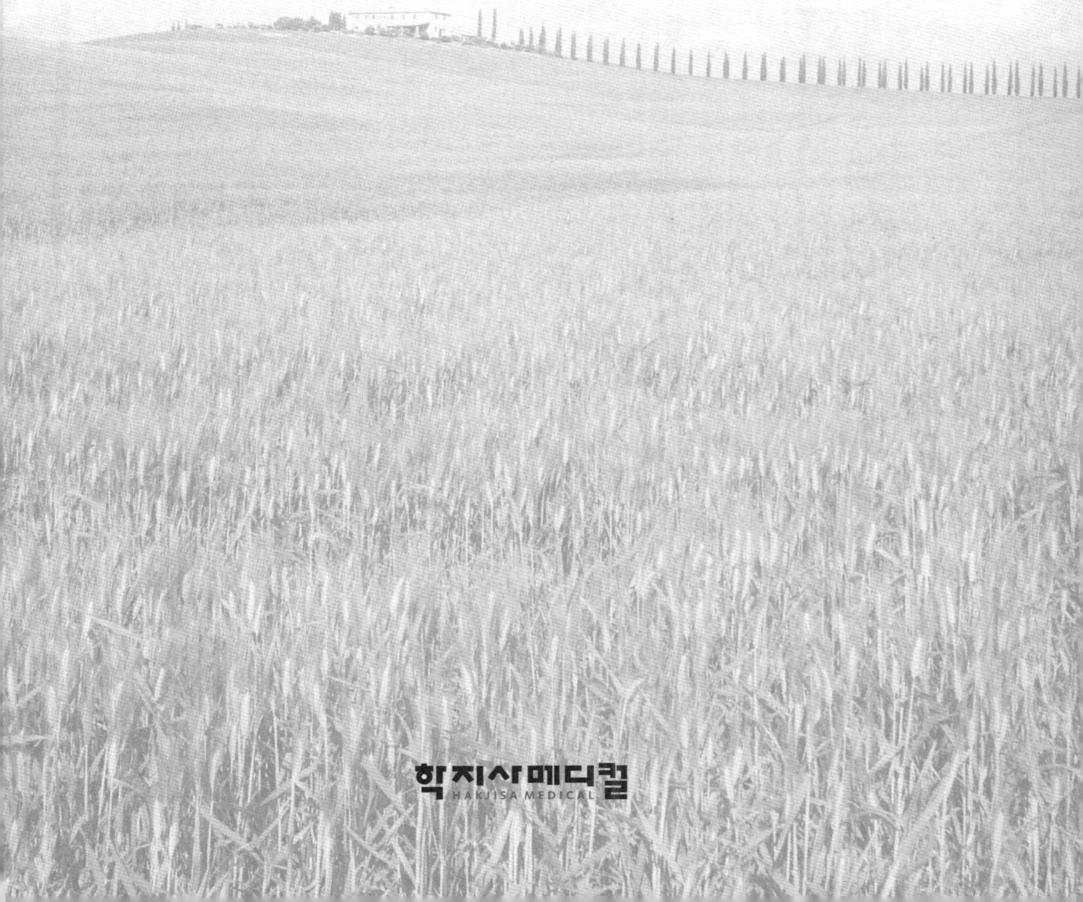

학지사메디컬
HAKJISA MEDICAL

역자 소개

공은숙

뉴욕시립대학교 헌터칼리지 간호대학 학사

버지니아대학교 대학원 석사, 박사

현 예수대학교 간호학부 교수

주요저서

『한국여성의 삶과 활동: 전북지역』(공저)

『근거이론의 실천』(공역)

『일기연구방법론』(공역) 외 다수

저자 서문

이 책은 건강saluto생성genesis 즉, 건강이 어떻게 생성되는가salutogenesis에 대해 탐구하고자 한다. 건강생성에 대한 연구는 아직 중요하게 간주되지 못하고 있고, 따라서 이를 체계적으로 다루고 종합하는 연구도 아직 제대로 이루어지지 못하고 있다. 또한 건강생성의 입장에서 연구하려면 새로운 개념들이 절실하게 필요하지만 제대로 발전되어 있지 않다. 생물학적 · 사회학적 · 의학적 연구에서는 아직도 질병생성pathogenesis에 대한 연구가 대세이다. 이 책은 건강생성에 대한 탐구로부터 건강/질병에 대한 답을 찾고자 한다. 건강생성에서 통합균형감sense of coherence이 중요하다. 이러한 탐구와 이에 대한 답을 통합하여 건강생성모델을 구축하고자 한다. 사회학자가 제안하는 이 모델은 '건강상태를 유지하기 위해 우리는 어떻게 하는가?'라는 인간에 대한 연구에서 가장 거대한 수수께끼 중 어느 한 부분에 해당할 뿐이다. 나는 이 접근이 다른 생명과학 분야의 학자에 의해서도 이용될 것이라는 확실한 믿음을 가지고 있으므로, 건강생성모델을 통하여 건강과 관련된 더 많은 수수께끼가 풀릴 수 있을 것이라고 생각한다.

이 책은 대중을 위해 쓴 것이 아니며, 명료한 해결책을 제시하는 것도 아니다. 에필로그에서 말했듯이 나는 비관적인 편에 가깝다. 나는 매우 복잡한 문제를 단순화시키려고 노력하거나 전문적인 논쟁을 회피하려고 하지 않는다. 그렇다고 이 책을 의료사회학 분야의 전문가단 참고하도록 하기 위해 쓴 것도 아니다. 이 책은 전문적으로나 개인적으로 인간의 적응능력을 이해하고 향상시키는 데 헌신하는 모든 사람들을 위해 썼다. 나의 세미나를 수강하는 학생들은 사회학자, 심리학자, 정신간호사, 의사, 보건의료행정가, 역학자, 건축가, 지역사회관리자 등 다양한 전문직에 종사하고 있다. 이런 면이 필자가 이 책을 쓴 의도의 단면을 보여주고 있다.

모든 발전은 과거를 탐구하는 것으로부터 시작된다. 필자에게 유용했던 연구논문들이 참고문헌에 포함되어 있을 것이다. 하지만 서론에서도 말했듯이 이 책은 지난 15년 동안의 연구가 축적된 것이므로 적절하게 인용표현을 하지 못한 상태로 사용된 자료들도 있다. 그러한 일들에 대해서는 해당 저자들에게 용서를 구한다. 내가 반드시 읽고 참고했어야 할 연구논문들도 더 많았겠지만 놓친 것들도 있을 것이다. 백과사전이 아닌 이상 힘든 일이지만, 이 점에 대해서도 미안함을 느낀다.

나는 내 이론에서 중요하게 인용하고 있는 연구들을 수행한 많은 학자들에게 큰 빚을 지고 있다. 그러나 이 책에 대한 모든 책임은 내게 있다. 이 책의 많은 부분은 Hans Selye, Rene Dubo, George Engel, 그리고 벗이자 동료인 Melvin Kohn으로부터 배운 것에서 기인한다.

항상 그렇듯이 한 사람의 연구를 누군가가 읽고 깨우치게 되고, 개인적인 만남을 통해 토론이 이루어지면서 연구가 더 촉진되고 다듬어진다. 이 점에 있어서 아브람 데이비드 케이즈 Abraham David Katz에 대해 반드시 말해야겠다. 그는 1968년부터 1973년까지 가장 활력 넘치는 필자의 동료였고 연구보조원이었다. 그 기간에 수많은 생각들이 정리되었다. 그는 이 책에서 '통합균형감'이라고 명명한 변수를 누구보다 더 실감나게 경험한 사람이다. 불행히도 그는 욤키프로 전쟁에 참전하였다가 수에즈운하 부근에서 전사하였다. 그는 내가 얼마나 그에게 감사하는지를 전혀 알지 못할 것이다.

최근에는 llana Shoham이 내 연구보조원으로 일했다. 그녀와 함께 일반저항자원generalized resistance resource이라는 부분적 개념에서 통합균형감이라는 전체적인 개념으로 옮겨 갔다. 계속 많은 문제들이 제기되었을 때 Shoham의 영민하고 비판적인 질문들은 이를 다시 생각하고 정리하는 데 커다란 도움을 주었다.

나는 캘리포니아 주립대학교인 버클리대학교 보건대학에서 연구년도를 보내면서 내 생애의 가장 편안한 시간을 가졌고 이 책을 최종적으로 수정할 수 있었다. 첫 졸업생을 배출하기 전에 연구기간을 갖도록 승인해 준 Beersheba 의과대학 학장인 Moshe Prywes와 보건대학 학장 Warren Winkelstein 그리고 역학과의 학과장인 William Reeves에게 감사를 드린다. 나를 초청해준 버클리 대학교 생화학 및 환경보건대학 학장인 Leonard Syme과 모든 편의를 제공해 준 행정실의 Ingalill Fivian에게도 감사를 드린다. Syme학장은 나와 아주 유사한 사고를 가진 의료사회학자여서 일 년 동안 그와 같은 층에서 일하는 시간을 보내면서 무척 즐거웠다.

한 권의 책이라도 펴낸 저자라면 누구나 저자가 마지막 생각을 정리하면서 수정할 때, 이를 계속 입력하고 고쳐주는 사람의 효율성, 유머감각, 지력 그리고 명랑성이 저자의 정신건강에 얼마나 중요한지를 알 것이다. 나의 글을 계속 입력하고 수정해줬던 Constance Long, Donna Kimmel과 함께 일했던 시간은 매우 즐거운 시간이었다. 나는 진심으로 그들에게 감사를 표한다.

나의 현명한 결정 중 하나는 버클리대학교에서 온전히 이 책을 교재로 사용하여 세미나를 진행했던 것이다. 이 세미나는 나에게 지속적인 도전과 자극을 제공하였다. 학생동료들(학생들은 바로 같이 고민하는 동료가 되었다)의 비판을 다 수용하지는 않았지만, 수용한 것에 대한 생각뿐 아니라 수용하지 않았더라도 왜 수용하지 않는지를 설명하면서 많은 도움을 받을 수 있었다. 마지막으로 Louis Allen, Margaret Boyd, Linda Brodsky, Shoshanna Churgin, Bernard Cordes, Michael Freman, Leslie Grant, Mario Gutierrez, Kathryn Johnson, Barbaraterry Kurtz, Eric Rosen, Barbara Sackoff, William Satariano, Sandra Stein, 그리고 Claudine Torfs에게 진심어린 감사를 표하고자 한다.

나는 여러 해 동안 여러 곳에서 연구비를 받았다. 그 기금들은 내가 연구를 계속하는 데 도움을 주었다. 그렇다고 항상 연구계획서대로 이루어진 것은 아니다. 이번 기회에 나는 미국 보건의료연구재단, 이스라엘 연구재단을 통한 포드재단, 그리고 우수과학자로 지원해준 이스라엘 보건성의 과학자지원국에도 감사를 드린다.

Beersheba, Israel에서
1979년 4월
Aaron Antonovsky

역자 서문

이 책의 내용은 미국의 의료사회학자인 Aaron Antonovsky가 기존의 질병중심모델이 잘못되었다는 점을 설득력 있게 설명하고, 그 대안으로 제시한 건강생성모델에 대한 것이다. 지난 수세기 동안 우리는 건강을 측정하고 이해하는 데 질병생성적인 관점에 의존해왔다. 그러나 저자는 질병요인은 보편적으로 존재하는 것이라며 이러한 조건에서 사람들이 건강하게 생존하고 있는 상황을 이해하려면 질병요인의 존재 자체가 아니라 질병요인의 존재에도 불구하고 어떻게 건강을 유지하는지를 살펴봐야 건강/질병의 문제를 제대로 이해할 수 있다고 주장한다. 따라서 질병이 어떻게 생성되는가의 시각으로 접근하기보다 건강이 어떻게 생성되는가의 시각으로 생각하고 접근해야 건강문제를 제대로 이해할 수 있다고 주장하고 있다. 그는 폭넓은 문헌고찰과 자신의 체험적 연구를 근거로, 기존 학자들의 연구들을 비판적으로 점검하면서, 왜 질병중심의 설명틀이 현실을 왜곡하는지 그리고 건강중심의 설명틀이 현실을 더 잘 설명할 수 있는지를 보여주고 있다.

저자에 따르면, 질병요인은 모든 사람에게 보편적으로 존재한다. 주변에 각종 바이러스, 세균 등이 보편적으로 존재하며, 각종 스트레스원이나 오염물질이나 위험요소도 보편적으로 존재한다. 따라서 질병요소나 위험요소만으로는 질병의 발생을 제대로 설명할 수 없다. 오히려 왜 어떤 사람은 보편적으로 존재하는 질병요인이나 위험요소에도 불구하고 질병에 걸리지 않고 건강하게 지내는가에 초점을 맞추는 것이 인간의 건강현상을 더 잘 파악하고 더 현실적인 문제해결 방안을 찾을 수 있다고 주장한다.

저자에 따르면, 인간은 생물학적 · 심리적 · 사회적 균형을 회복하려고 부단히 노력하는 존재이다. 이러한 균형회복 과정에서 좋은 방향으로 진행되면 건강이 유지되고 향상되며 나쁜 방향으로 진행되면 질병이 나타나고 심해진다. 따라서 건강과 질병은 대립되는 것이 아니라 건강/질병의 연속선상에 위치하는 것으로 균형회복을 통해 항상 이리저리 움직이고 있는 것이라고 주장한다. 건강이나 질병의 상태가 고정된 것이 아니라 내적 외적 환경에 따라서 시시때때로 건강 쪽으로 또는 질병 쪽으로 이동하는 것이다. 기존의 질병중심 사고에서는 질병원인을 제거하면 건강상태가 된다고 보는데, 그건 잘못된 생각이다. 계속 건강이 향상되고 건강한 상태에 머물 수 있도록 해야 건강한 것이며, 이는 질병생성요인을 없애는 것에서 더 나아가, 질병생성요인의 영향을 잘 매개해서 계속 건강에 긍정적으로 작동할 수 있도록 해야 가능한 것이다. 따라서 건강생성의 개념 틀은 이러한 건강/질병 움직임의 과정에서 개인을 건강 쪽으로 움직이게 도와주는 것이 무엇인가에 초점을 맞추고 있다. 즉, 질병생성요인보다 건강생성요인들이 더 근본적이고 중요한 것이라는 관점을 가지고 있다.

기존의 많은 연구들은 스트레스 유발요인이 결국 질병을 일으킨다고 주장한다. 그러나 저자는 스트레스 유발요인 자체가 질병을 일으키는 것이 아니라 이러한 스트레스 유발요인에 의해 일어나는 문제를 해결해주는 건강생성요인을 제대로 가지고 있지 못한 경우에만 질병으로 나타난다고 주장한다. 그에 따르면, 스트레스 유발요인은 모든 곳에 보편적으로 존재하며, 항상 인간에게 영향을 미치고 있으므로, 스트레스 유발요인이 직접적으로 질병을 일으킨다면 모든 인간에게 다 질병을 일으켜야 한다고 설명한다. 그러나 많은 사람들은 이런 스트레스 유발요인에도 불구하고 건강을 유지한다. 스트레스 유발요인의 영향이 나타날 때 어떤 사람은 이를 해소하지 못해 부정적인 영향을 받아 긴장되고 스트레스를 받아 결과적으로 질병으로 나타나게 된다. 하지만 어떤 사람은 스트레스 유발요인의 영향을 적절하게 해소하여 질병으로 진전되지 않고, 때로는 오히려 긍정적인 영향을 미쳐 건강을 향상시키게 된다는 것이다. 즉, 스트레스 유발요인 자체가 아니라 개인에게서 스트레스 유발요인의 영향을 매개하는 건강생성요인이 얼마나 어떻게 작동하느냐에 따라 질병으로 진전될 수도 있고 또는 오히려 건강증진으로 진전될 수도 있다는 것이다.

따라서, 저자는 질병요인의 여부보다 개인의 일반저항자원의 확보여부가, 건강의 개인적인 차이를 가장 잘 설명해 준다고 주장한다. 즉, 질병요인자체가 아니라 질병으로 진전되는 것을 막아주는 저항자원이 건강에 중요하다는 것이다. 따라서 그는 일반저항자원의 종류, 성격, 작동과정을 설명하는데 많은 노력을 기울이고 있다. 이러한 일반저항자원인 신체적-생화학적 일반저항자원, 인공-물질적 일반저항자원, 인지적-정서적 일반저항자원, 가치-태도적 일반저항자원, 상호인간관계 일반저항자원, 거시적인 사회문화적 일반저항자원 및 일반저항자원의 부재 등에 대해 구체적으로 설명하고 있다. 이러한 일반저항자원을 많이 가지고 있는 사람은 스트레스 유발요인으로 인해 생긴 긴장을 효율적으로 관리하고 해소하여 질병으로 진전되지 않고 오히려 건강을 유지하거나 강화하게 된다는 것이다. 저자는 의사나 의료자원들도 일반저항자원의 하나로 간주한다. 개인이 의료적 일반저항자원뿐만 아니라 다른 다양한 일반저항자원을 많이 갖춰야 항상 건강을 유지할 수 있다고 주장한다. 따라서 건강을 유지하거나 증진시키기 위해서는, 개별적이고 다양한 병의 원인(질병요인)을 제거하는 것에 집중하기보다, 질병요인들이 해로운 현상을 일으키거나 악화시키는 것을 막아주는 일반저항자원을 증진시키는 것이 더 중요하다고 생각하며, 의학교육이 질병중심으로 이루어지는 것은 잘못된 방향이라고 문제를 제기한다. 그는 질병의 생성이나 악화를 막아주는 일반저항자원을 총체적으로 이해하고 다룰 수 있도록 의학교육이 바뀌어야 한다고 주장한다. 그에 따르면, 질병요인은 총체적 건강을 유지 증진하는 데 필요한 부분의 하나에 불과할 뿐이다.

저자는 통합균형감sense of coherence을 사람들의 건강유지에 가장 중요하게 영향을 미치는 요인으로 본다. 저자에 따르면, 통합균형감은 총체적이고, 동적이며, 지속적인 자신감을 가진 전반적인 사고성향이다. 구체적으로는 1) 자신의 외적 · 내적환경은 자신의 일생을 통하여 예측가능하고, 설명가능하며, 일관되어 있다는 믿음, 2) 환경의 여러 자극에 의해 제기되는 문제들을 해결하는 데 필요한 자원들이 항상 가능하다는 믿음 그리고 3) 인생은 의미가 있고, 인생에서 생기는 문제들은 노력을 통해 도전하고 해결할 만한 가치를 지니고 있다는 믿음 등으로 구성되어 있다. 저자는 이러한 통합균형감이 일반저항자원과 직결되어 있다고 본다. 또한 통합균형감은 개인이 태어났을 때부터의 경험을 통해 축적된 결과이며, 개인의 사회적 지위, 계급, 문화와도 밀접하게 관련되어 있다고 다양한 예를 들어 설명한다. 또한 통합균형감은 경험을 통해 지속적으로 변화되기도 하고, 강화되기도 하며,

재형성되기도 한다.

저자에 따르면, 강한 통합균형감은 개인의 현실사건이 예측가능하고 합리적으로 발생된다는 믿음에 기초하고 있다. 강한 통합균형감은 보다 좋은 일반저항자원을 동원하여 긴장을 해소하도록 도움을 주어 스트레스가 축적되는 것을 예방한다. 또한 긴장해소의 반복적인 경험은 통합균형감을 더욱 증강시키게 되어 긴장이나 스트레스를 자발적으로 직면하여 해결할 수 있는 능력을 키워준다. 그러나 삶을 통해서 통합균형감을 제대로 구축하지 못해 통합균형감이 약한 사람은 스트레스 유발요인에 직면하여 보다 쉽게 불안과 좌절감을 느끼고, 혼돈상태에서 포기하는 경우가 많아지게 된다. 이러한 불안, 혼동, 포기 등은 사람의 심신을 약하게 하며 보다 쉽게 질병에 걸리게 한다. 저자는 통합균형감을 어느 정도나 갖췄는지에 따라 신경체계를 거쳐 생리적인 과정에 미치는 영향이 다르게 되며, 결과적으로 건강에 영향을 미친다고 주장한다.

Aaron Antonovsky가 저술한 『Health, Stress and Coping』 책을 내가 처음으로 접한 것은 미국 버지니아대 대학원에 진학하여 간호학을 공부하던 1990년이었다. 나는 저자가 질병중심모델이 잘못된 것으로 그리고 질병중심모델에 기반한 의학교육이 인류의 건강증진에 제대로 도움을 주지 못한다고 주장하는 것에 커다란 충격을 받았다. 미국과 한국에서 간호교육을 받으면서 질병중심으로 교육을 받아왔고, 그것이 인류의 거대한 성취의 하나로 생각해왔던 나의 사고를 산산이 부수는 충격이었다. 보건교육을 받을 때만 부분적으로 건강중심모델로 생각을 하였지, 치료와 간호에서는 항상 질병중심모델로 생각해왔기 때문이다. 읽으면 읽을수록 기존 사고도 무너지는 경험을 했다. 그리고 질병중심이 아니라 건강중심이 되어야 한다는 관점에 더욱 동감할 수 있게 되었다. 이 책은 갈수록 나에게 감동으로 다가왔다. 건강증진이 훨씬 보편적이고 중요한 문제이고, 그러한 맥락의 일부분으로 질병치료가 고려될 수 있다는 관점에 동의하게 되었다.

내가 특히 이 책에 공감하게 된 것은 아마도 나의 임상경험에서 비롯된 호기심 때문이었을 것이다. 나는 1970년대 말에 한국의 대학병원에서 간호사로 일을 시작했는데, 매일 아픈 사람들을 간호하면서 정말 아픈 사람들이 많다는 사실을 절감하였고, 많은 사람들을 질병의 고통 속으로 몰아넣는 요인을 살펴보기 시작했었다. 온갖 병원균에 감염된 사람들, 일상적인 활동 중에 갑자기 각종 사고를 당한 사람들, 일상생활 속에서 일어나는 심리사회적 압박에 시달리는 사람들 그리고 조절이 불가능한 자연재난이나 사회적 재난을 당한 사람들 등 질병의 원인들은 끝이 없어보였다. 그 시절에 내가 느꼈던 인상은 사람들이 참으로 많은 병인들에 둘러싸인 열악한 환경에 처해 있고, 항상 사람들은 건강과 생명을 위협받으면서도 건강을 유지하며 용케도 잘 살아간다는 것이었다. 그러면서 마음 한 구석에서는 질병에 자주 시달리는 사람들과 질병을 피해 건강을 잘 유지하는 사람들의 차이가 무엇일까에 대한 호기심이 일기 시작했었다. 또한 그 당시에는 질병이 없어야 건강하다는 믿음이 대세였으며 대부분의 병원 의료진들도 신속하게 병인이나 증상을 제거하는 투약처치 및 수술처치 등 단순반복치료에 집중하던 때여서 언제까지 이렇게 끊임없이 발생되는 질병을 상대로 싸워야 하는가 하는 회의도 생겼고, 근본적으로 모든 사람이 더 건강하게 잘 살아가는 방법은 없을까하는 의문이 들기도 했었다.

1980년대 중반에 미국의 병원에서 일을 하게 된 나는 한국과는 다른 병인양상들을 접하게 되었다. 원인을 정확하게 알 수 없는 다양한 만성퇴행성질병을 가진 환자들이 주를 이루고 있었다. 스트레스가 병인으로 많이 거론되었고, 다양한 대처방안들이 연구되고 있었으며, 뇌에 대한 연구가 활발하게 시작되고 있었다. 그리고 세계보건기구에서는 사람들의 생활습관에 주목하면서 질병예방과 건강한 환경조성 및 생활습관형성, 건강과 건강증진을 강조하면서 보편적 건강증진에 대한 논의가 크게 부상하던 시기였다. 건강을 향상시키는 변수들에 대한 논문들도 많이 나오고 있었다.

당시로서는 환자의 양상이나 의료수준에서 현저한 차이가 있는 한국과 미국의 병원에서 일한 경험을 토대로, 보건과 건강증진에 많은 호기심을 가진 상황에서 대학원 공부를 시작한 나에게, Aaron Antonovsky의 이 책은 의료와 간호에 대하여 모든 것을 원점에서부터 다시 고민하게 만들었다. 질병중심적인 사고에서는 이해하기 어렵고 대안이 없었던 질문들이 건강생성중심의 사고로 재검토해보니 건강과 관련된 많은 문제들이 쉽게 이해도 되고 여러 대안들도 떠오르기 시작했다. 여기서 대안이란 근본적인 치료책으로서의 대안이라기보다는 더 많은 사람들이 좀 더 건강하고 편안한 상태에서 살아가는데 필요한 대안이라고 할 수 있다. 이미 병원균과 관련하여 많은 치료책을 찾은 상황에서 좀 더 건강한 삶은 질병치료 이상의 대안을 찾아야 한다는 생각이 들었다. 지난 200년 동안 병원균의 발견과 치료로 평균수명이 엄청나게 개선되어 왔지만, 이제 질병치료를 넘어서 건강증진 요소에 직접 대면하여 해결책을 마련해야 하는 상황이 되었다고 생각한다. 보편적인 일반저항자원의 증진이 인류의 건강증진의 최대 관건이 되었다는 점에서 Aaron Antonovsky의 이 책은 커다란 설득력을 충분히 가지고 있다.

처음에 나는 저자가 질병중심모델에 기반한 의학체계를 비판하면서 대안으로 건강생성모델을 구축하는 논리와 개념들이 생소하게 느껴졌었지만 곧 공감이 가기 시작했다. 스트레스 유발요인, 긴장, 스트레스, 보편적인 일반저항자원들은 이미 다른 학자도 많이 사용했던 용어여서 낯설게 느껴지지는 않았다. 하지만 건강/질병의 연속선상에서, 편안한 쪽(건강증진)으로의 이동과 불편한 쪽(질병)으로 이동으로 건강/질병을 설명하고, 이러한 이동에서 핵심적인 역할을 하는 것이 통합균형감이라는 것은, 생소한 모델이어서 익숙해지는데 시간이 걸렸지만 이해하면 할수록 더욱 재미있고 흥미로웠다. 이제까지의 질병/건강과 관련된 기존의 다양한 설명들과 지식들을 가장 창조적으로 결합한 모델로 생각되었다.

질병중심모델의 문제점과 건강생성모델의 장점을 이해하면서 나는 점차 건강생성모델의 많은 부분에 동감하게 되었으며 매료되었고, 점차 사람들의 건강증진을 질병중심모델보다 건강생성모델로 훨씬 효율적으로 달성할 수 있겠다는 생각이 들었다. 그 당시, 나는 갈수록 이 책에 공감하게 되면서 언젠가는 한국어로 번역해야겠다는 생각을 했었다.

내가 귀국한지도 벌써 20여 년이 훌쩍 지나갔다. 지금은 한국에서도 통합균형감에 대한 연구들도 많이 진행되었고, 건강생성모델을 검증하는 연구들도 많이 진행되고 있어, 1990년대보다는 더 널리 공유할 수 있는 상황이 된 것으로 생각된다. 안타깝게도, 이 책이 건강생성모델의 가장 중요한 교재임에도 불구하고 아직 한국어로 번역되지 않았다. 그래서 나는 29년 전에 품었던 한국어로 번역해보고 싶다는 욕망을 드디어 실현할 수 있게 되었다. 번역을 하면서 29년 전의 설레임을 다시 느껴보게 되었으며, 질병/건강에 대한 시선을 근본적으로 바꿔야 할 시기가 오고 있다고 느낀다. 질병중심적 의학으로는 건강문제를 제대로 해결할 수 없다. 직접 건강생성의 문제에 직면하고 이를 중심으로 건강증진의 전략을 도출하고 실천하여야 한다. 질병치료가 아니라 건강증진이 더 근본적인 문제이다. 질병치료도 건강증진의 맥락에서 접근하여야 한다. 나는 이 책이 건강에 대한 시선을 질병중심에서 건강중심으로 변화시키는데 큰 기여를 할 것이라고 생각한다.

번역하면서 최대한 영어의 뉘앙스를 살리면서도 한국어로 쉽게 읽힐 수 있게 하려고 노력하였지만 미진한 점이 많을 것이다. 독자 여러분의 관심과 질책을 부탁드린다. 그러면서 더 나아지리라 생각한다.

건강에 대한 나의 시선을 확 넓혀준 이 책의 원저자에게 깊은 감사를 드리며, 매끄러운 번역을 위해 나의 초벌 번역본에 코멘트도 해주고 도와준 많은 분들께도 감사드린다. 그리고 끝까지 번역도 잘 마치고 멋진 책으로 출판될 수 있도록 여러모로 도와주신 출판사의 모든 분들께 진심으로 깊은 감사를 드린다.

2019년 10월 초순 맑은 날에

역자 **공은숙**

차례

저자에 관하여

Aaron Antonovsky는 이스라엘, 비어쉬바에 소재하는 네게브의 벤구리온 대학교 의과대학의 의료사회학과 학과장이며 Kunin-Lunenfeld 석좌교수이다.

Antonovsky는 1923년에 브루클린에서 태어났으며, 브루클린 컬리지에서 역사학과 경제학을 전공하던 중 제2차 세계대전이 일어나 군대에 가게 되어 학업을 중단하게 되었다. 1945년에 인문학사학위를 받았다. 그는 예일대학교 사회학과 대학원에 진학하여 의료사회학을 처음 접하고 전공하여 1952년에 석사학위를, 1955년에 박사학위를 받았다. 그는 1955년부터 1959년까지 브루클린 대학에서 가르쳤다. 1956년에는 뉴욕 주의 인종차별반대위원회의 연구책임자로서도 일을 했다. 그는 1959년부터 1960년까지 이란 테헤란대학교 사회학과에서 풀부라이트 교환교수로 가르쳤다.

그는 1960년 발달심리학자인 부인과 함께 이스라엘로 이주하여 예루살렘에 위치한 이스라엘 응용사회연구원에서 연구하게 되었다. 그는 1960년대 초부터 사회의학과에서 가르치기 시작하였다. 그리고 Judith Shuval과 함께 의료기관들의 잠재적인 기능에 관한 연구프로젝트를 시작하였다. 이어서 다발성경화증, 관상동맥질환, 폐경, 예방적 치아건강행위, 암의 조기발견 등을 위한 연구를 하였다. 그리고 사회계층과 다양한 측면의 질병 또는 건강과의 관계에 대한 연구를 지속적으로 수행하였다. 그는 1965~1966년에 하버드대학교 보건대학의 연구교수를 지냈고, 1972년에는 벤구리온 대학교의 의과대학 설립에 주도적인 역할을 하였다. 그는 그곳에서 입학위원회 위원장을 역임하였고, 의료사회학 연구를 계속 수행하였다.

프롤로그: 새로운 관점의 발전

예로부터 동양학자들은 자신이 어떤 문제에 대한 연구를 어떻게 시작하게 되었고, 어떻게 지속하였으며, 어떤 실수를 했고, 어떻게 자신의 입장을 명료하게 했고, 지적인 확신을 가졌다가 어떻게 버렸고, 끝으로 어떻게 현재의 입장에 이르게 되었는지에 대해 설명을 하면서 자신의 연구를 소개하는 것이 적절하다고 말해왔다. 나도 이러한 방식이 매력적이라고 생각한다.

나는 내가 다루고자 하는 이슈들을 어떻게 깨닫고 직면하게 되었는지를 설명함으로서 나의 사고나 주제를 보다 명료하게 제시할 수 있다고 생각한다. 이 방법은 이 연구를 다소 자서전적인 방식으로 소개함으로서 나의 생각을 정당화하는 것이기도 하다. 이러한 회고적인 소개방식은 항상 당시의 의미경험을 왜곡할 가능성이 있다. 그럼에도 불구하고 내가 경험했던 과정을 회고적으로 제시하고자 한다. 그래야 건강생성 그리고 통합균형감이라고 불리는 영역에 나의 관심이 언제 어떻게 시작되었고, 어떻게 발전하여 왔는지를 더 잘 보여줄 수 있을 것이다.

나의 박사논문(Antnovsky, 1955, 1956)에는 건강이나 사회심리적 스트레스원에 대한 관심이 뚜렷하게 드러나 있지 않다. 나의 박사는문은 소수집단(a minority, 그 당시에는 유태인에게도 이러한 용어를 사용하였다)이 어떻게 자신들의 주변적 사회상황을 인식하는지에 대해 다루었다. 그 당시 나는 사회적으로 구조화된 사회심리적 스트레스원에 대한 인지적 극복반응을 조사하고 있었다. 초점이 조금 이동되기도 했지만 나는 그 후 6년 동안 같은 이슈에 관심을 가지고 있었다. 미국의 유태인 노동운동에 대한 역사를 쓰면서(Antonovsky, 1961), 나는 19세기와 20세기의 주된 스트레스원이었던 이민에 대한 집단차원의 조직적 대응을 다루었다. 빈곤과 차별의 실상이 공식적으로 알려지기 이전이었던 당시에 뉴욕주 차별반대위원회 연구위원장이었던 나는 저임금과 차별이라는 스트레스원의 영향에 대한 연구들을 진행하였다(Antonovsky & Lorwin, 1959).

1960년에 이스라엘로 이주하자, 나는 의료사회학에서 아주 중요한 연구에 참여하게 되었다. 이 연구는, "비의료적"인 요구와 의료서비스의 사회적 구조 간의 적정성에 초점을 두었다(Shuval, Antonovsky & Davies, 1970). 동시에 나는 보건대학에서 가르치기 시작하였다.

이 두 가지 프로젝트는 내가 스트레스 연구에 본격적으로 입문하게 된 계기가 되었다. 다발성경화증에 대한 역학적 연구를 수행하면서 신경과 의사들과 협동연구를 하기 시작했다. 연구 결과, 적도로부터의 거리와 발병율 간에 직접적인 상관관계가 있는 것으로 나타났다. 인류학적인 성향을 지닌 사회학자로서 나는, 여러 면에서 적도에 더 가까운 사회는 발전된 사회와는 아주 다르며, 적도에 더 가까운 사회는 스트레스원이 더 적고, 당면한 스트레스원에 대처하는 사회문화적 수단이 더 발달되어 있을 것이라고 가정하였다. 나는 상대적으로 적은 문항 수의 설문지를 토대로 누구든지 어디서나 스트레스원이라고 동의한-예를 들어, 오랫동안 배고픈 상태로 남아 있는 것-경험을 객관적인 스트레스원이라고 정의내리기로 결정하였다. 그러나 우리의 연구는 그러한 객관적 스트레스원이 있는지에 대한 명확한 결론을 보여주지는 못하고 그러한 가능성만 보여주었다(Antonovsky & others, 1965; Antonovsky & Kats, 1967).

1965년 연구년을 하버드대학교 보건대학에서 지내면서, 나는 스트레스 유발요인을 객관적으로 개념화하고 스트레스 유발요인과 질병 사이의 직접적인 관계가 있다는 가설을 검증하는 연구를 했다. 나는 사회적 계급과 질병 정도의 연관성에 대한 모든 경험적 연구논문을 찾아서 검토하였다. 그 당시 나의 주된 관심은 자료의 배후에서 계급과 질병이 왜 연관되어 있는가를 살피기보다는 모든 경험적 자료를 모으는 것이었다(Antonovsky, 1967a, 1967b, 1968; Antonovsky & Bernstein, 1977).

그 해 말, 나는 John Kosa와 Irving Zola와 함께 『빈곤과 건강Poverty and Health』이라는 책을 편집하는 작업을 했다(Kosa, Antonovsky & Zola, 1969). 이 책에서 우리는 왜라는 질문을 하여, 관련 이슈를 다룬 글을 쓸 사람들을 골라서 논문을 받았다. 건강, 질병, 입원과 관련하여 가난한 사람들이 더 나쁜 상황에 빠지게 되는 냉엄한 사실의 배후에서 작동하는 스트레스원은 무엇인가가 책의 주제였다.

이 책의 여러 장에서 나타난 생각들, 특히 Marc Fried의 정신건강에 대한 논문이 나의 생각에 결정적인 영향을 미쳤다. 그는 가난한 사람들에게는 스트레스 유발요인 자체가 중요한 영향을 미칠 뿐만 아니라, 더 나아가 이에 극복할 수단을 제대로 가지고 있지 못하기 때문에 영향이 더 심각하다고 지적했다. 이러한 그의 지적은 나에게 충격을 주어 새로운 방향으로 생각하게 만들었다. 만일 두 사람이 똑같은 스트레스 유발요인에 직면했는데 한 사람은 돈이 있어서 성공적으로 극복을 하고, 다른 사람은 돈이 없어서 극복을 하지 못했다면, 이런 상황을 어떻게 가장 잘 개념화할 수 있겠는가? 스트레스 유발요인이라는 개념 자체가 이미 사람들에게 객관적으로 영향을 미친다는 뜻이다. 그래서 나에게 압박strain이 초래하는 긴장tension이라는 개념이 생각났다. 그렇게 하면 스트레스stress라는 용어는 긴장이 성공적으로 극복되지 못하여 남아 있는 압박을 의미한다. 이렇게 구분하게 되자, 긴장을 다루는 과정을 의미하는, 긴장관리라는 새로운 개념을 통하여 긴장을 해소하거나 극복하는 과정을 탐구해야 할 필요성이 생겨났다.

이러한 방향으로 연구해야겠다는 나의 열망이 커져서, 후속 연구계획서를 이러한 방향으로 설계하게 되었다. 아이디어나, 연구비나, 이를 위한 복잡한 역학적 의학적 연구를 수행하는 것을 책임지고 있던 Ascher Segall과 협력하면서, 나는 미국에서 이스라엘로 이주한 이민자들을 이주하지 않은 이들의 형제자매나 사촌과 비교하여 이민이 관상동맥질환에 미치는 영향을 연구하게 되었다. 더 산업화된 사회에서 덜 산업화된 사회로 이주하는 사람들(그 반대가 훨씬 많지만)이 더 낮은 심장질병율을 나타내는지를 파악하고자 하였다. 이 연구에서 스트레스 유발요인을 측정하는 많은 도구들을 사용하였다. 그러나 나의 진정한 관심은 긴장관리와 스트레스 유발요인 극복에 있었다(Antonovsky, 1971).

그러나 상황은 매우 복잡했다. 스트레스 유발요인 자체가 직접 영향을 미친다는 시각을 포기하면서, 지금은 상호작용적 접근transactional approach이라 알려진 프레임의 영향을 받게 되었다. 되돌아보면, 다음 두 가지 사이에서 나는 혼동하고 있었다; "개인에게 주어진 외적 상황이 미치는 영향은 당사자가 지닌 심리적 · 사회적 · 문화적 자원들에 의해 중재된다"(Antonovsky & Kats, 1967, p. 16). 그리고 "인생의 위기상황이 미치는 영향에서 중요한 것은 해당 사건의 객관적 특징보다 이 사건의 의미를 어떻게 주관적으로 지각하는가이다"(Antonovsky, 1975, p. 246). 사건을 스트레스원이 아니라고 정의하는 것(위에서 두 번째 문장이 제시하는 것)과 스트레스원이라고 정의된 사건을 극복하기 위해 자원을 동원하는 것을 이 책의 3장을 쓰게 될 때까지 제대로 구분하지 못하였었다.

1968년으로 돌아가서 보면, 나는 저명한 영국의 역학자인 J. N. Morris가 참석한 세미나에서 관상동맥질환에 대한 나의 연구 설계를 발표하였다. 내가 스트레스 유발요인, 긴장, 긴장관리자원, 그리고 스트레스를 구분하여 설명하자, Morris는 친절하게 그러한 개념을 왜 오로지 심장질환과 관련된 모델에서만 사용하는지 모르겠다고 말했다. 상식적으로 생각해도(또는 어떻게 생각하든) 다른 어느 질환에도 적용할 수 있다는 것이었다. 그는 내가 심장질환 자체보다는 와해breakdown(역주–신체의 특정 부위나 또는 정신적으로 파멸적 상황이 나타나는 것을 의미한다)에 더 흥미를 가진 것처럼 보인다고 말했다. 텔아비브에서 예루살렘으로 돌아가는 동안, 줄곧 그의 말이 내 머릿속에서 맴돌았다. 나는 다발성경화증과 관상동맥질환연구뿐만 아니라 예방적인 치아 건강행위에 대한 연구를 했었고, 당시에 갱년기 변화에의 적응에 있어서 나타나는 민족 간 차이점에 대한 대규모의 연구에 참여하고 있었다. 게다가 나는 사회계층과 건강에 대한 연구를 하면서 암, 정신병 등에 대한 많은 역학적 또는 사회학적인 논문들에도 친숙해 있었다.

그런데 갑자기 Morris가 옳았다는 생각이 번쩍 들었다. 나는 심장질환이나 다발성경화증이나 암에 관심이 있는 것이 아니고 와해에 관심이 있었다. 이것이 바로 내가 주류에서 벗어난 나의 첫 번째 주요한 시발점이었다. 나는 1968년 에버딘에서 열린 사회과학과 의학 학술대회에서 발표할 "와해"에 대한 논문(Antonovsky, 1972)을 준비하면서 두 가지 문제를 근본적으로 구분할 것을 제안하였다. 첫 번째 문제는, 의학이 계속 제기해온 것으로 왜 어떤 사람들은 특정한 질환에 걸리는가(또는 역학적인 용어로 왜 어떤 그룹은 특정질환에 걸리는 비율이 높은가)의 문제이다. 그러나 근본적인 두 번째 문제도 있다. 왜 어떤 사람에게 불편함disease(John Donne의 "이런 거대한 병원, 이런 아픈 불편한 세상"이라는 글에서 사용한 개념과 같이)이 나타나는가? 와해가 어떤 특정한 형태로 나타나든 또는 진단적 범주로 규정되든 왜 누구는 와해되는가의 문제가 있다.

쉽게 말해서, 나는 와해를 종속변수로 놓고 연구하는 것이 중요하다는 생각에 몰두하게 되었다. 나는 나중에 경험적 자료로 검증하기 위하여, 와해 개념에 대한 조작적 정의를 제안하였다(Antonovsky, 1973). 이 개념은 모든 질병에 공통적 양상이 있다는 생각에 근거하고 있다. 개념을 이러한 방식으로 정의하게 되자, 와해를 중재하는 일반저항자원generalized resistance resources이라는 생각에 이르게 되었다. 나는 Hans Selye의 일반적응징후군general adaptation syndrome이라는 개념에 영향을 받아 다음과 같이 썼다(Antonovsky, 1972. p. 541). "사람들에게 요구되는 것이 매우 다양하고 많은 경우 예측불가능하므로, 모든 요구에 대처할 수 있는 이러한 일반저항자원에 대한 이해를 제대로 발전시키는 데 집중할 필요가 있다." 나는 RenéDubos의 영향으로, 아주 다양한 스트레스 유발요인들을 극복하는 데 있어서, 성공적인 긴장관리에 대한 핵심 열쇠로서, 심리적, 사회적, 그리고 문화적 영역에서의 적응능력이라는 개념을 탐구하기 시작하였다.

이 당시, 내가 생각했던 종속변수는 와해였고, 독립변수는 일반저항자원이었다. 객관적으로나 주관적으로 정의된, 스트레스 유발요인이라는 차원이 더 이상 나의 관심을 끌지 못했다. 사회학자로서, 와해 또는 전반적 건강상태를 연속선상에 있는 것으로 개념화하는 것은 내게 아주 자연스러운 일이었다. 나는 의사가 아니어서, 사람을 건강한 사람과 아픈 사람으로 나누는 데 사로잡히지 않았다. 살아있는 한 우리 모두는 부분적으로 건강하기도 하고 부분적으로 아프기도 한다는 사실이 내게는 아주 명확하였다. 즉, 우리는 와해로 이어지는 연속선상의 어디쯤엔가 위치하고 있다. 그러나 "전반적인 건강상태"라는 용어는 잘못된 명칭이다. 나도 다른 사람들처럼 질병중심의 사고를 갖고 있었다(바로 와해라는 용어를 사용하는 것 자체가 내가 질병중심적 사고를 하고 있다는 것을 나타낸다). 나의 질문은 다음과 같았다. 무엇으로 사람들이 와해의 연속선상에서 계속 와해로 내려가는 사실을 설명할 수 있을까?

내 생각에서 다음 단계로의 중요한 발전은 앞에서도 언급한 나의 갱년기-적응 연구로부터 나왔다. 우리의 주요 관심은 전통-현대의 문화적 연속성과 갱년기에 직면한 여성들의 관련문제들에의 성공적 적응 사이의 관계에 있었다. 약 1,150명이라는 꽤 큰 규모의 여성에 대한 우리 연구는 이스라엘의 5개 민족집단을 대표하는 표본을 사용하였다. 이들 집단은 비교적 전통-현대의 연속선상에서 구분되는 집단이다(Datan, 1971; Datan, Antonovsky & Maoz forthcoming, 1981). 우리는 전통주의와 적응 간에 직접적인 상관관계를 예측하는 탄탄한 이론적 배경을 가지고 있었다(와해의 연속선상의 위치와 의료검진을 포함하는, 다양한 방식으로 측정된). 즉, 우리는 상대적으로 가장 전통적인 이스라엘 아랍 마을의 여성들이 가장 잘 적응할 것이라고 기대할 만한 충분한 근거를 가지고 있었다. 우리는 또한 중부유럽에서 이주해 온 도시의 중산계층인 이스라엘 유태인 여성들도 가장 잘 적응할 것이라고 예측할 만한 근거도 가지고 있었다. 나는 우리 팀(정신의학자, 발달심리학자 그리고 사회학자) 내에서 누가 어느 입장을 가졌는지 밝히지 않을 것이다. 어쨌든 우리는 모두 옳았다. 연구 결과, 관계는 곡선으로 나타났다. 대체로 중부유럽 여성들이 가장 잘 적응했으며, 바로 이어서 아랍마을 여성들이 적응을 잘 하였다. 터키, 북부아프리카, 그리고 페르시아에서 온 유태인 여성들이 적응을 가장 못했다. 이러한 연구결과를 분석하면서 나는 중요한 점을 깨달을 수 있었다. 성공적으로 적응하는 데 중요한 변수는 문화적 내용이나 사회적 구조 자체가 아니라 이러한 것의 상대적 안정성이었다. 중부유럽과 아랍마을의 여성들은 이미 안정된 문화적 맥락에 뿌리를 내리고 있었다. 그러나 터키, 북아프리카, 페르시아에서 온 여성들은 아직 전이단계에 있거나 출신국가에서 뿌리가 뽑혔지만 아직 이곳에 뿌리를 내리지 못하고 있었다. 특히 이 책의 4장에서 명료하게 드러나겠지만, 이 통찰력은 스트레스에 대한 내 생각에 핵심적인 요소가 되었다.

위의 갱년기 연구프로젝트는 내 생각을 보다 근본적으로 전환시키는 자극제가 되었다. 확실한 이유는 기억나지 않지만, 우리는 "제2차 세계대전 기간에 당신이 강제수용소에 있었나요? 예, 또는 아니요."라는 질문을 포함시켰다. 287명의 중부유럽 그룹의 여성 중 77명이 "예"라고 응답했다. 이들 나이–성별–민족의 표본집단은 유태인 중산계층에서 추출되었다. 학문적인 논문에서는 무작위 표집을 통한 연구표본과 대조그룹을 비교한 논문이 거의 없다. 우리는 적응에 대해

14가지 측정을 했다. 그렇게 놀라운 결과는 아니라고도 할 수 있으나(Antonovsky & others, 1971), 적응을 어떻게 측정하든 상관없이 강제수용소에서 생존한 사람들이 대조군 그룹보다 심각하게 낮은 적응 수준을 보여주었다.

이때 내게 혁신적인 질문이 떠올랐다. 여기서부터 나중에 내가 건강생성salutogenesis이라고 명명하게 되는 생각이 떠올랐다. 두 그룹 간에 통계적으로 유의미한 차이는 단순히 B그룹보다 A그룹에서 더 높게 나타났다는 것으로 설명될 수 있다는 것을 의미하며, B그룹 중 어느 누구도 높지 않다는 것을 의미하지는 않는다. 어떤 방법으로 측정을 하더라도 강제수용소에서 생존한 사람들 중 일부는 잘 적응하였다. 난민수용소를 거쳐, 팔레스타인으로 불법이주를 하고, 영국 정부에 의해 사이프러스에 강제로 수용되었다가, 이스라엘 독립전쟁을 거치고, 오랜 동안 결핍을 견뎌내야 했고, 1956년의 시나이 전쟁이나 1967년의 6일 전쟁을 겪는(중요한 것만 몇 개 언급해도), 상상할 수 없는 비인간적인 고통을 경험했음에도 불구하고, 상당수의 여성들은 상당히 건강하고 행복했으며, 일을 하며 가족을 부양했고, 친구들과 사귀었고, 지역 활동에 참여하였다.

내 인생사의 흐름들도 이러한 흐름과 연결되어 생각을 자극하였다. 학문적인 글을 쓰고 있지만 여기에서 나의 이야기도 하지 않을 수 없다. 현재 89세와 83세이신 나의 부모님은 어떠한 기준으로 봐도 잘 적응하였으나, 편한 삶을 살지는 못했다. 러시아의 짜르 제정시대에 가난한 유태인 농촌가정의 아들로 태어난 아버지는 15살에 고향을 떠나 도시로 갔다. 집단학살이 한창인 때, 여동생이 출산하려 하자 의사를 찾아 거리를 달려가기도 했다. 1921년에는 불법으로 국경을 넘었다. 나의 아버지와 어머니는 법적인 증서가 없었기 때문에 세 번씩이나 최하급 선실을 이용해 대서양을 건넜다. 히브리어 교사라는 것 이외에 다른 기술도 없었고, 정식교육도 받지 못했던 아버지는 1930년 대 뉴욕 손빨래 세탁소에서 일하고 받은 "큰" 수입으로 가족을 부양하였다. 어머니는 중산계층 가족에서 태어났으나 여성으로서 위에 열거한 어려움을 겪으며 살았다. 아마 여성으로서 남성들이 겪은 것보다 더 많은 스트레스원에 직면했었을 것이다.

나는 『빈곤과 건강Poverty and Health』이라는 책을 개정하면서 나의 부모님과 유사한 삶을 조사할 때 떠오른 한 가지 질문을 암중모색하기 시작했다. 그 질문은 "그러한 힘은 어디에서 나오는 것일까?"였다. 내가 말한 것처럼 가난한 사람들은 어떠한 단계에서든지 압박을 받는 것이 사실이지만 모두가 아프거나 죽는 것은 아니다. 그리고 내가 "미국의 흑인들"이라는 과목을 가르치던 1950년대로 돌아가 보면, 흑인들의 힘의 원천에 대해 똑같은 질문을 가졌던 것을 회상했다. 내가 사람들에게 스트레스원에 대해 질문하는 것에 관심이 없었다면, 강제수용소의 생존자들, 가난한 사람들, 흑인 노예들, 흑인자유인들에게 그러한 질문을 하는 것이 불필요하다고 생각했기 때문일 것이다. (그러한 힘이 어디에서 나올까라는 질문에 대해 치밀한 분석은 1976년 Gutman의 책을 참조하기 바란다. Gutman은 미국흑인에 대한 역사학이 노예와 각 시대의 차별들이 흑인들에게 무엇을 했는가만 질문하고, 흑인들이 어떻게 그러한 환경에 적응하며 생생한 문화를 만들어 왔는지는 거의 묻지 않는다고 지적하였다.) 과학적 · 인문학적 · 철학적 용어로, 가장 근본적이고 중요한 질문은 "어떻게 이렇게 참혹한 환경을 살아온 사람들 중 상당수가 건강을 잘 유지할까?"이다. 나는 질병 중심의 사고에서 벗어나기 시작하였다. 더 적절한 답은, 일반저항자원을 탐구함으로써 찾을 수 있다고 생각하였다.

나의 이야기를 끝낼 때가 되었다. 그러나 아직 나에게 중요한 두 부분을 더 설명해야겠다. 나는 1973년부터 이스라엘에서 지역사회의 일차의료를 담당할 의사들을 훈련하는 새로운 의과대학을 설립하는 데 참여하고 있다. 이때 나는 나의 역할을, 동료들과 함께, 일반저항자원이 될 수 있는 의사를 훈련하는 것이라고 개념화하는 것을 좋아하였다.

내가 의과대학의 교육자로서 공헌을 하는 동안에 예루살렘에서는 나의 동료연구원인 Shoham이 우리가 계획했던 현장연구를 수행하였다. 종속변수는 와해breakdown의 정도이고, 독립변수는 우리가 일반저항자원을 측정하는 요소들이었다. 내가 안식년을 떠나기 직전인 1977년 봄, 우리는 가장 구체적인 공간 분석이라 불렸던(Guttman, 1974), 여러 변수들 사이의 구조적 관계에 대한 컴퓨터 분석결과물을 받았다. 자, 보시라! 사실, 많은 일반저항자원들은 와해와 관련되어 있었다. 그러나 우리가 생각했던 일반저항자원의 한 가지 변수는 전반적 건강상태와 더 높은 상관관계를 보여주었을 뿐만 아니라 다른 자원들과 건강 사이의 중재변수로도 나타났다. 우리는 며칠 동안 이 변수의 본성과 의미에 대해 고민했었다. 그러다가 깨달았다. 이 변수는 또 다른 일반저항자원이 아니었다. 세상을 바라보는 방식이었다. 우리는 이를 표현하기 위해 여러 가지 단어를 고민하다가, 마침내 이 변수를 통합균형감sense of coherence이라고 부르기로 하였다.

내가 이 책을 시작하기 전에 정리해야 할 마지막 부분이 아직 남아있다. 스트레스 유발요인을 어떻게 정리하는 것이 좋은가의 문제이다.

내가 강제수용소의 생존자들 또는 가난한 사람들을 다룰 때는 이들의 스트레스 유발요인에 대해 합리적인 가설을 쉽게 만들 수 있었다. 그러나 이러한 사람을 제외한 우리들의 스트레스 유발요인은 무엇인가? 스트레스 연구를 하는 많은 동료들이 스트레스 유발요인의 개념화와 측정을 위해 많은 노력을 해왔다. 나의 대학시절이래로, 또는 나의 유태인으로서 그리고 이스라엘인으로서의 경험들이나, 또는 나의 비관주의와 낙관주의가 교차하는 개인적인 특성들로 인해, 나는 역사에 대해 지속적으로 관심을 가지고 있었다. 이러한 관심에서 나는 인간이 항상 스트레스를 받으며 살고 있다고 생각하게 되었다. 이러한 상황에서 강제수용소에서 생존한 사람들이나 가난한 사람들의 일부가 어떻게 건강한 상태를 유지하는가라는 질문에서 더 나아가, 일반적인 사람들 중에서 어떠한 사람들이 건강을 유지하는가의 질문이 제기된다. 즉, 일반적인 사람들에서 어떻게 건강이 생성되는가이다. 이제 근본 질문이 제기되었고 이 질문에 답하기 위한 책을 쓸 준비가 되었다.

나는 이제 이 책에 대한 핵심적인 관심들이 명확해졌다고 믿는다. 그러나 우리가 각 장에서 보다 세밀한 주제를 다루다 보면, 각 장을 읽을 때 전체적인 흐름을 놓칠 수 있으므로, 먼저 이곳에서 전체적인 흐름을 제시하고자 한다.

제 1장은 왜 질병생성보다는 건강생성이 건강분야에서 더 흥미로운 수수께끼이며 더 중요한 관심사가 되어야 하는지를 설명한다. 이러한 주장은 이론적인 것이 아니다. 자료들을 살펴보면 현대산업사회 어디에서든 인구의 최소 1/3 또는 과반수가 질병을 어떻게 정의하든 인생과정에서 질병상태에 빠지거나 또는 아픈 상태가 된다. 질병은 전혀 일탈적인 상태가 아니거나 적어도 건강생성이 주요 관심사가 되어야 함

을 이미 받아들인 독자라면 1장에서 보여주는 재미없는 통계자료는 대충 봐도 될 것이다.

2장은, 건강과 질병을 이분법적으로 분리하는 전통적 의학 모델을 따르는 1장과는 대조적으로, 종속변수들을 탐색한다. 대부분의 건강연구, 임상적 · 역학적 연구가 따르는 이분법적 전통의학 모델 그리고 질병-건강을 연속성으로 다루는 여러 모델들을 검토한 다음에 나는 건강생성에 대한 연구에 가장 적합하다고 생각되는 도구로서 건강한 편안함/불편함health ease/disease continuum의 연속성을 논의하겠다.

이렇게 나의 관점을 정리한 다음, 우리는 어떤 개인(또는 특정 집단)이 연속선상에서 편안함 쪽에 있게 만드는 결정요인들을 본격적으로 탐구할 것이다. 좀 더 역동적으로 말하자면, 무엇이 개인을 연속선의 편안함 쪽 끝으로 향해 이동하게(즉, 더욱 건강하게) 만드는가이다. 3장은 주관적 또는 객관적으로 정의된 스트레스원의 부재 또는 낮은 수준이 답이라는 가설을 탐구할 것이다. 이것은 전혀 가짜 이슈가 아니다. 이 가설은 스트레스 감소와 관련된 현대의 일상적인 생활, 연구, 이론의 전 학술영역에서 받아들여지고 있다. 그러나 이 가설을 거부해야 할 증거가 차고 넘친다고 나는 생각한다. 스트레스원은 인간에게 보편적으로 언제나 존재한다. 더 나아가 스트레스 유발요인에 대한 유기체의 반응인 긴장과 긴장관리에 대한 실패 또는 스트레스 유발요인을 잘 극복하지 못한 것에 대한 반응으로 나타나는 유기체의 스트레스상태 간의 구분은 매우 중요하다. 긴장은 건강을 촉진할 수도 있지만, 스트레스는 불편함과 관련되어 있다.

건강생성에 대한 질문의 답이 성공적인 긴장관리에 달려 있다는 것이 인정되면, 무엇이 그러한 성공을 결정하는가라는 질문이 제기된다.

4장은 이 질문에 대한 잠정적인 답을 제공한다. 이러한 답은 신체적이고 생화학적인 것부터 거시적인 사회문화적인 범위까지를 총망라한 일반저항자원에 대한 체계적인 분석에 근거하고 있다. 그러나 4장에서는 광범위한 종류의 저항자원을 다루어야 하기 때문에 최종 결론은 5장으로 넘긴다. 주어진 현상이 정말 일반저항자원으로 작동한다는 이론적 토대가 충분한가? 맞는 것을 골라내는 규칙이 있는가?

5장은 이 질문에 답을 한다. 따라서 이 책의 핵심부분이다. 그러한 저항자원의 공통점은 우리가 항상 부딪히는 셀 수 없는 자극들을 이해가능한 것으로 만드는 것이다. 그렇게 반복되는 경험은 강력한 통합균형감sense of coherence을 생성한다. 이 책의 핵심개념인 통합균형감은 자신의 내외적인 환경이 예측가능하고, 모든 일들이 기대한 바대로 합리적으로 또한 그렇게 될 확률이 높다고 믿는, 현실에 대한 확신감 그리고 이를 가능하게 하는 전반적인 사고성향이라고 정의할 수 있다. 이 장의 많은 분량은 강력한 통합균형감을 발달시키는 일반저항자원의 자녀양육적 · 사회구조적 · 문화적 원천을 체계적으로 탐색하는데 할애하였다. 이런 탐색은 그동안 서로 연결되지 않았던 분야의 실제적인 연구업적들을 서로 연결시켜 이해할 수 있도록 한다. 끝으로 나는 "내가 통제하고 있다."를 강조하는 통제소재이론locus-of-control이 문화적으로 매우 편향되어 있음을 설명하면서 통제소재이론과 통합균형감이 크게 다르다는 점을 설명할 것이다.

6장은 통합균형감과 편안함/불편함 연속성 간의 관계에 대해 가능한 증거들을 집중적으로 다루고 있다. 그동안 질병을 종속변수로 간주하거나 또는 질병중심적인 시각에서 연구들이 이루어져 왔기 때문에, 내 주장의 설득력이 잘 받아들여지지 않을 수 있다. 하지만 새로운 방향으로의 연구를 촉진할 수 있을 정도로 충분한 설득력이 있기를 희망한다.

7장이 다루는 주제는 건강생성모델의 전체 구조이다. 나의 논쟁이 제시하는 것보다 훨씬 더 복잡할 수 있다. 스트레스 유발요인은 건강과 관련되어 있으며, 유전적 성향이나 양육과정의 구성적 성향과 관련되어 있지만, 그 연계성은 약하다. 일반저항자원들은 서로서로 그리고 통합균형감과 복잡한 연관성을 맺고 있다. 따라서 건강은 단순히 종속변수로만 볼 수는 없다. 건강은 인생의 또 다른 쪽인 안녕well-being에 연결되어 있다.

8장은 건강생성모델에 통합적인 부분은 아니다. 그렇지만 내가 의과대학생들을 가르치는 교수이고, 지역사회와 개인의 건강관리에 깊은 관심을 갖고 있고, 건강생성모델이 건강관리에 커다란 유용성을 가지고 있다고 확신하므로 이 장을 첨부하였다. 이 장에서 나는 건강생성모델의 의료에서의 함의를 설명하고자 한다. 즉, 의사(또는 건강관리 팀)와 환자 간의 관계, 그리고 건강(의료)서비스에 대해 지니는 구체적인 함의를 설명할 것이다.

마직막으로, 나는 간단한 에필로그를 통해 장래에 인간의 편안한 건강을 위해 건강생성모델로부터 기대할 수 있는 것들을 철학적으로 제시하고자 한다. 이렇게 하면서 나는 나의 생각들을 Luise Thomas의 낙천적인 사고, Thomas Mc-Keown의 균형있는 낙천적 전망, Rene Dubos의 균형 잡힌 비관적 전망 그리고 Ivan Illich의 비관적 생각과 비교하고 대조할 것이다.

chapter 1

질병이 아니라 건강을 연구하기

건강이 어떻게 생성되고 유지되는가는 수수께끼 같고 복잡하지만, 철학, 생물학 그리고 사회과학에서 도전할 만한 아주 중요한 질문이다. 질병생성–질병X, 질병Y, 또는 질병Z의 원인–에 대한 질문이 우리의 의식을 사로잡고 있다(질병의 진단이나 치료뿐만 아니라 질병의 원인에 엄청난 관심을 쏟아 붓고 있다). 심지어 건강이나 몸의 형평성을 어떻게 유지하고 복구하는가를 연구하는 역학조차도 질병생성의 시각에 적합한 용어를 사용하여 문제를 제기한다. "무엇이 이 질병 또는 저 질병을 예방할 것인가?"라는 식으로 문제를 제기한다. 독자들은 이 책을 통해 모든 과학적 영역에서 문제를 해결하기 위해서는 어떠한 방향으로 질문을 하는가가 답을 찾는데 매우 심각한 영향을 미친다는 것을 이해할 것이다. 또한 필자의 건강생성론의 문제제기가 단순한 용어의 문제가 아니라, 건강에 대한 답을 찾는 아주 심각한 문제제기임을 이해할 것으로 생각한다.

필자는 처음에 정상적인 발생의 기원을 설명하는 계통발생론orthogenesis (역주: 발달심리학에서 인간은 미분화된 상태로 태어나 성숙되면서 분화가 진행되어 더 높은 능력을 가진 방식으로 재조직되는 방향으로 발전한다는 이론, 진화론에서는 정향진화론으로 번역되어 생물의 어떤 내재적 진화요인이 일정한 방향으로 진화하게 만든다는 이론을 의미한다)이라는 용어를 사용하려고 했다. 그러나 이 용어는 이미 일반적으로 아동심리학에서 어린이의 정신장애나 신경장애를 교정하는 치료방법에 적용하는 용어로 사용되는 등, 필자가 생각하는 내용과 다른 방향으로 사용되고 있어 포기했다. 우생학eugenics이라는 용어도 고민했지만, 결혼을 통한 인종의 발전을 탐구하는 방식으로 사용되고 있어 필자가 발전시키려는 개념에 적절하지 않았다. 나의 관심은 주로 고치거나 교정하는 것(건강생성론이 계통발생론에 대한 중요한 함의를 가지고 있지만)에 대한 것도 아니었고, 결혼을 통해 개선하는 것도 아니어서, 새로운 용어를 고민하여야 했고, 결국 건강생성salutogenesis이라는 용어를 만들었다.

어떤 사람이 바이러스성 폐렴, 고혈압성 심질환, 늑골골절, 조현병 등, 1,040가지의 주요 질병, 상해, 사망원인의 국제질병분류체계에 수록된 상태에 빠지게 되는가라는 질문은 과학적으로나 임상적으로 어렵고도 중요한 질문이다. 이런 복잡한 수백 개의 질문에 명확하게 답하기 위해 요구되는 기초적이고 응용적인 연구에는 끝이 없다. 그러나 이러한 방향으로 연구를 집중하는 것은 Dubos(1960)가 주장한 착각illusion에 따른 집중일 수도 있다. 하나의 질병을 치료하고 또 다음 질병을 치료하는 식으로 질병을 정복할 수 있다고 생각하는 것은 양면성을 가지고 있다. 어떤 측면에서는 그런 생각이 사회나 사람들에게 동기와 용기를 부여하고 자원들을 제공하여 실제 인간의 고통과 문제를 이해하고 대처하는 싸움에 자신을 헌신하도록 해준다. 다른 측면에서는 그러한 생각이 20세기를 지나는 고통스러운 현실적인 질병상태와 관련 자료에 대해 둔감하게 만들고 걱정을 덜 하게 만든다. 또한 건강과 관련된 진짜 미스터리로부터 또한 우리 삶을 개선하는 데 진짜로 기여할 수 있는 방향으로부터 관심과 자원을 다른 곳(역주: 질병)으로 돌리도록 한다.

직설적으로 말해보자. 미생물학적 · 화학적 · 생리적 · 정신적 · 사회적 · 문화적으로 질병원은 어디에나 존재한다. 모든 사람이 이러한 질병원으로부터 항상 공격을 받고 있으며, 지속적으로 죽어가는 과정에 있다는 것이 나에게는 너무 명확한 사실이다. Dubos(1965, p. 35)는 "잠재적인 보균 형태로 우리 지역사회 어디에서나 존재하는 미생물 병원체가 일으키는 질병에 대한 통제"를 해결책의 하나로 강조했다. 위생, 음식, 물 등의 통제로 공중위생이 승리하기 이전에, 보편적인 생활수준 특히 영양상태가 향상되기 이전에 그리고 미생물학적 치료의학이나 약학의 발견 전에는, 급성 또는 반(半)급성 감염은 대체로 외부로부터 감염되어 퍼지는 미생물 때문에 일어났다. 서양에서조차도 이러한 미생물학적 병원체들이 사라지지는 않았으나, 이제 잘 통제되고 있거나 또는 그 영향을 제약할 수 있게 되었다. 병원체를 처리하는 약물에 대한 내성문제가 나타났고, 현존 지식과 기술을 적용할 때의 사회적인 문제들이 나타나고 있다. 어쨌든 이제 서양에서의 주요 감염질병은 외생적인 병원체에서 보편적으로 작동하는 내생적인 병원체와 관련된 것으로 전환되어, 외부로부터의 감염이 덜 중요하며 대신 내부적으로 속에서 악화되는 과정이 더 중요해졌다.

첫 번째, 인류역사에서 심각한 영향을 미쳤던 외생 "병원체"의 후손들이 있다(Burnet, 1953). 두 번째, 확산이 어느 정도 통제되어 있지만 위협은 계속되고 있는 내성적인 병원체들이 있다. 세 번째, 계속 위협을 야기하는 바이러스, 돌연변이 세포, 오염원과 같은 활동체들이 있고, 인간에게 급격하게 또는 서서히 영향을 미쳐, 회복 가능한 또는 회복 불가능한, 와해를 미치는 위협이 되는 총, 칼, 자동차 같은 신체적 상해를 입히는 물체들이 있다. 끝으로 심리사회적 스트레스원, 압박, 긴장 등으로 불리는 질병체(또는 질병원)가 있다. 이들은 소외, 급격한 사회변동, 정체성 위기, 목적과 수단의 괴리, 차별, 불안, 좌절 등이다. 필자는 3장에서 더 자세하게 심리사회적인 스트레스원의 문제를 다룰 것이다. 그러나 지금 당장은, 사회심리적 스트레스원들을 병원체로 간주하는 주장의 기본적인 정의에서조차 복합성, 약함, 추측성이 있다는 점을 충분히 인지하고 있지만, 그러한 사회심리적 요소들이 병원체의 리스트로써 충분한 근거가 있다고 받아들이고자 한다.

간단히 말하면, 우리 주변의 세상에 대한 기본적인 지식과 관찰은 도대체 사람이 어떻게 지속적으로 생존가능한가라는 질문을 제기하게 만든다. 삶의 영광과 경이에도 불구하고, 이렇게 적대적인 세상에서 생존하기 위해서는 건강생성의 궁극적 미스터리가 어떻게 가능한지 곰곰이 생각하게 만든다. 분명히 독자들은 내가 과장하고 있다고 반응할 것이다. 우리는 대부분 시간을 임종침상이나 병원에서 보내지 않는다. 대체로 건강하게 산다. 우리가 살고 있는 세상은 내가 말한 것처럼 그렇게 위험하지는 않다. 우리는 적어도 세상에서 균형을 이루며 사는 방법을 배워서 그렇게 자주 병원체들에게 굴복하며 살지는 않는다. 그렇다면 좀 더 구체적인 사실을 알아보자.

2장에서는 사회적인 용어인 병sickness, 의학적인 용어인 질병disease, 경험적인 용어인 질환ill health 그리고 건강health이 무엇인지를 상세하게 다룰 것이다. 이 질문에 대한 답은 복잡하고 다차원적인 연속선상에서 생각해야 가장 잘 이해될 수 있다고 주장할 것이다. 필자는 병든-안녕sick-well, 또는 질병생성-건강생성 이분법적 분류가 별로 유용하지 않다고 생각한다. 그러나 여기서 논의하기 위해 정통 의학적 모델에 따른 질병 또는 질병율로 간주되는 자료들을 중심으로 검토하겠다.

질병가설

필자의 주장을 직설적으로 해보자. 질병을 어떻게 정의할지라도 어느 정도 합리적으로 정의한다면, 어느 산업사회에서나 대부분의 사람들이 또는 적어도 인구의 1/3 이상은 질병상태를 경험한다. 달리 표현하면, 임상적 또는 역학적으로 여기에서 벗어나면 '정상'으로 간주된다. 즉, 건강 또는 질병이라는 임상적 현상으로부터 상당히 벗어나는 것이 통계적으로 드문 일이 아니다.

사람들은 병원체가 어디에나 존재한다는 이론을 토대로 질병가설을 구축하고서 이러한 가설을 쉽게 검증할 수 있을 것이라고 생각한다. 역학교재를 펴서 질병이 없는 인구수, 질병의 하위분류체계를 포함해 하나의 질병을 지닌 인구수, 둘 또는 그 이상의 질병을 지닌 인구수를 찾아봐라. 6개의 표준교재를 탐색한 결과, 이 문제에 대한 참고문헌이나 표가 없었다. 필자는 전국단위의 의료조사를 토대로 하여 미국의 전국의료통계센터에서 출판한 방대한 자료를 살펴보았다. 그러나 이러한 노력은 소용이 없었다. 다시 말해, 이 질병가설을 검증할 충분히 구체적인 자료를 제공하는 단 한 개의 자료도 찾지 못했다. 역학자들에게 개인적으로 물어보았지만, 개별 질환이 아닌 일반질병율에 대한 자료는 없다는 것이었다. 게다가 그들은 그런 자료를 수집하는 데 방법론적인 어려움이 있다고 설명했고, 또한 그러한 질문을 제기한 것 자체에 놀라워했다(Morris, 1957, p. 11).

이러한 사실이 필자에게는 놀랍지 않았다. 오히려 필자가 주장하고자 했던 생각이 맞았다는 점을 보여준다. 우리 사회의 임상적 실천과 과학적 연구의 틀을 만드는 우리의 지배적인 질병 관련 패러다임은 특정한 질병이나 임상적 실체에 초점을 맞추며 이에 반응하는 방식이다. Winkelstein(1972)이 설득력 있게 주장한 바대로 우리의 의료관리체계는 개별적 질병에 초점을 맞추고 있다. 그러나 건강관리에 더 집중하자고 말하는 Winkelstein과 같은 학자들도 문제를 질병생성의 용어로 제시한다; 폐암, 자동차 사고, 또는 소아마비 등을 어떻게 예방할 것인가? 따라서 자료들은 대부분 특정질병사례로서 수집된 것들이다. 사람들이 건강–질병의 연속선상의 어디에 있는지, 또는 어떤 전반적인 질병상태에 있는지를 다루지 않는다. 개별적인 질병에 초점을 두면서(역주: 사람들의 질병상태 통계도 없으면서), 웬일인지 대부분의 사람이 건강하다고 가정한다. 필자가 이 길로 들어서도록 가장 먼저 안내해서 건강의 기적을 가르치게 만든 Dubos와 같은 혁신적인 학자조차도 주로 개별 질병을 중심으로 사고한다. 건강생성론의 시각에서 질문을 제기할 수 있게 되면서부터 특정질환의 원인보다는 건강을 증진시키는 요인들에 집중하여 연구할 수 있게 되었다.

질병율 자료

질병자료를 들여다 보면 건강생성의 문제가 얼마나 중요한지를 알 수 있다. 그래서 나는 이제부터 이런 쪽으로 방향을 돌리고자 한다. 어느 한 시점에서 얼마나 많은 사람들(또는 인구의 어떤 부분에 해당하는 사람들)이 드러난 심각한 질병상태에 있을까? 이 질문에 정확하게 답할 수 있는 자료를 규정하는 것이 필자의 목적은 아니며, 또한 그러한 자료를 얻는 것도 불가능할 것이다. 필자의 목표는 위에서 제시한 주장을 경험적 자료를 통하여 대체적으로 또는 어느 정도 공정하게 검증하는 것이다. 아주 조심스럽게 검증하려고 노력했다. 독자들이 필자가 제시한 자료들을 고려하여 필자의 주장이 얼마나 지지받을 수 있는지를 판단해주기 바란다.

이 책을 미국에서 썼으므로, 가장 쉽게 얻을 수 있었던 자료들은 미국에 대한 자료들이었다. 역학적인 논의가 필자의 목적은 아니므로, 다른 서구 국가들의 관련 자료를 제시하는 것이 중요하다고 생각하지 않는다. 이미 몇몇 서구 국가들의 자료가 검토되었는데 불행하게도 유사한 상황들을 보였다. 최근 자료인, 호주의 작은 지역에서 조사한 Bridgs-Webb(1973, 1974)의 연구가 있는데, 이를 참조하기 바란다. 아직 산업화에 이르지 못한 사회의 자료들은 훨씬 더 암울한 상황이라고 말하는 것이 타당하다고 생각한다.

1961년에 White, Williams와 Greenberg가 말한 것에서부터 시작해보자. "미국과 영국의 의료관리에 대한 연구 자료는 성인(16세 이상의 연령) 1,000명 중 월 평균 750명이 아픈 상태를 경험하며, 이 중 250명이 의사를 방문한다는 것을 보여준다." 의사를 방문한 250명 중의 상당수는 적어도 의료진단에 따르면 질병으로 분류될 만한 상태에 이른 것이 아니라는 점에는 의심의 여지가 없다. 마찬가지로 아픈 상태를 경험하지만 의사에게 가지 않은 500명 중 다수도 의료진단에 따른 질병에 이른 상태가 아니라는 점에도 의심의 여지가 없다. 그러나 아픈 상태를 경험하지 않은 250명 중 일부는 보수적으로 간주해도 질병상태에 있을 것이다. (여기에서 우리는 사람들이 의사를 방문했는지 아닌지 자체에 관심을 두지 않는다 – 이는 물론 위 자료가 제기하는 아주 중요한 문제이지만 여기에서는 질병과 아픈 상태 자체에 집중하고자 한다.) 위의 자료는 Zola(1966, p. 616)가 다음과 같은 결론을 내리도록 하였다. "경험적으로 보면 임상적으로 심각한 증상을 수반하는 질병은 통계적으로 정상적인 일이다."

만성질환 chronic illness

필자가 아는 한, 단지 한 개의 출판된 연구만이 필수적인 자료들을 적절하게 기록한 것으로 나타났다. 비록 이 연구가 단 하나의 도시를 다루고 있는 연구이지만, 이 연구로부터 논의를 시작하는 것이 도움이 될 것이다. 더구나 볼티모어 만성질환 조사위원회(Baltimore study of the Commission on Chronic Illness, 1957)는, 명칭에도 나타나듯이, 만성질환이라는 하나의 요소만 다루고 있다. 이는 물론 가장 중요한 요소이지만 한계가 있다. 볼티모어 자료를 검토하기 전에 연구저자들이 언급한 한 가지 사실을 명심해야 한다. 현장조사를 하는 이 연구나 다른 어떤 연구도 시설에 있는 사람들을 포함하지 않았다는 점이다. 1970년에 1,670,100명의 사람들이 장기의료시설에 있었는데, 이들은 확실하게 건강하지 못한 사람들이고, 이들의 발생률은 10만 명당 828명이었다. 이 수치는 정신과와 결핵병원, 너싱홈 그리고 장애인 가정과 학교(National Center for Health Statistics, 1976)에 있는 사람들을 합친 숫자이다. (너싱홈 거주자의 건강상태에 대한 자료는 National Center for Health Statistics, 1977b의 자료를 참조할 것.) 이 수치는 비시설에 거주하는 일상적인 사람들(해당 연령대의)보다 아픈 사람이 더 많을 것으로 생각되는 교도소, 소년원, 고아원, 보호소, 쉼터 등의 사람 수를 포함시키지 않은 것이다. 또한 장기의료시설 입원자 수가 10년 전보다 크게 줄어들었음을 보여주는데, 정신병동이나 시설에 입원한 사람의 수가 현저하게 줄어들었기 때문에 나타난 현상이다.

여기에서는 위의 볼티모어 자료나 발표된 다른 어떤 자료에 대해 그 내용을 세세하게 분석하지 않을 것이다. 여기에서 목적은 질병이 있는 사람들의 비율에 대한 대체적인 근사치를 얻는 것이기 때문이다. 추가로 말하자면 볼티모어 자료도 도시 전역에서 11,574명의 표본을 추출하여 만들어진 것이다. 1950년도 중반의 볼티모어는 한 가지 주요한 면에서 다른 도시들과 다르다. 유색인 인구의 비율이 27%로 아주 높은 편이고, 유색인의 건강상태가 보통 백인보다 나쁘므로, 다른 도시의 만성질환율보다 볼티모어 만성질환율이 더 높을 것이다. 이러한 점을 염두에 두고 자료의 내용을 살펴보자.

1954년에 볼티모어시의 만성질환율은 10만 명당 156,650개로, 거의 인구 1인당 1.6개의 만성질환을 가지고 있다(p. 50). 인구의 2/3 정도(64.9%)가 만성질환을 가지고 있다. 15세 미만 인구의 만성질환율은 30%, 65세 이상 인구의 만성질환율은 95%로 연령대별로 크게 달랐다. (만성질환 상태의 정의는 pp. 393~399 참조.) 해당 연구에서 만성질환으로 정의한 "환자의 활동을 제한하고, 방해하고 또는 장차 그렇게 될 것 같은 것들, 또는 관리를 요구하거나 앞으로 요구할 것 같은 질환들"을 적용할 때, 의사가 실제의 만성질환으로 판정하는 비율은 그보다 매우 낮았다. 만성질환으로 판정되는 비율은 인구의 44.4%로, 한 개의 만성질환을 가진 비율은 19%였고, 2개는 13%, 3개 또는 그 이상은 12%였다(pp. 55~56). 심한 정도를 약한, 중간, 심한 상태의 세 단계로 분류하면, 1/8 정도가 심한 상태를 보였다. 여기에서 심한 상태란, 움직이는데 상당히 심한 장애가 생긴 정도, 질병이 상당히 진행된 정도, 죽을 가능성이 심각하게 증가한 정도, 더 심각한 간병의 필요, 합병증, 점증하는 통증을 고려하여 판단한다. 그러나 표 1-1을 살펴보면 심한 상태의 이러한 조건은 지나치게 낙천적으로 보인다.

미국에서 만성질환에 대한 두 번째 자료(최근 자료도 아니고 직접 조사한 자료가 아니라 2차적인 자료이지만)는 Blum과 Keranen(1966)이 기존 자료를 광범위하게 검토하여 정리한 것이다. 볼티모어연구의 저자들이 규정한 만성질환의 정의에 따라 정리하여, 인구의 42%가 1개 또는 1개 이상의 만성질환으로 고통받고 있다고 추정하였다. 대체로 Blum과 Keranen은 여러 비율을 제시하지는 않았다. 그러나 그들이 연구한 부분에 있어서는, 볼티모어연구와 비교하면 대체로 비슷하게 나타났다. 예를 들어, 당뇨병의 경우 볼티모어연구에서는 2.67%로 나타났는데, 그들은 인구의 약 2%가 당뇨병을 가지고 있다고 추정했다(p. 145). 청각소실을 2%로 추정하였는데(p. 30), 볼티모어연구에서도 청각장애와 청각소실이 2%였다. 추정치가 다른 경우도 있었는데, Blum과 Keranen(p. 35)의 경우가 볼티모어연구에서 발견한 비율보다 더 높게 추정되었다. 예를 들어, 천식이 볼티모어연구에서 1.24% 인구 비율을 보여주었는데, 그들의 연구는 "천식이 미국인구의 약 2.5%에서 나타난다."고 보고하였다(p. 35).

Blum과 Keranen은 "뇌졸중 생존자를 2백만 명으로 추정하였다(p. 265).", "어떤 수치를 비정상적인 헤모글로빈 수치라고 규정하는가에 따라 성인인구의 4% 내지 15%가 빈혈에 속한다(p. 71).", "인구의 약 3%에서 고요산혈증이 나타난다(p. 108)."고 추정하였다.

끝으로 Blum과 Keranen은 볼티모어연구에서는 고려하지 않았던, 그러나 매우 중요한 의미를 지닌 몇 개의 질병들도 만성질병에 포함시켰다. 그 중에는 만성기관지염과 같은 호흡기계 질환들이 포함된다. 만성기관지염은 "미국과 영국의 경우, 40세 이상 인구의 15~20%에서 발생된 것으로 추정되었다(p. 37)." 폐기종은 "성인 남자 중 약 12%"에서 발생되었으며(p. 40)…, 알코올중독은 "성인의 약 5%"에서 발견되었다(p. 153).

최근에 보다 철저하게 자료들을 검토한 연구가 믿을 만한 기관에 의해 이루어졌다(National Health Education Committee, 1976). 그러나 자료가 주로 의료연구 기관이나 의료서비스 시설에서 수집된 것이라 조심할 필요가 있다. 이들의 이해관계가 반영되어, 질병 발생률이 더 높게 나타났을 가능성이 있기 때문에 반드시 자료를 매우 조심해서 살펴보아야 한다. 이 장의 끝에서 이 문제를 다루겠지만, 여기에서는 이 문제를 언급해두는 정도로 충분할 것이다. 이 추정치가 다른 자료와 크게 다르지 않다는 점을 덧붙이고자 한다.

미국에서 나타나는 장애의 주요원인을 정리한 표 1-2에서 보듯이, 질병상태 사례의 총계는 약 1억 8백만 개이다. 이 수치는 총 인구의 약 52%이다. 물론 중복으로 계산된 사례도 있다. 다수의 만성질환을 가진 사람은 2개의 또는 더 많은 개수의 사례로 계산되었다. 그래서 표 1-2에 포함된 4가지 주요 심혈관질병(고혈압, 관상동맥질환, 류마치스성

심질환 그리고 뇌졸중)으로 추정된 3천 33만 개의 사례가 2,713만 명에서 발견되었다. 중복률은 놀랍게도 매우 낮았다. 1억 8백만 개의 사례의 질병으로부터 합산하여 몇 명의 사람들이 영향을 받고 있는지를 추정할 수 있는 방법은 없다.

표 1-1 만성질환의 유병률(볼티모어, 1954)

진단명	비율(인구 십만 명당)
모든 진단명	156,650
기타 여성생식기 질병	13,360*
비만	12,890
심장병	9,640
관절염	7,520
고혈압(심장병 제외)	6,640
암	5,490
치질	5,370
정신신경증	5,260
전립선 병	4,440*
하지정맥류	4,370
자궁경부염	4,350*
복부탈장	3,660
정신생리적 자율신경장애	3,650
매독	3,650
근골격계 손상(뇌졸중 제외)	3,380
허리통증	3,010
당뇨병	2,670
빈혈	2,600
갑상선 질환	2,460
난청 및 청력장애	2,000
건초열	1,750
백내장	1,720
기타 정신병, 신경증, 성격장애	1,520

표 1-1 만성질환의 유병률(볼티모어, 1954) (계속)

진단명	비율(인구 십만 명당)
담낭질환	1,370
동맥경화증	1,290
기타 혈관계 질환	1,290
천식	1,240
기타 알레르기	1,160
허리 및 사지 증상	1,110
만성부비동염	880
편두통	750
결핵	630
시각상실 및 시력손상	610
소아마비	610
기타 중추신경계 질환	580
정신증	430
신장질환	360
중추신경계 혈관질환	260
류마티스성 질환(심장 제외)	40
기타 증상, 노인성 치매	5,080
모든 기타 진단명	38,280

출처: commission on Chronic Illness(1957, pp. 527~529)
* 성 특정 질병

표 1-2 장애의 주요원인(미국, 1970년대 초)

장애	유병률(십만 명당 비율)	이환자 수(백만 명당)
고혈압	11,053	23.0
관절염과 류마티스성 질환	9,707	20.2
정신과 정서장애(심한 상태)	9,611	20.0
청력손상	5,527	11.5
시력손상	4,612	9.6
정신지체	2,883	6.0
관상심장질환	1,941	4.04

표 1-2 장애의 주요원인(미국, 1970년대 초) (계속)

장애	유병률(십만 명당 비율)	이환자 수(백만 명당)
당뇨병	1,992	4.0
간질	1,442	2-4.0
류마티스성 심장질환	803	1.67
뇌졸중	779	1.62
암(치료 중)	493	1.03
파킨슨병	481	1.0
소아마비	360	0.75
다발성경색과 관련 질환	240	0.5
근육실조	96	0.2

출처: National Health Education Committee(1976, p. 291)

이 목록에 따르면 6백만 명이 정신지체, 1,150만 명이 청력장애 그리고 960만 명이 시력장애를 가진 것으로 제시되어 있다. 엄격한 기준으로 접근한다면, 이런 사람들 모두가 그렇지는 않겠지만 대부분이 우리가 분류하는 질병유형에서 배제될 것이다. 어쨌든 표 1-2는 원천자료에서 포함한 질병에 대한 자료를 포함하지 않았다. 예를 들면, "총 인구의 약 17%의 사람들이 언젠가는 알레르기로 고통을 받는 것으로 추정되었다."(p. 6)이며, 이 중 약 11%는 천식이나 고초열(꽃가루 알레르기) 또는 둘 다 가지고 있다고 언급한다. "약 130만 6천 명이 아주 심한 시력감퇴를 보이며, 그들은 일반적인 상태나 안경을 쓴 상태에서도 신문을 읽을 수 없다."(p. 34). 주로 망막질환, 녹내장, 또는 백내장을 원인으로 하며, 10만 명당 625명의 비율이다. 법적 기준에 따르면, 약 475만 명이 맹인으로 10만 명당 228명의 비율이다. "약 200만 명의 미국인들이 사람들의 말을 제대로 들을 수 없다."(p. 93). 미국인들 중 "약 1,300만 명이 급성 또는 만성 소화기질환(위, 장, 담도, 간, 췌장의 장애)을 가지고 있다."(p. 105). "미국인 중 약 1500만 명 정도로 추정되는 사람들이 선천적 장애를 가지고 있다."이들의 20%는 태아기에 와해를 입었고, 80%는 유전적 질환이다. 이 추정치는 예를 들어, 조현병과 같은 유전적 요인으로 의심되는 질병, 그리고 10~12% 정도로 추정되는 주로 약물부작용으로 나타나는 효소 결핍이나 다른 결핍의 문제를 지닌 사람들, 자연유산과 관련된 자료는 반영하지 않았다(pp. 121~123). 900만 명 정도의 미국인이 알코올중독과 알코올남용에 빠져 있다."(p. 153). "1970년에 미국에서 29만 4천 명이 활동성 그리고 비활동성 결핵으로 진단되었으며" 그중 15만 7천 명은 활동성 결핵이었다(p. 250).

특정 만성질환과 장애

1975년도에 선정된 몇몇 만성질환에 대한 자료가 『Health: United States, 1975』(National Center for Health Statistics, 1976)라는 책에 실렸다. 이 책에 나타난 개별 질병의 인구 10만 명당 비율은 위의 표와 대체로 일치한다. 관절염은 9,290명, 천식은 3,020명, 만성기관지염은 3,270명, 그리고 당뇨병은 2,040명으로 나타났다(p. 247). 볼티모어연구 결과에서 암은 10만 명당 270명의 유병률이 보고되었고 특정할 수 없는 종양은 30명의 유병율을 보였다.

그러나 이 수치는 분명히 축소된 추정치이다. 미국 암협회의 추정(표 1-2)에 따르면, "1975년에 백만 명 이상이 암 치료를 받았다." 1974년에는 총 65만 5천 명의 신규환자가 보고되었는데, 잘 보고되지 않는 자궁경부상피암환자와 피부표피암환자는 제외되었다. 악성종양은 총 사망자의 약 18%를 차지하는, 가장 중요한 원인이다. 보통 5년 동안의 암 투병 중 생존율이 약 40%라는 사실을 근거로, 암 유병률을 대략 10만 명당 800명 정도로 계산했다. 이 추정치는 2차와 3차 국가 암연구보고서(Dorn & Cutler, 1959, p. 3; Cutler & Young, 1975, p. 307~342)에서 발표한 수치와 일치하며, Levin과 동료들(1974, p. 4)이 발표한 비율보다는 낮다.

1972년도 미국에서 몇몇 만성심장혈관 증상들의 유병률에 대한 추정도 전국 표본인 44,000가정에 대한 건강면담조사(National Center for Health Statistics, 1974)를 토대로 이루어졌다. 인구 십만 명당 비율은 고혈압 6,010명, 심장질환 5,040명, 치질 4,770명, 정맥류 3,680명, 뇌혈관질환 750명, 선천성심장질환 440명 그리고 정맥염이나 혈전증이 160명으로 나타났다. 면담보고서와 의료진단 결과를 비교한 여러 방법론적 연구를 근거로, 모든 다른 연구들과 마찬가지로, 면담보고서는 면담자료가 만성질병의 유병률에 대해 상당히 적게 추정하고 있다고 결론을 내렸다(Feldman, 1960).

물론 그런 정도는 상태에 따라 상당히 다양하다. 면접조사가 과소추정을 하고 있다는 점을 고려하더라도, 4천 4백만 명이 넘는 사람이 만성심장질환 상태에 있는 것으로 추정했다. 재차 말하지만 이 숫자는 중복을 포함한 것일 수 있다. 하여튼 이 보고서는 3,649만 2천 명이 또는 미국 전체 인구의 17.7%가 이런 만성질병상태에 있다고 추정하였다. 이들 중 2천 6백만 명 이상이 65세 미만이다. 분명히 광범위한 범위의 질병상태와 영향이 여기에 포함되어 있다. 정맥류의 예를 들면, 사례들 중 단지 3.9%만이 1년 동안 활동에 제한을 주었지만, 보수적으로 접근해도 심각한 상태의 정맥류 환자의 존재를 간과할 수 없다.

건강면담조사에 대한 초기 보고서는 1970년에 선택한 15개의 만성 호흡기계통 질병의 유병률을 제시하였다(National Center for Health Statistics, 1973b). 역시 10만 명에 대한 유병률이 상당히 다양하게 나타났다. 만성부비동염은 1만 3백 명이고, 고초열은 5천 4백 20명인데, 진폐증은 단지 60명으로 나타났다. 그리고 만성기관지염(3천 2백 70명)과 천식(660명)은 굽은 비중격(400명)과 예후가 아주 다르게 추정되었다. 만일 우리가 이런 수치를 병원 등에 입원하지 않은 미국의 총 인구에 적용해 본다면, 총 5천 3백 75만 4천 개의 만성질병이 4천 6백 88만 4천 명에서 나타나고, 이 중 거의 4천 2백만 명은 65세 이하이다.

전국보건통계센터에서 나온 만성질병에 대한 3번째 연구(1973a)는 만성소화기계 질병상태를 보고하였다. 1968년 조사에서 살펴본 10개의 질병(예를 들어, 10만 명 중 위와 십이지장 궤양은 1천 7백 20명; 담낭질병은 1천 30명; 만성장염과 궤양성 대장염은 930명)에 걸린 사람은 미국 내 약 2천 1백만 명에 달하며, 1천 7백만 명에 지장을 주고 있으며, 그중 461만 명은 65세 이상이다.

끝으로 우리는 국제질병분류 목록에 들어있는 장애 유병률에 대한 1971년 조사에 주목해 보고자 한다. 청력장애율은 10만 명당 7천 1백 60명(활동장애 원인의 4%)이며, 완전히 또는 부분적인 마비장애율은 690명(활동장애 원인의 62%)이다. 여기에 포함된 약 4천 7백 40만 명의 만성상태가 미국에서 발견되었으며, 그중 3천 7백 30만 명이 지장을 주고 있으며, 그 중 9.8%가 65세 이상이다(National Center for Health Statistics, 1975).

이 보고서에는 크게 두개의 주요 만성질환이 간과되었다. 첫 번째, 치아우식증은 보편적인 질환이다(Blum & Keranen, 1966, p. 76). 이들에 따르면, "치은염이나 치주염에 걸리지 않은 사람이 아주 소수다." 간과한 이유가 역사적으로 의학과 치의학이 분리되었기 때문인지, 치과질환은 인간의 사망(동물사망과 반대로)에 직접적인 원인이 아니라고 보기 때문인지, 또는 치과질환의 보편성 때문인지는 분명하지 않다. 어쨌든, 치과 질병들은 만성질환에 대한 조사에서 언급되지 않는 경우가 많다. 그러나 고통이 기준이 된다면, 치과 질환도 반드시 주목을 해야 할 중요한 영역이다. 따라서 질병자료를 검토할 때 치관질환을 제외하면 안 된다.

두 번째 영역은 이미 언급했던 정신지체와 정신질병이다. 필자는 만성질환의 논의에서 정신지체의 제외를 선호한다. 전국적으로 표준화된 지능검사에서 70점 이하는 전체 인구의 약 3%이다. 필자는 그들 중 대부분이 엄격하게 규정한 질병의 범위에 포함되지 않는다는 의견에 동의한다. 10만 명중 100명이 넘지 않는(표 1-2에 나타난 1,883명과는 한참 차이가 많이 난다.) 사람들이 정신질환 때문에 시설의 보호를 받고 있다. 물론 정신지체는 사회가 주목해야 할 중요한 문제라는 것을 부정하는 것이 아니다. 필자가 하고자 하는 말은 정신지체가 중요한 의료문제로 보기는 어렵다는 것이다. 정신지체로 분류된 많은 사람들은, 적절하게 때로는 부당하게, 의료시설에서 관리하게 된다. 그러나 이것은 질병과 완전히 다른 차원의 문제와도 관련되어 있어, 현재 여기서 논의하고자 하는 범위를 벗어난다.

하지만 정신질병은 이런 논의에서 배제될 수 없다. 필자는 의료사회학에서 Szasz와 동료들 그리고 질병분류체계를 만드는 의료사회학자들이 정신질병이 무엇인지에 대해 심각하게 고민하게 만들었고 이들의 견해에서 많은 영향을 받았다(Szasa, 1963; Becker, 1963; Goffman, 1961; Scheff, 1966; Gove, 1970 비평 참조). 그러나 정신질병이 건강관리나 질병관리 시설의 합당한 관심대상이 아니라는 입장에는 동의할 수 없다. 이와 관련된 다양한 논의를 점검하고 필자가 왜 이러한 입장을 가지게 되었는지를 논의하는 것은 이 책의 주제에서 너무 벗어나는 일이다. 따라서 필자는 정신질병이 질병이 아니라는 의견을 충분히 의식하며, Szasz와 여러 동료들의 연구로부터 많은 깨달음을 얻었고, 자료를 검토할 때 매우 주의를 기울여 문제를 찾으려 노력하고 있다는 점을 언급하는 정도로 하고 다음으로 넘어가고자 한다.

자료에 따르면, 중요한 정서적 증상으로부터 항상 자유로운 성인은 매우 소수다. 그러나 Susser(1968, pp. 208~214)는 "해당 증상이 일반 사람들에게서 보편적으로 나타나는 증상이라고 하더라도, 병리학적으로 중요한 증상일 수도 있다."고 지적하고 있다. 해당 분야에 대한 확정적인 연구는 아니지만, 맨해튼 미드타운에서의 연구결과를 인용해보자. 이 연구에 따르면, 지역사회 표본 중 23%가 현저한, 심한 또는 기능이 불가능할 정도의 정신장애 증상으로부터 고통을 받고 있다는 것을 발견하였다(Srloe & others, 1962). 가능한 자료들을 심도 있게 검토한 Susser는, 60세 이하 성인 중에서 심한 정신병의 유병률은 10만 명 중 1,000~3,000명 정도이며, 60세 이상의 성인에서는 정신병 유병률이 조금 더 높다고 제시하였다.

끝으로 만성질환에 대한 자료에서 알레르기와 관련된 범주를 검토해보고자 한다. 아주 신뢰할 만한 자료(Roueche, 1978, p. 63)를 인용하여 정리해보자. "알레르기 환자는 대부분의 다른 질환(천식환자를 포함한)을 가진 환자와 다르다. 이 환자들은 대부분 죽지는 않으나, 대부분 회복도 되지 않는다…. 사실 알레르기는 거의 모든 산업사회에서 만성적인 불평으로 가장 흔하게 나타나는 것이며… 미국 내 알레르기 인구는 거의 4천만 명에 이른다. 이 중 약 1,500만 명은 고초열 환자이다. 9백만 명은 천식환자이며, 다른 수백만 명은 음식이나 약물이나 음료수에 대한 알레르기를 가지고 있다. 나머지는… 접촉성 피부염인 알레르기성 습진을 가진 환자이다."

법정 감염병

이제부터는 만성으로 간주되는 질환과 바로 뒤에서 언급할 급성질환과 관련되어 있는 질병의 또 하나의 범주로 관심을 돌려보자. 이 범주는 미국질병관리본부Center for Disease Control의 감시 대상인 특정 법정 감염병(법정 감염병이라고도 한다.)이다. 1977년에 미국에서 총 18사례의 감염병이 보고되었는데, 콜레라의 사례가 네 번 나타났고, 천연두나 황열병은 전혀 없었다. 그러나 국제격리협정에 의해 규정된 질환이지만 현재는 미국에서 완전히 사라진 것처럼 보이는 천연두나 황열병과는 달리, 무시할 수 없는 다른 감염병들이 있다. 현재의 논의에서는 탄저균감염병, 보툴리즘감염병, 브루셀라감염병, 디프테리아, 한센병, 렙토스리라감염병, 말라리아, 뇌수막감염병, 소아마비, 앵무새감염병, 공수병, 선천성 풍진증후군, 파상풍, 선모충증, 야토병, 장티푸스, 발진티푸스 그리고 매독이나 임질이외의 성병 등은 다루지 않겠다(필자는 의도적으로 이런 긴 목록을 포함시켰는데, 이들 중 어느 것도 아직은 법정 감염병에서 제외되지 않았다. 또한 일반사람에게서 나타나는 이러한 질환의 유병률도 낙관주의자들이 생각하는 것처럼 반드시 한 방향은 아니다. 즉, 감소만 하는 것은 아니다.).

이러한 감염병 질환 중에 연간 10만 명당 10명 또는 그 이상의 발생률을 보인 질환은 표 1-3에서 제시하고 있다. 임질을 제외한 모든 병의 유병율은 극히 적은 편이다. 만성질환과 비교하면 이런 질병상태는 규모면에서 분명히 그 중요성이 적다. 결핵과 디프테리아는 더 이상 사망의 10대 질병에 속하지 않는다. 그러므로 이 책의 목적으로 보아도, 그리고 인구 전체의 전반적인 질병에서의 역할로 보아도 이들 감염병은 그렇게 중요하지 않다. 중복이 전혀 없다고 생각하여 다 합산하여도, 이러한 전염병의 사례는 150만 건 이하이며, 다른 질병의 사례 수와 비교할 때 소수에 불과하다. 그러나 전염병을 보고할 때, 낙인의 문제 때문에 철저히 보고되지 않는다는 점도 인식해야 한다. "사례의 수를 너무 적게 보고하거나 발견되지 않은 사례들이 있다는 점도 고려되어야 한다. 연간 임질이 약 2백만 사례가 발생하는 것으로 추정되며… 현재 약 450,000명이 매독치료(모든 단계의)를 받아야 할 필요가 있다"(National Center for Health Statistics, 1976, p. 258). 백만 명의 새로운 임질사례에 비해, 1977년 보고되었던 64,000명의 새로운 매독사례는 대비된다.

표 1-3 특정 법정 감염병 보고 사례수(미국, 1977)

질병	10만 명당 연간비율	총 사례 수
임질*	465.9	1,000,177
수두	97.6	188,395
매독*	30.0	64,473
홍역(풍진)	26.5	57,345
간염	26.2	56,623
결핵	13.9	30,145
살모넬라병(장티푸스 제외)	12.9	27,850
볼거리	10.0	21,436

출처: Center for Disease Control(1978. 9., pp. 2, 3).
*신규로 보고된 질병사례

급성질병상태

이제 우리는 급성질병상태로 방향을 돌려보자. 우선 급성질병상태는 특성상 유병률을 예측하기가 불가능하다. 더욱이 조사에서 급성질병상태를 보고하거나 보고하지 않는 것은 심리적인 요인뿐 아니라 문화적이고 사회구조적인 영향을 강하게 받는다. 이러한 위험부담에도 불구하고, 필자는 어느 정도 추정이 가능하다고 믿는다. 우리의 가장 주요한 자료원인 전국건강조사(National Health Survey)는 급성질병상태를 "신체적 또는 정신적 안녕상태를 벗어나서… 의료적 처방이나 활동장애가 3개월 이하로 그치는 경우"로 정의한다(National Center for Health Statistics, 1978, p. 57). 따라서 3개월 이상의 만성적 상태는 제외되었다. 이 자료는 국제질병분류에 따라 5가지 상태로 분류하였다: 감염과 기생충질환, 호흡기계 상태, 소화기계 상태, 상해 그리고 모든 다른 급성상태(예: 청력장애, 두통, 비뇨기계 장애, 피부장애 등).

1975년 7월부터 1976년 6월까지의 1년 동안, 미국의 모든 남자, 여자, 어린이는 급성질환이나, 일상적인 활동에 장애가 나타나거나 의료적 치료를 필요로 하는 상해를 평균 2차례 이상 경험한 것으로 나타났다(연간발생률은 10만 명당 21만 4천 사례). 급성질병발생에 대한 세밀한 자료와 급성상태의 기간은 표 1-4에 제시되어 있다.

분명히 급성상태는 심한 정도나, 개인적 또는 사회적인 영향의 측면에서 아주 다양한 상태로 나타난다. 이 항목은 일반 감기(모든 급성상태의 20.7%를 차지한다.)와 염좌나 좌상(3.4%)을 포함하며, 다른 편에는 폐렴(0.8%)과 비뇨기계 장애(2.6%)를 포함한다. 보통 급성상태는 아주 적게 보고되며, 이 자료에서처럼 2주 내의 급성상태를 회고하는 조사에서도 적게 보고된다. 이를 고려하면 우리는 분명히 연간 4억 5천만 사례의 급성상태가 발생한다고 추정할 수 있다. 표 1-4에서 보듯이, 나는 매일 평균 총 인구 중 약 2.6%가 급성질환이나 상해상태에 있었다고 계산할 수 있다(평균적으로 활동이 제한된 일수를 가지고 계산).

장애와 제한

기능장애와 활동제한에 대한 질병이나 상해의 영향을 다루었는데, 이제 다른 시각에서 더 근본적인 질문을 검토해보기 위해 질병과 상해를 검토해보고자 한다. 더 근본적인 질문이란, 특정 시점에서 얼마나 많은 사람들이 아플 것인가라는 질문이다. 다시금 전국건강조사자료(National Center for Health Statistics, 1977a)를 사용하여, 1976년에 미국인들이 평균적으로 18.2일 동안 활동에 제한을 겪었음을 우리는 발견하였다. 여기서 활동제한이란 단순한 제한이 아니라 하루 종일 상당히 심각하게 정상적인 활동을 할 수 없는 상황을 의미한다. 즉, 사람들이 만성 또는 급성질환이나 상해로 온종일 상당히 심각하게 활등에 지장이 나타난 상황을 의미한다.

표 1-4 1년간 발생률과 급성상태의 영향(미국, 1975년 7월~1976년 6월)

상태	10만 명당 1년 발생률	평균 활동제한	활동제한일수 와상	100명당 1년 활동제한	활동제한일수 와상
모든 급성질환	214,300	4.4	2.0	939.2	422.4
전염병 및 기생충 급성	23,800	4.0	2.2	94.4	51.5
호흡기계 급성	115,100	3.6	1.9	418.8	218.6
소화기계 급성	9,900	4.4	2.2	43.1	21.9

표 1-4 1년간 발생률과 급성상태의 영향(미국, 1975년 7월~1976년 6월) (계속)

상태	10만 명당 1년 발생률	평균 활동제한	활동제한일수 와상	100명당 1년 활동제한	활동제한일수 와상
상해	33,600	6.3	1.8	213.3	59.3
기타	31,800	5.3	2.2	169.6	71.1

출처: National Center for Health Statistics(1978, pp. 5, 11, 12).

이 숫자는 만성상태로 인해 통상적인 활동에 영구적 장애가 나타난 사람을 포함하지 않았으며, 면접조사에서 2주 이전의 활동수준과 비교하여 지난 2주 동안의 활동수준이 줄어들었던 사람들만 포함시켰다. 연간 활동의 평균 제한일수는 25세 미만의 연령에서는 11일, 25~44세 연령에서는 15.5일, 45~64세 연령에서는 25.4일, 65세 이상의 연령에서 40일로 나타났다.

이 자료는 또한 활동제한과 관련된 자료에서 만성상태의 직접 보고된 영향을 또 다른 방향에서 검토할 수 있게 해준다. 어린이, 가정주부, 근로자, 기타 집단에 적합한 기준을 적용하여 검토해본 결과, 전국건강면담조사결과는 1976년 면담당일에 만성상태로 인해 통상적인 활동에 상당한 제한을 경험하는 인구수가 총인구의 14.3%임을 보여준다. 특히 상당한 활동제한을 경험하는 상황은 주로 노인의 특성(65세 이상 노인의 45.4%)이었으나, 45~64세까지 연령에서도 24.3%가 경험하는 것으로 나타났다. 하나의 주요 활동만 고려하더라도, 총 인구의 10.8%가 활동제한을 경험하는 것으로 보고되었다. 이 비율은 45~64세의 연령에서는 19.1%로 증가한다.

이런 수치를 검토할 때, 이런 모든 자료가 병원이나 시설에 입원하지 않은 인구만을 대상으로 하고 있음을 명심해야 한다. 앞에서 우리는 환자로서 장기시설에 특정시간에 입원하는 환자 수는 총인구의 0.8% 정도일 것이라고 하였다. 면담조사 시기에 단기간 병원에 입원한 사람들도 조사에 포함되지 않았다는 사실도 밝히고자 한다. 1976년에 10만 명당 1만 4천 1백 명이 병원에서 퇴원한 것으로 추정하였다. 평균입원일 수는 7.9일이었다. 다르게 말하면 약 10.6% 인구가 건강면담조사의 전 해에 적어도 한번은 입원하였다. 이 수치는 병원에서 사망한 사람은 포함하지 않았으나 병원에서 분만한 사람은 포함시켰다(National Center for Health Statistics, 1977a).

전반적인 질병률

전국건강면담조사결과에 대한 고찰을 마무리하면서 특정병리현상에 대한 세밀한 고려를 하지 않은 질병률에 대한 두 연구를 검토하고자 한다. 2장에서는 이 문제를 개념적으로 다룰 것이다. 여기에서는 1장의 앞에서 제안한 가설을 검증하기 위해 이 주제를 다루고자 한다. 1965년에 캘리포니아 알라메다 카운티의 성인 주민 6천 9백 28명의 확률표본을 통해 4개의 핵심적인 측정도구를 사용한 설문지에 답을 하도록 하였다: 설문내용은 기본적인 일상 활동을 수행하는 능력; 전 년도에 1개 또는 1개 이상의 만성적 질환 또는 장애를 경험했는지 여부; 전 년도에 1개 또는 1개 이상의 증상을 경험했는지 여부; 그리고 전반적인 활력수준에 대한 주관적인 점수. 이런 설문지의 구체적인 응답을 토대로 응답자들은 심한 장애에서 높은 활력 수준까지 7개의 등급으로 분류되었다(Belloc, Breslow & Hochstim, 1971).

약 백만 명의 성인이 거주하는 알라메다 카운티의 표본 수 중 29%는 불편이 없는 범주로 분류되었다(23%는 낮은–중간 활력 수준, 6%는 높은 활력 수준). 반대쪽으로는 7%가 심한 장애를 보고하였고, 8%는 약간의 장애를 보고하였으며, 9%는 2개 이상의 만성상태를 보고하였고, 19%는 1개의 만성상태를, 그리고 28%는 적어도 1개의 증상을 가지고 있다고 응답하였다. 물론 연령에 따라 뚜렷한 차이가 있었다. 적어도 1개의 만성상태를 가진 기준으로 나눈다면, 인구의 43%가 이에 해당되었다. 젊은 연령층에서는 1/5이 이에 해당되었으며, 45세에서 65세 연령층의 거의 1/2이 이에 해당되었고, 65세 이상 연령층의 3/4이 여기에 해당되는 것으로 나타났다. 여기서 강조되어야 할 점은 불편이 없는 높은 활력 수준 집단은 74살까지의 모든 연령층에서 6~7%로 일정하게 나타났으나, 그 이상의 연령층에서는 4%로 떨어졌다.

지금까지 논의한 첫 번째 연구는 지역사회의 건강상태에 대한 역학적인 윤곽을 파악하기 위한 목적으로 수행되었지만, 이제 논의할 두 번째 연구인 Collen(1977)의 연구는 의료보험가입자를 상대로 다면적 검사를 하는 과정에서 수집된 자료를 기반으로 하고 있다. 이 자료는 1년 동안 의사의 진료를 받으러 가지 않은, 그리고 다면적 검사를 신청한, 성인 6,285명으로부터 수집된 것이다. 이 사람들은 분명히 한 해 동안 의사의 진료를 받으러 가지 않을 정도로 건강하다고 느끼는 사람들이며, 또 다른 한편으로는 검사를 받고자 하는 동기가 있는 사람들이다. 우리는 이 집단이 지역의 전체 인구에서 어느 정도나 대표성을 지니는지를 알 수 없었지만, 이들이 과도하게 아픈 쪽에 있다고 생각할 아무런 이유는 없었다. (개인적인 대화에서 Collen은 필자에게 Kaiser의 자료가 다면적인 검사를 받으러 온 사람들이, 검사를 받으러 오지 않은 대조군에 비해 더 건강하다는 사실을 보여준다고 알려주었다.) 그들은 의료보험에 가입한 사람들이라는 점을 염두에 두어야 한다. 심각한 의료적 불편이나 문제가 없고, 임상적으로도 중요하거나 비정상적인 문제가 발견되지 않은 안녕상태로 분류된 사람들은 56.8%였고, 불편하다고 말하지만 임상적으로 의미있는 증상이 발견되지 않은 사람들은 11.6%였으며, 불편하다고 말하지 않았으나 임상적으로 의미있는 증상이 발견된 사람은 3.9%였고; 불편하다고 말하고 또한 임상적으로 증상이 발견된 아픈 사람이 27.7%로 나타났다. 따라서 이들 집단에서 환자처치가 필요한 사람은 32%였다.

방법론적인 고찰

우리가 이 책의 핵심적 관심과 관련하여 자료의 중요성을 검토하기 전에, 몇 가지 방법론적인 논의를 하는 것이 필요하다고 생각한다. 첫 번째, 앞에서부터 여러 차례 언급했던 중복에 대한 문제를 다시 한 번 강조하고자 한다. 어떤 질병에서 이미 계산된 사람들이 다른 질병에서도 포함될 수 있을 것이다. 예를 들어, 우리가 맨 처음에 사용한 볼티모어 연구는 1인당 평균 1.6개의 만성적 질병상태를 가지고 있음을 보고하였다. 하지만 심혈관질환에 대한 논의에서 지적된 바와 같이 이런 중복은 생각하는 것처럼 항상 그렇게 큰 것은 아니다. 불행히도 특정질환에 초점을 맞추는 질병 중심적 사고는 개별 질병 중심으로 통계를 내기 때문에 중복의 문제를 제대로 다룰 수 없다. 많은 노인들이 여러 가지 만성 질병을 가지고 있다는 정도로 말 할 것이다. 그러나 활동제한과 장애에 대한 자료나 건강면담조사(Health Interview Survey)가 보여주는 것처럼, 65세 이하 사람들도 그렇게 좋은 건강상태를 보여주는 것은 아니다.

주목해야 할 두 번째 이슈는 위험요인들, 병리 그리고 영향에 대한 개념적 혼동이다. 물론 일부는 피할 수 없는 것이다. 필자는 자료를 잘 사용하여 이런 혼동을 최소화하려고 노력하였다. 그래서 흡연은 언급하지 않았고, 알코올중독과 비만을 언급했다. 유병률이나 병리적이라는 말이 문화적 맥락에서 작동하듯이 알코올중독과 비만도 문화적 맥락을 고려하여야 한다. 어떤 측면에서 흡연은 알코올중독이나 비만에 비해 사망률에 더 영향을 주는 것으로 보이지만, 의료문화에서 알코올중독이나 비만을 더 병리적으로 간주하며 흡연을 위험인자로 간주하지는 않는다. 같은 맥락에서 필자가 사고나 자살, 또는 타살(모든 심혈관계 질환을 함께 고려하여, 1973년 미국에서 각각 사망원인의 3위, 9위 그리고 10위를 차지; National Health Education Committee, 1976, p. 289 참조)에 대해 언급하지 않았다는 점도 주목해야 한다. 즉, 사고와 폭력도 질병상태의 원인으로, 이미 병리적인 자료에 반영되어 있을 것이다.

세 번째 이슈는 여기에 보고된 질병률의 신뢰도에 영향을 주는 것으로, 역학자들에게 잘 알려진 '빙산' 현상이다. 즉, '사실적' 유병률과 보고된 또는 계산된 유병률과의 차이이다. '사실적' 유병률이란, 가능할지 모르겠으나 질병상태와 관련하여 그것이 어떤 의미이든, 실제로 존재하는 모든 사례를 합산한 결과로 간주할 수 있다. 어느 정도나 실제가 과소평가되었는지를 알기는 어렵다. 그럼에도 불구하고 이러한 이슈가 있다는 점을 인식해야 한다. 하지만, 자료가 이장에서 제기한 가설을 얼마나 지지하는지를 평가할 때, 사실적 유병률과 보고된 유병률의 차이까지 고려할 필요는 없다고 생각한다.

네 번째 고려해야 할 것은 기득권 집단이 질병유병률을 어느 정도

과대평가해왔다는 점은 의심할 여지가 없다는 것이다. 볼티모어 연구에서처럼 만성질병에 대한 임상적인 유병률 연구 내에 안전장치가 잘 마련되어 있더라도, 과도하게 추산하는 방향으로 오류가 발생할 가능성이 크다고 생각한다. 결국 의사들은 질병을 발견하도록 훈련되었다. 여기서 더 심각한 현상을 언급하고자 한다. 기관들은 자신이 관심을 지닌 질병에 대해 실제보다 높은 유병률을 발표하는 경향이 있으며, 동시에 자신들의 역할 때문에 상황이 개선되었다고 주장하는 경향이 있다.

이러한 편파적인 자료사용에 대한 두 가지 예를 들어보자. 「살인자와 불구자(The Killers and the Cripplers)」(National Health Education Committee, 1976)라는 보고서에서 그러한 예를 찾아볼 수 있다. "결핵퇴치를 위해 의학적 연구에 얼마를 사용하는가?"라는 질문에 답하면서, 이 보고서는 "1945년과 1973년 사이에 결핵으로 인한 사망률이 95% 감소하였는데-1945년에 스트렙토마이신의 효과와 1952년에 이소니아지드의 효과에 대한 의학적 연구결과가 중요한 역할을 하였다." (p. 255). 그러나 저자들은 100년 이상 결핵사망률이 계속 감소되어왔다는 점을 제대로 고려하지 않았다. 한 예로, 영국과 웨일즈에서는 스트렙토마이신과 같은 특효약이 소개된 이후 1971년 19세기 중반 사이에 호흡기계 결핵사망률이 14%만 감소하였을 뿐이다(McKeown, 1976, p. 52). 「살인자와 불구자」의 246쪽에 나온 극적인 막대그래프는 1952년 이후 결핵사망률이 89%나 감소하였다고 보여준다. 그러나 만일 우리가 미국에서 1900년 이래 감소를 보이는 곡선 위에 막대그래프를 겹쳐놓고 보면, 단편적 진실이 어떻게 통계학적으로 거짓말을 하는지 알 수 있다. 1900년대에 결핵사망률은 10만 명당 200명이었고,

1952년까지 10만 명당 15.8명으로 감소했으며, 1973년까지는 10만 명당 1.8명 수준으로 감소하였다. Winkelstein(1972, p. 72)은 "이러한 역학적인 발견에도 불구하고, 미국에서는 2차 세계대전 후 지역사회에서 광범위하고 정교한 결핵발견 프로그램이 널리 실행되었는데, 비용은 많이 들었지만 이미 진행되고 있던 질병의 경향을 거의 바꾸지는 못한 것으로 보인다."고 결론을 내렸다.

기득권자가 발표한 유병률 자료에 대해 의심을 해야 할 두 번째 사례는 약 25만 명이 다발성경화증으로 고통을 당하고 있다는 보고인데, 보고자의 이익이 걸려 있는 보고서이다. 이런 수치에 따르면 미국에서 10만 명당 약 120명의 유병률을 나타낸다는 추정(National Health Education Committee, 1976, p. 186)이 가능하다. 인용된 자료출처는 이 분야의 전형적인 자료 중 하나이다. 다발성경화증에 대한 몇 개의 역학연구에 참여하면서 이런 비율을 보고 놀랐던 적이 있다. 그러나 수치가 의심스러워, 그 자료출처를 조사하게 되었다(McAlpine, Lumsden & Acheson, 1972). 처음 두 장을 보니 역학적 자료가 있는 것도 아니었고, 지표들도 이러한 주장을 지지하는 아무런 근거도 보여주지 못했다. 비교적 규모가 있는 대상자를 조사하여 인용한 유병률 중 최고 높은 것이 10만 명당 60~70명이었다(p. 13). 약 40개의 조사에서 단지 3개의 인구집단만이 80명이 넘는 비율을 나타냈다(p. 6: Rochester, Minn.; Orkneys & Shetland; southeast Norway). 이는 의도적으로 사기를 친다고 말하는 것이 아니다. 자신의 이익이 걸려있으면 사람들이 사실에 대한 지각을 유리한 방향으로 하게 된다는 점을 말하고자 한다.

고려해야 할 다섯 번째 방법론적 이슈는 역설적으로 보인다. 1973년 전국건강설문조사에서 표본의 48.7%(당사자이거나 가족의 대변자)가 매우 좋은 건강상태, 38.4%는 좋은 건강상태, 9.4%는 보통건강상태, 그리고 2.8%는 허약한 건강상태에 있다고 보고했다(National Center for Health Statistics, 1976, p. 243). 그 표본이 총인구 중 병원이나 시설에 입소하지 않은 사람들을 대표한다는 사실을 수용하더라도, 87.1%는 좋은 건강상태였다는 주관적인 평가는 이 장에서 보여준 앞의 자료들과 첨예하게 대조된다. 이 부분을 쓰기 며칠 전에 건강교육복지부의 TV에서 이와 유사한 내용이 방영되었다. 설명은 비교적 간단하다. 일반적으로 연구자들은 사람들이 만족감(가족이나 일이나 건강에 관한)에 대한 광범위한 질문을 받으면 대부분 포괄적이고 긍정적인 반응을 한다는 점에 동의한다. 결코 건강상태에 대한 주관적인 지각이 중요하지 않다고 말하는 것이 아니다. 필자는 사회과학자로서, 그렇게 말하는 가장 마지막 사람일 것이다. 여기에서 강조점은 방법론적인 것이다. 필자의 연구경험으로 볼 때, 대상자들과 더 좋은 관계를 형성하고 더 구체적으로 질문을 해야, 대상자들이 불만족, 염려, 어려움 등 더 많은 요인을 말한다. 그러므로 동일한 사람이 어떤 상황에서는 아주 건강하다고 대답하고, 또 다른 상황에서는 실제로 아프다고 대답한다. 양쪽 자료 모두 의미가 있으며, 이들 사이에 모순은 없다.

마지막으로 확실하지 않은 자료에 의한 가능한 설명에 대해 말하고자 한다. 여기에서 제시된 것과 같은 집합자료가 가장 높은 발병률이 노인, 빈곤자, 흑인 그리고 다른 소수민족 중에서 발견된다는 주장을 부정한다고 제시할 수 있다. 이 집단들이 모든 영역에서 다른 인구집단에 비교해 정말 높은 유병률을 나타낸다는 것은 의심할 여지가 없다. 필자는 개인적인 작업을 통해 이런 일반화를 입증하는 데 기여해왔다.

그렇지만 이들 자료에 대한 세밀한 검토는 이들 집단의 높은 유병률이 전체 인구의 유병률을 설명하는 데 도움을 주는 것은 아니다. 건강생성적 관점이 차별을 더 받는 집단에서와 같이 백인, 중산층 그리고 젊은이 층에도 적합하다.

건강생성의 중요성

이전 시대에 비해 높은 생활수준, 환경통제, 의학적 기술을 가진 1970년대나 가장 산업화된 사회에서도, 생각보다 훨씬 많은 사람들이 아프거나 또는 높은 비율로 아프다는 증거를 필자가 제시했다고 믿는다. 아프다는 정의를 아주 보수적으로 해도 마찬가지이다. 균들이 보편적으로 존재하며 어떤 사람은 아주 복잡하게 발전하였다고 할 것이다. 필자는 이러한 관찰을 토대로 필자의 주장이 사실일 거라고 믿는다. 이러한 상황에서 건강을 유지하는 미스터리는 정말 흥미로운 주제이다. 그런데 왜 이러한 주제가 사회적으로나 인간적으로도 중요한가?

왜 사람들이 건강한 상태를 유지하는가?라는 질문이 오늘날 더 중요한 질문이라는 나의 입장을 지지하기 위해 노력하는 입장에서, 이러한 질문이 예전의 질문(왜 아픈가?)을 대체하여야 한다고 주장하는 것이 아님을 분명하게 하고자 한다. 핵심은 이제까지 질병중심모델에 의한 연구에 대규모로 투입되었던 자원-즉, 기금, 인적자원 그리고 가장 중요한 것으로 건강과 질병에 관심을 가진 사람들의 사고-의 일부를 건강생성모델에 활용해 달라고 호소하기 위함이다.

만일 이 수수께끼-생존에 대한 수수께끼, 왜 어떤 사람들의 건강상태는 상대적으로 일생 동안 적은 통증과 고통을 겪는지-를 이해할 수 있다면, 이러한 이해에 대해 생각하고 이러한 이해를 사람들의 통증과 고통을 줄이기 위해 적용할 수 있을 것이다. 물론 그렇게 할 능력을 가지고 있다는 보장은 없다. 어떻게 비교적 건강한 상태를 유지하는가? 라는 질문에 대해 살아보는 것이라고 답할 수는 없다. 만일, 우리가 이런 질문조차 시도하지 않는다면–만일 우리가 지구상의 여러 균을 죽이기 위해서 배우고, 영구히 균을 추방하기만 한다면, 또는 많은 균들을 한꺼번에 죽이는 복잡한 무기를 찾아내거나 만든다면, 또는 '부자연스러운' 행동을 회피한다는 생각에만 갇혀 있다면–우리는 질병생성모델의 연구가 우리를 가둔 틀 속에서 헤어나지 못할 것이다. 과거에 질병생성모델 연구의 성취가 위대하였던 만큼이나, 불필요하게 우리를 과거에 가두는 것이 된다.

필자는 질병생성모델의 시각에서 보는 것이 질병을 일탈적인 것으로 보게 하면서 왜 질병이 보편적임을 보지 못하게 하는지, 왜 고통과 통증을 감소시키는 문제를 제대로 다루지 못하게 하는지에 대한 이유를 세 가지로 설명하고자 한다. 이 세 가지 경우에 있어, 건강생성접근이 의미 있는 대안을 제공한다.

첫 번째, 질병생성접근은 질환, 질병, 체액이나 구조의 변경에 초점을 맞추게 하고, Eric Cassell(1976)의 용어로 말하자면 아픔을 무시하도록 한다. 즉, 아픈 사람의 상태에 대한 주관적 해석을 무시하도록 한다. 어떤 의학자나 임상의들은 이런 좁은 시각을 극복하기도 한다. 따라서 Cassell은 아픔의 일반적인 특성–관계상실, 전능감 상실, 전지감 상실, 그리고 통제감 상실 등–을 질병의 결과이며 환자의 역할에 입문하는 것이라고 지적했다(pp. 40~44). 개인의 인간성과 감수성은 그로 하여금 이런 느낌들이 고통의 원인이라는 것을 깨닫게 하며, 의사는 이러한 고통을 완화시키기 위해 노력해야 한다. 질병상태에 대한 강조는 그 질병을 가진 사람에 대한 다른 사람의 눈을 가리지 않을 수도 있지만, 질병생성모델은 질병이 나타나면 사람들이 그 원인에만 집중하도록 만든다. 따라서 무엇이 이러한 질병의 원인인가?에만 초점을 맞추도록 한다. Cassell조차도 그가 논의한 특성들이 일반적인 질환의 원인으로서 의미가 있는가를 묻는데 실패했다. 반대로 건강생성모델은 우리자신을 개방적으로 살펴보게 하고, 아픈 사람에 대한 모든 것을 검토하게 하며, 건강상태에 대한 주관적인 해석도 고려하게 한다.

두 번째, 질병생성모델로 생각하는 것은 대부분 '마술적-총알' 접근으로 질병 하나에 치료법 하나가 있다고 생각한다. 이러한 접근 때문에 복합적 원인으로 설명하는 개념에 대한 저항이 심하다. 원인을 단순하게 생각하지 않는 사람들도 한 가지 질병에 집중함으로써 개인이나 집단적 질병의 발전에서 나타나는 다양한 변이를 거의 설명하지 못한다. 이들은 질병의 충분원인sufficient cause이 아니더라도 필요원인necessary cause을 찾는 사람들보다도 못하다. 이미 필요원인을 제거하려는 사람은 질병 하나에만 집중하는 관점을 벗어나 있다. 그러나 어떤 경우이든 가설은 우리가 균보다 더 영리하다는 것이고, 균들을 하나씩 하나씩 제거할 수 있다는 것이다. 이런 환상에서 벗어나면 우리는 비관주의자가 될 뿐이다. 그러나 건강생성모델을 사용하면 무엇이 건강을 유지시키는가에 대한 질문을 하면서 우리가 '금연' 또는 '소아마비 예방접종' 또는 '스모그 제거'를 넘어서서 보도록 한다.

세 번째, 질병생성의 관점은 하나의 모델이다. 무병상태와 질적으로 다른 질병상태라는 이분법적 대립구조를 기본 토대로 사용하고 있다. 개인은 아프거나 건강하다. 신체기관은 질병에 걸려 있거나 건강하다. 상태가 병적이거나 무병적이다. 이 장에서 제시한 자료들이 보여주는 것은 이러한 이분법이 세상을 왜곡해서 보게 한다는 것이다. 즉, 건강생성모델이 건강과 질병은 양쪽에 있는 복합적 건강–질병 연속선이라는 개념화를 볼 수 있도록 만드는 것을 보지 못하도록 한다. 절대적 건강과 절대적 질병의 연속선이라는 개념화는 현실에서 존재하는 것은 아니지만 현실을 복합적으로 접근하도록 도와준다. 질병생성모델은 질문을 다음과 같이 한다. 왜 이 사람은 이 특정한 병리적 상태에 들어갔을까? (또는 이와 유사한 역학적 질문)라고 묻는다. 반면에 건강생성모델은 다음과 같이 질문한다. 어떤 요인들이 이 사람을 건강과 질병의 연속선상에서 이쪽이나 저쪽을 향하도록 하는가?

chapter 2

건강을 연속선상에서 이해하기

Kuhn(1962)은 모든 과학적인 연구와 사회제도들은 대체로 이미 널리 보급되어 있는 패러다임을 사용한다고 말했다. 서양의학은 그동안 질병생성중심의 패러다임으로 커다란 성취를 이룩했다. 서구 산업사회는 최소한 사람들의 신체적 고통을 이해하고 성공적으로 치료하는 능력에 있어서 역사상 가장 발전된 단계에 도달했다.[1)]

1) 진심으로 하는 이야기이다. 현대사회에 문제점이 많다는 점을 충분히 인식하고 있다. 그러나 건강에 대한 부분에서 어떠한 근거나 자료를 사용하더라도 서구 산업사회는 인류 어느 집단과 비교해도 최고의 수준에 도달하였다. 물론 반대 입장을 증명하기 위해 소외, 추악함, 대중적 속임수 등을 들어서 현대사회가 얼마나 썩었는지 주장할 수 있겠지만, 이런 방식으로 토론하면 끝이 없다. 필자는 초기시대의 수렵채집 사회에서 인간이 주변의 환경과 조화를 이루고 생물학적으로 주변 환경에 잘 적응했고, 이러한 진정한 자연상태의 인간이 신체적 · 정서적 존엄성을 지녔다는, 비교적 최근에 '발견'된 내용을 잘 알고 있다(Powles, 1973; Eyer & Sterling, 1977). 그러나 이러한 주장은 이상적인 확신에서 나온 것으로 검증 불가능한 가설에 불과하다. 필자는 만 년 전의 농업혁명이 식량 공급의 증가를 가져왔고, 인구가 집단적으로 모여서 살 수 있게 만들었으며, 전염병을 크게 확산시켰다는 것(McKeown, 1976, pp. 66~67)과, 산업사회와 농업사회의 비교를 통한 필자의 논의들이 객관적 지식체계에 기반하고 있다고 생각한다. 그러나 농업혁명 이전의 수십 만 년 전에 인류가 목가적인 생활을 하며 건강했었다는 주

질병생성적 개념틀의 문제점을 다룬 1장에서, 커다란 성취를 이룬 현대사회에서도 인구의 상당한 비율이 질병에 걸리고 있음을 보여주었다. 이러한 역설은 질병과 관련된 핵심질문을 수정하지 않으면 제대로 설명할 수 없다고 주장하였다. 즉, 온 세상에 균들이 득실거리는데 누구는 왜 잘 생존하고, 또 비교적 건강할까?라고, 질문을 바꿔야 한다. 보다 형식적인 용어를 사용하여 말하자면, 이러한 역설은 건강생성 패러다임을 사용하지 않으면 제대로 설명할 수 없다.

이론적 · 실천적으로나 질병생성 패러다임은 사람들을 질병상태에 있거나 또는 건강상태에 있다고 분류한다. 우리의 언어적 장치, 일상적이며 상식적인 사고, 일상적 행위는 이러한 이분법적 구조에 기반하고 있다. 또한 이런 이분법적 사고는 서양사회에서 건강관리와 질병관리를 수행하는 전문가와 기관들의 개념적 토대이기도 하다. 그러나 건강의 기원에 대한 문제를 고려하면, 이러한 이분법적 접근이 적절한지에 대한 의문이 제기된다. 그리고 건강에 대한 다른 개념화가 필요한 것은 아닌지를 고민하게 만든다.

이 장에서는 먼저 질병생성 패러다임과 건강-질병의 이분법 사이에 필연적 관련성이 있다는 점을 다루고, 건강생성 패러다임에 적절한 건강-질병의 연속성 모델을 제시하는 데 집중하고자 한다. 적절하게 부여된 명칭으로 보이는, 질병관리체계에서 무슨 일이 진행되고 있는지를 먼저 살펴보자.

장에는 동의하지 않는다. 우리가 수긍할 만한 근거가 나타나기 전까지는 이를 받아들일 수 없다. 오히려 이와 반대로, 농업시대만큼은 아니겠지만, 수렵채집 사회에서 영양결핍, 폭력, 사고 등으로 삶이 매우 어려웠을 것이며, 수명도 짧았을 것으로 생각한다.

임상모델

사람들은 간단하고, 관찰가능하고, 객관적인 기준을 통해 분류된다. 즉, 아픈가 또는 건강한가라는 두 범주에서 보다 가까운 쪽으로 분류된다. 따라서 당신이 공식적으로 질병 관련 시설에 나타나지 않으면, 다시 말해, 당신이 환자가 아니라면, 건강한 것으로 간주된다. 만일 당신이 질병 관련 시설에 있다면 아픈 것으로 보인다. 그러나 아픈 사람이 병원이나 시설에 나타나면 질환관리체계에서 일하는 사람들은 스트레스를 받게 된다. 이들은 질병에 대한 교육을 받았지, 아픈 사람 자체에 대한 교육을 받은 것은 아니기 때문이다. 잘 훈련된 의사들은 질병의 증상을 찾아내려 하며, 이러한 증상을 통해 어떤 구조적 변화 또는 생화학적 변화로 신체의 어떤 기관이나 체액이나 호르몬에 문제가 생겼다고 설명한다. 임상자료가 적절히 모이면, 환자는 기존 병리학의 전통적 분류체계에 따른 하나나 또는 여러 범주의 질병으로 분류된다. 궁극적으로는 국제질병분류에 속하는 진단명을 갖게 된다. 그런 다음 의사는 치료를 시작한다.

여기에 분류되지 못하는 2개의 잔재범주가 있다. 첫 번째는 '객관적'인 병리증상이 없는 사람들이다. 이런 사람들은 보통 꾀병환자나 또는 병을 사칭하는 사람으로 간주되며, 대수롭지 않게 여긴다. 아직도 이런 경우는 군대처럼 아픈 사람에게도 보상이 되는 사회적 상황에서 흔하게 나타난다. 오늘날 이 범주에 속하는 사람들도 이전보다 더 친절하게 다루어진다. 이 사람들에게는 흔히 정서적 또는 심리적인 문제 때문에 그렇다고 말해진다. 두 번째 잔재범주는 질병관리시설이나 병원에 들어가서 상세한 진단과 검사를 받았으나, 질병분류에 합당한 자료가 나오지 않은 상태에서 분명히 무엇인가 잘못된 증상이 있는 사람들이다. 진단을 받은 환자들은 다시 치료가 불가능한 환자와 치료가 가능한 즉 도움을 받을 수 있는 환자의 범주로 분류된다는 점도 주목할 필요가 있다.

하위분류는 질병관리체계의 외부에서도 이어진다. 질병의 사회적 비용을 생각했을 때, 산업사회에서 사람을 질병관리체계에 입원시키려면 이와 관련된 비용에 대한 압박감이 존재하기 때문에, 병원이나 시설에 입원시키지 않으려는 경향이 있다. (물론 반대-압박, 입원시키려는 압박도 있다. 입원에 대한 저항도 환자에 따라 다르다. 이런 이슈에 대한 분석은 이 책의 주제에서 많이 벗어난 것이라 여기에서는 다루지 않겠다.) 그러나 환자로 분류되지 않는 '아픈' 사람에 대한 적절한 범위도 또한 존재한다. 그냥 몸이 좀 불편하게 느낀다던지, 스스로나 다른 사람이 어떤 병에 있다고 진단하였지만 병원에 입원하지 않는 경우 환자라고 불리지는 않지만 아픈 것으로 간주된다. 그냥 불편하거나 자가진단으로 그치는 경우, 국제질병분류에 따른 진단명과는 관련이 없을 수 있다. 이들에 대한 적절한 치료는 이러한 아픔과 관련된 사회문화적 처방에 의해 또는 제약 회사들의 광고에 의해 치료법으로 적절한 것으로 받아들여져, 민간요법으로 실천되는 경향이 있다. 전문가들보다 일반인들이 불편한 상황을 더 잘 참고 인내하며, 이를 특별히 심각한 상황으로 생각하지 않는다. 불편이 제한적이고 길지 않다면 또는 반복적으로 나타나지 않는다면, 전문적인 진단적 범주나 일반인의 속류 진단범주 없이 지나는 경우가 많다.

결론적으로, 일반인과 전문가들의 지배적인 개념적 모델은 다음과 같은 방식으로 사람들을 분류하는 경향을 보인다.

A. 환자가 아님
  1. 건강한
  2. 아픈
    a. 일반적인 불쾌감
    b. 자신이나 다른 사람이 정의한, 특정 '질병'으로 진단되는 아픔
B. 환자
  1. 질병에 걸림
    a. 다음과 같은 하위분류체계에 따른 명확한 증상이 드러남
      (1) X 질환 사례
      (2) Y 질환 사례 그리고/또는
      (n) n 질환 사례
    b. 분류체계의 특정질환으로 진단하는데 증상이 불충분한 경우
  2. 질병에 걸리지 않음: 꾀병, 노약자, 건강염려증 또는 정서불안

질병생성 패러다임은 이러한 분류체계로 사람들을 나누도록 하며, 다시 이러한 분류에 의해 질병생성 패러다임이 강화되어 왔다. 이 분류체계는 지속적으로 사람들을 범주A1 즉 건강하며 환자가 아닌 사람으로 분류하거나, 또는 범주 B1a, 즉 X, Y, 그리고/또는 n 질환의 사례로 분류하여 해당 질병에 맞는 치료를 받도록 배치한다.

응급처치를 촉진하기 위한 목적으로 한다면, 건강/질병의 이분법에 기반한 이러한 개념화가 적절하고 유용한 것으로 보인다. 이러한 개념화가 급성병원에서 일하는 의사들에게도 효과적인 도구로 사용되고 있다. 이들 의사의 이익이나 관심이나 책임은 환자를 최대한 빨리 병원에서 퇴원시키는 것이다. 이러한 역할은 스스로나 사회적으로 적합한 것

으로 받아들여지고 있으며, 환자의 이익에도 가장 적합한 것으로 받아들여진다. (물론 지불보상체계 또는 의료진이 커다란 관심을 가진 증상을 지닌 환자의 경우, 환자를 병원에 더 입원시켜 치료하는 경우도 있다.) 더 중요한 것은 이러한 개념화가 약한 상태에서 심한 상태까지, 고통스럽고 불안한 감각이나 통증의 여러 증상을 느끼는, 다양한 사람들을 다루는 데도 사용된다는 것이다. 이들 환자에게 병원이 자신의 복잡한 문제를 해결해준다고 생각하게 만든다.

이 문제를 다른 방식으로 살펴보면, 서구의 산업사회에서는 하루 평균 인구의 1% 또는 2% 사이에 해당하는 사람들이 질병과 관련하여 병원이나 보건소 등을 방문한다. [이 계산은 3개 영역을 토대로 이루어졌다. 1년에 의사에게 외래진료를 받는 평균 방문회수는 1인당 4~5번이다. 또는 한 달에 1,000명당 250명이 의사를 방문한다. 1년 동안 인구의 약 10%가 급성질병으로 병원에 입원하며 평균 8일간 머무른다. 인구의 약 0.8%가 항상 만성질병으로 입원한 상태이다(Thacker, Green & Salber, 1977 참조).] 현재의 지식, 이해력 그리고 기술 수준에서 생각하면, 의료진단-질병분류-치료적 방식이 질병/건강의 이분법적 틀에서는 질병분류-신속한 치료라는 마술 같은 기능을 하고 있다. 질병치료기관에 입원하는 사람들에게 충분한 기여를 하고 있다고 믿을 만하다. 많은 사례에서 이 접근은 고통을 감소시키고, 합병증을 피하고, 문제를 해결하는 데 효과적으로 기여하고 있다. 1% 또는 2%의 "상당한… 많은 경우에… 자주" 등의 용어를 우습게 여길까 봐, 필자는 미국에서 하루에 고통을 당하는 사람의 수가 대략 150만 명이라는 사실을 독자들에게 상기시키고자 한다. 의료기관뿐만 아니라 생물학적 접근을 하는 연구기관들도 마찬가지로 건강/질병의 이분법적 모델을 사용한다. 덧붙이자면, 서구사회의 어느 집단도 이러한 이분법적 모델을 포기하려 하지 않는다. 이러한 상황을 후진적이라거나 세뇌되어 그렇다거나 또는 허위의식이라는 식으로 비판하는 사람들의 오만함에 동의할 수 없다.

서구세계에 존재하는 현재의 질병관리체계에 대해 다양한 비판을 할 수 있다. 그러나 이러한 비판을 다루는 것도 아주 중요한 이슈이지만 이 책에서 다루려는 주제와 다르기 때문에 여기에서는 더 자세하게 논의하지는 않겠다. 중요하고 심각한 문제점들은 개선될 것이고 변화와 적응이 잘 이루어질 것이다. 하지만 그러한 개선과 변화가 우리가 논의하고 있는 건강/질병의 이분법적 모델에서 벗어나지는 않을 것이다. 이러한 이분법적 모델은 개인병원, Kaiser–Permanente 그룹(의료보험과 치료 둘 다를 직접 실행하는 회사), 집단건강보험, 건강보험플랜, 또는 다른 형태의 집단진료기관들과도 부합된다. 소련과 영국의 국가가 주도하는 의료체계나 이스라엘에서의 절충형 의료체계에도 잘 부합된다.

이제 이분법적 모델의 불행한 결과에 대해서도 고민을 해보자. 이 모델로만 계속 의료전문가를 훈련시키고 진단과 치료를 하게 한다면 나타날 부정적 결과도 살펴보자. 이 장에서는 대안적인 패러다임이 아니더라도 적어도 부가적인 패러다임으로서 다른 생각이 필요하다는 것을 보여주는 정도로 이 문제를 소개하는 것으로 그치고자 한다. 8장에서 나는 질병과 건강관리기관들을, 이 책의 문제의식에 맞게, 대안적 패러다임과 비교하여, 본격적으로 분석할 것이다. 8장에서는 이와 관련된 이데올로기적인 측면과 사회구조적 측면을 본격적으로 다룰 것이다. 하지만 여기에서는 이분법적인 모델에 내재된 함의를 짧게 드러내는 정도에 그치고자 한다.

학자 중 특히 Eric Casell(1976)은 환자들이 의사를 방문할 때 나타나는 일반적인 심리적 요구에 주목하였다. 그는 의사들을 도덕적이고 인간적인 의사가 되라고 설교하지 않는다. 하지만 환자의 그러한 심리를 고려하는 것이 진단과 치료과정의 필수적인 부분이며, 이를 "치료자의 예술"이라고 명명하였다. 치료자가 치유자가 되려고 할 때 환자들은 더 완전하게 더 빨리 낫고 고통이 더 감소하기를 바라는 단순한 마음을 가지고 있다. (건강과 질병의 구분에 대해 더 깊고 체계적인 분석은 Kleinman, Eisenberg & Good, 1978 참조.) 나의 동료인 Shuval은 의료기관의 잠재적인 '비의료적' 기능을 연구하면서, 사회학적인 관점에서 위와 같은 이슈를 제기하였다(Shuval, Antonovsky & Davies, 1970).

Cassell은 의사들이 환자들의 심리적 욕구를 제대로 충족시키지 못하는 원인을 추적하였다. "의료의 역사에서 보면, 해당 질병으로부터 해당 인간을 인위적으로 분리하여 질병에만 초점을 맞추도록 한다." 그러다 보니 "의료가 근본적으로 윤리적 직업이라는 사실을 의사나 사회가 망각하고 있다"(p. 119). 그러나 Cassell은 특정 질병에 집중하게 하는, 훈련된 의사의 능력이, 그 자신이 스스로 완전하게 내면화한 이분법적 구조와 밀접하게 관련되어 있다는 사실을 인식하지 못했다. 그래서 Cassell은 줄곧 의사들에게 환자를 사람으로 보아야 한다고 주장하면서, 의사들이 환자의 유기체적 측면뿐만 아니라 정서적 측면에도 관심을 가져야 한다고 주장하였다. 그러나 필자는 모든 아픈 것을 질병의 문제로만 개념화한다면 (즉, 건강상태와 질적으로 다른 문제로만 개념화한다면), 질병문제를 아무리 광범위하게 고찰한다고 해도, 사람을 사람으로 바라보는 것이 어려울 것이라는 회의를 가지고 있다. 의사가 다양한 기술과 도구로 현란하게 질병을 다룰 수 있을 때 더욱 그렇다. 의대생들이 병원에서 이분법적 모델을 가지고 질병에만 초점을 맞추도록 훈련을 받는다면, 계속해서 특정한 유기체적 질병에만 관심을 가질 수밖에 없다.

이분법적 모델의 또 다른 결과는 환자들이 왜 병원에 왔는지를 질문하지 않는다는 것이다. 적절한 진단범주를 확인하고 관련 치료를 제공하는 일은 비교적 간단하고 일상적이며 단조로운 일이거나, 또는 복잡하고, 불가사의하고, 어려운 일이 될 것이다. 어느 경우든, 인간으로서의 환자의 인생사와는 거의 관련이 없다. 진단이 간단하면, 환자의 인생사는 불필요한 것이 된다. 진단이 복잡하게 되면, 해야 할 일이 너무 많아진다. 어쨌든 환자의 질병과 관련된 역사는 거의 무의미하게 된다.

미국의 「뉴잉글랜드 의학저널(New England Journal of Medicine)」이란 학회지의 정기칼럼인 '매세추세츠 종합병원의 사례보고(Case Records of the Massachusetts General Hospital)'는 이러한 문제를 가장 잘 보여준다. 1977년 10월 13일에 실린 1977년의 사례 41은 68세 남성노인에 대한 사례이다. 가난한가? 부자인가? 백인인가? 흑인인가? 결혼했는가? 홀아비인가? 이러한 내용은 나오지 않는다. 그러나 우리는 그 남성의 풍부한 질병치료역사에 대해 상세하게 읽을 수 있다. 그는 43일간 시설에 입원했었다가 퇴원해 4주간 집에 머물고 있었다. 그러다가 다시 입원하게 되었다. "집에서 그는 무기력한 상태로 의식이 희미했고 식욕이 거의 없었다." 뛰어난 의사가 환자를 보고 진단한 내용이 아니라, 집에서 무슨 일이 있었는지를 자세히 알게 되면 환자의 현재 상황을 제대로 이해하고 진단을 내리는데도 많은 도움이 되었을 것이다.

우리가 논의해 온, 즉 사람들을 환자/질병을 가진 그리고 비환자/건강한 사람의 범주로 이분하는 모델은, 의사와 상호작용하는 사회적 상황에서도, 환자를 인간으로 보는데 실패하게 만든다. 그 사람의 현재와 미래의 건강상태와 관련하여 환자의 과거를 살펴보는 노력을 게을리하게 만든다. 병원이나 시설들이 질병에 걸리지 않은 사람을 고려하거나 관리할 필요가 없으며 따라서 이들에 대해 책임이 전혀 없다는 태도를 가지게 되는 것은 전혀 놀랄만한 일이 아니다. 다행인지 불행인지 모르겠지만, 우리가 1장에서 본 바와 같이 이러한 배제는, 비교적 짧은 기간만 고려하면, 단지 소수의 인구에만 영향을 미친다(의료시설 접근에 아무런 장애가 없을 때). 일이 이렇게 진행되고 있는 것은, 이분법적 모델과 정확하게 연결되어 있다. 즉, 이러한 이분법적인 모델은 질병을 병원과 연결시켜 생각하지 않는 사람의 경우에도, 건강한 비환자가 동시에 환자일 수도 있는 상황을 생각하지 못하게 만든다. 질병생성의 모델로는 다람쥐 쳇바퀴 돌 듯 매번 같은 문제에 부닥친다. 건강생성모델로 봐야 이를 벗어날 수 있는 길이 열린다.

공중보건모델

병리문제를 위주로 조직된 병원이나 질병관리시설에서는, 치료방법이 이미 알려져 있고 진단가능한 범주의 질병을 가지고 오는 환자가 가장 편한 대상자이다. 하지만 서구사회에서 건강관리시설이라고 불리는 곳에서 나타나는 상황은 이와 전혀 다르다. 첫 번째로 아마 가장 중요하게 건강관리시설은 개인보다도 집단(지리적 · 정치적 · 사회적으로 규정된)에 더 관심을 가지고 있다. 두 번째로 질병의 발생을 예방할 목적으로 행해지는 환경에 대한 통제에 관심을 가지고 있다.

역학은 건강관리시설에서 가장 과학적 학문으로 발전한 분야이다. 나는 역학자들이 사용하는 모델이나 패러다임인 건강-질병 현상에 대한 역학적 개념화가 매우 효과가 크며 또 어떤 영역에서는 앞에서 우리가 논의해 온 임상모델보다 더욱 효과적이라고 믿는다.

첫 번째, 역학자들은 빙산현상을 인식하고 있다. 그들은 병원이나 질병시설에서 임상적으로 확인된 질병사례 하나에, 당국에 확인되지 않은 수많은 같은 질병이 수면 아래에 존재한다고 생각한다. 이에 대한 근거는 충분히 많다.

두 번째, 만일 역학자들에게 더 많은 질병사례를 찾아내야 하는 내부적 유혹이 있다면, 복잡한 방법을 거쳐 검증해야 하는 책무가 이러한 유혹을 절제하게 만든다. 만일 명확한 범주가 이성적으로 구체화되고 측정되지 않으면, 역학자들은 이를 특정 질병사례로 받아들이지 않을 정도로 엄격한 직업정신을 가지고 있다. 물론 임상의들도 스스로 양심의 제어를 받으며, 반드시 거쳐야 할 동료평가에 의해 제어되기 때문에, 잘못된 진단을 예방할 수 있다고 생각한다. 그러나 결론에 도달하기 위해 직관, 장인정신, 임상기술이 필요하다고 생각한다. 결국 주관적으로 결론을 내리고 행동을 해야 한다. 하지만 역학자는 그런 주관성을 거부하고 더 엄밀한 절차를 거친다.

세 번째, 역학자의 전문가 활동에 필수불가결한 조건은 서술하는 것을 넘어서 인과관계를 증명하는 분석까지 해야 한다는 것이다. 그렇게 하여, 설명, 실험실검사, 임상연구의 아귀가 서로 잘 맞아야 한다. 이러한 역학연구에서 핵심이자 장점은 개인들보다 집단의 연구에 기초해 인과관계를 밝혀낸다는 것이다.

역학적 모델 또는 공중보건모델은 임상모델과 꽤 다르다. 공중보건모델은 '실질적인' 수치에 관심을 가진다. 집단 내에서 사례가 어떻게 분포되는지에 관심을 가지고 있다. 또한 인과관계를 명확하게 하는 데 관심을 두고 있다.

필자는 임상의들이 사용하는 개념적 모델이 상당한 가치를 지니고 있다고 인식하지만, 공중보건모델에 실질적인 측면이나 과학적인 측면에서 더 높은 가치를 부여하고 싶다. 건강/질병 관리체계의 합리적 설계는 공중보건모델에 기초한 연구에서 나오는 정보에 의존한다. 또한 이 모델은, 임상모델이 거의 제공할 수 없는, 예방이나 질병의 초기발견에 자원을 배분할 수 있도록 그 가능성을 열어주고 있다. 예방이나 질병의 초기발견으로 진단과 치료를 보충하고 진단과 치료의 대안으로 작동하게 하는 것이 사회에 커다란 도움이 된다. [자가-유지 건강관리플랜(Kaiser-Permanente)에서 생기는 문제를 해결하기 위한 가장 발전된 시도는 Garfield(1970), Garfield와 동료들(1976)을 참조. 자가-유지 건강관리플랜은 예방과 초기발견을 허용하는 수정임상모델의 개념을 명백하게 따르고 있다. 네 가지 모델은 1장에서 설명하였다.] 다중인과관계의 개념에 의해 강화된, 역학적 연구는 질병인과관계를 과학적으로 더 깊숙이 이해할 수 있는 길을 열어놓았다.

임상모델보다 공중보건모델을 더 높이 평가하는 점을 뒤로 하고, 이제 두 모델이 공통적으로 가지고 있는 심각한 문제점을 논의해야겠다. 두 모델은 모두 사람들을 건강 또는 질병으로 나누는 이분법적 분류체계에 기반하고 있다. 임상의는 환자를 진단하고 치료하기를 원한다. 역학자는 사람들이 질병에 걸리는 것을 예방하고자 하거나 또는 최소한 질병을 가능하면 조기에 파악하여 악화되는 것을 미리 막는 행동을 취하고자 한다. 그러나 둘 다 공유하는 것은 항상 질병에 초점을 맞춘다는 것이다. 역학자도, 정확하게는 과학적 분류에 대한 강박관념 때문에, 임상의만큼이나 이분법적 모델에 집착하고 있다.

왜 이러한 이분법적인 접근이 강점을 지니며 지속되는 것일까? 임상의와 역학자 모두가 근본적으로 질병생성모델의 틀에 빠져 있기 때문이다. 사람들에게 왜 아프게 되었는가?라고 질문을 하게 되면, 질병 자체보다도 하나의 구체적 질병이나 또는 복수의 구체적 질병을 상상하게 된다. 구체적인 질병과 그 원인만 상상하게 되어, 질병을 둘러싼 전체 상황을 포괄적으로 생각하지 못하게 된다. 이런 식으로 문제제기를 하는 것은 임상의나 역학자의 기여를 무시해서가 아니라는 점을 다시 한 번 분명하게 하고자 한다. 여기서 질문하고자 하는 것은, 질병생성모델의 문제의식이나 질병/건강의 이분법적 모델이 의료연구와 의료실천을 특정한 방향으로 구성하게 되며, 이렇게 구성된 부분에 대해 심각한 검토가 필요하다는 뜻이다. 인간 활동의 모든 현상에서도 아마 비슷한 일이 나타나겠지만, 이러한 모델드 내재적인 모순을 가질 수 있으니 이를 살펴보자는 뜻이다. 이러한 므델은 우리의 시야를 제한하며, 어떠한 한계가 있다는 것을 제대로 보지 못하게 만든다. 이제 이러한 한계를 넘어서면, 어떠한 것들이 있는지를 살펴보자.

연속모델

건강생성의 관점을 지니면 바로 연속모델에 도달할 수 있는 것은 아니다. 그러나 만일 '적합한' 질문에 의해 '적합한' 대답에 이르지 못한다면, 또는 이러한 답이 이론적으로나 실천적으로나 누군가에게 도움을 주지 못한다면, 이러한 답은 유행처럼 곧 사라질 것이다. 먼저 이미 나와 있는 건강/질병의 연속모델의 사례들을 살펴보자. 사례로서 이들을 선택한 것이지, 사례로 선택된 Cochrane(1972b)과 Susser(1974), Fanshel(1972)이 연속모델을 개발한 유일한 사람들이 아니라는 점은 분명하다.

Cochrane(p. 89)은 "아픈 상태ill health에 대한 측정과 관련하여 나와 동료들의 생각이 어떻게 발전하였는가?"를 검토하였다. 의과대학생이었을 때 그는 "아픈 사람과 건강한 사람을 쉽게 이분법적으로 구분할 수 있다고 배웠다." 그러나 현장에서 아주 많은 생체적 자료를 수집한 다음, 그는 '비정상 상태'가 광범위하게 분포한다는 사실에 충격을 받았다. 이런 비정상 상태들은 임상적으로 아픔(질병)과 안녕(건강)의 두 집단으로 명확하게 나누어질 수 없었다. 사실 이들은 전혀 이분형식으로 분포되어 있지 않았다. 또한 그가 생각했던 근본적 질문에서도 유용한 어떤 정상분포나 표준편차도 구할 수가 없었다. 그렇다면 임상의가 무엇을 해야만 하는가? 이런 질문을 하는 대부분의 사람들과 달리 Cochrane은 안보이는 것을 빙산의 숨겨진 부분으로 간주하며 탐구를 멈추는 대신, 안보이는 것에 무엇이 있는가를 파악하려고 했다. 그는 연속모델을 거절하지 않았다. 대신에 그는 "치료가 환자에게 해가 아니라 이익을 주기 시작하는 분포곡선의 변곡점을 발견"하는 데 집중하였다.

이 단계로도 이전보다 한 단계 진보한 것이다. Cochrane과 동료들은 질병–건강 이분법을 거부하면서 다음과 같이 말했다. 다양한 방사능, 혈액학, 전자파, 생화학 치료의 지료들을 살펴보자: 항상 변화하고 있지만 현재의 지식수준으로 살펴보면, 우리들의 행위가 해를 끼치기보다는 이익을 준다는 충분한 증거가 있을 때 치료를 하자고 말해왔다. 이는 더 전통적인 질병범주들을 이러한 지표로 대체한 것으로 보인다. 인구집단을 당뇨병이 있는 사람과 없는 사람으로 나누는 대신, 인구집단의 혈당수준에 따른 분포곡선에 대한 자료를 바탕으로 현재 지식수준에서 X가 해를 끼치기보다는 이익이 되는, 치료의 한계지점으로 보인다고 말할 것이다. 혈당수치, 헤모글로빈수치, 안압 등을 고려할 것이다. Cochrane은 이러한 접근에도 취약점이 있다고 인정했다. "현재 수준에서 단일 변수 분석으로 한정되어 있다."(p. 92). 즉, 전반적인 건강과 질병문제에 맞서는 데는 실패했다는 뜻이다. 의과대학이나 질병범주체계에 의해 지속적으로 각인되는 이분법적 모델을 거부하면 임상에서 보다 유용한 실천을 찾아낼 수 있다. 그러나 이분법적 모델은 새로운 이론적 질문을 제기하지 못하도록 만든다.

'건강의 개념'에 가치체계와 사회적 구조가 어떻게 관련되는지를 분석하는 연구를 진행한 Susser(1974)는, 정당하게 연속모델로 인식된, 건강과 질병에 대한 상당히 다른 개념화를 시도하였다. Susser(p. 541)는 건강관리나 질병관리체계는 항상 3단계의 수준으로 다루어진다고 주장한다. 첫 번째 수준은 유기체 수준이다. "신체기관이나 또는 생리에 장애가 생기면 질병(악화되는 것이라면) 또는 와해(정지된 상태이거나 그 상태가 지속되면)로 서술된다." 두 번째 수준은 기능적 수준이다. "주체가 기능장애를 인식한 주관적 상태로서, 질병(악화되는 것이라면) 또는 장애(정지된 상태이거나 그 상태가 지속되면)로 서술된다." 세 번째 수준은 사회적 수준이다. "주체가 자기 역할이라고 인식하는 사회적 역할이나 사회적 기능을 잘못하는 것으로, 질병(악화되는 것이라면) 또는 장애(정지된 상태이거나 그 상태가 지속되면)로 서술된다."

필자가 이해하기로, Susser는 건강의 3단계 수준이 모두 정상의 개념을 포함한다고 강조한다. 정상이라는 개념은 3가지 감각에서 생각해 볼 수 있다. "첫 번째, 병리적 감각에서 정상은 일반적으로 이분법으로 지각된다. 즉, 질환은 있거나 없다." 두 번째, 통계적 감각에서 "특정 상태에 대한 정상은 전체인구의 중앙 분포로 정의된다." 그런 예는 정신박약(이 주제와 관련된 뛰어난 논의로는 Mercer, 1972 참조), 고혈압, 비만 등이 있다. 세 번째, 사회적 감각에서 정상은 가치에 의해, 즉 일이 당연히 어떻게 진행되어야 하는가의 생각에 의해, 정의된다. Susser가 사실상 정상에 대한 자신의 논의를 유기체의 수준과 연관시키는 것처럼 보이지만, 꼭 그렇게만 볼 필요가 없다고 생각한다. Susser가 쓴 글의 초점은 가치와 사회적구조가 건강/질병의 3단계 각각 수준에 부여된 관심을 구성하는가이다. 즉, 각각의 수준에서 어떻게 적절한 정상의 개념을 선택하는가이다. (결과적으로 건강이나 질병관리 시설의 업무에 나타나는 사회적 현상의 진폭을 다루는 것이다.)

비록 Susser가 연속모델을 명확하게 언급하지는 않았으나, Susser의 논문은 건강/질병의 연속모델에 도달하는 하나의 의미 있는 방식을 보여준다고 생각하였기 때문에 Susser의 논문을 요약하여 소개하였다. 정상에 대한 통계적 또는 사회적 감각에 대한 논의는, 연속모델의 채택이 타당하다는 것을 보여준다. Susser의 논문은 또한 유기체 수준에만 집중하는 관심을 넘어서도록 인도한다. "건강전문가들의 역할은 건강상태 구조의 이러한 세 가지 수준을 서로 연관시키는 데 있다." 이러한 그의 말은 어떻게 이들의 연관성이 작동하고 있는가를 검토하도록 만든다.

Susser는 두 가지 측면에서 확장된 모델을 제공하였다. 첫 번째, 그는 건강과 질병을 일차원적인 유기체적 병리모델로 생각하기 보다 더 넓은 관점에서 생각하는 것이 필수적이라고 보았다. 두 번째, 그는 적어도 암묵적으로, 그리고 최소한 기능적 수준과 사회적인 수준과 관련하여, 사람들이 연속선상에 있다고 주장했다. 그는 또한 "유기체적 질병이나 아픔이나 환자역할에 불일치가 존재하는데, 상당 부분 가치와 사회적 구조가 영향을 미치기 때문이다."라고 말했다(p. 541). 그러나 그는 3단계 수준 간의 관계를 체계적으로 설명하려는 시도를 하지 않았다. 그의 기여에도 불구하고, 아직 질병생성모델에 의해 구성된 패러다임 속에 남겨져 있다. 따라서 계속 이분법적 모델에 빠져들고, 계속 질병, 아픔, 환자역할 또는 와해, 장애, 불구에 관심을 집중하게 된다.

연속모델에 따라 건강을 정의한 세 번째 접근의 좋은 예로는 Fanshel(1972)의 논문[2)]에서 볼 수 있다. 그는 "건강서비스 영역에서 요구되는 연구의 종류와 자원의 분배에 영향을 미치는 의사결정을 하는 데"(p. 319) 유용한 조작적 정의를 내리는데 관심을 가지고, 기능

2) 이 모델은 최근 몇 년 동안 개발된 연속모델 중 하나이며, 그들이 조작적인 면에 관심을 두고 있어 건강지표를 구축하는 데 수학적인 도구를 활용하였다. Clearinghouse on Health Indices는 정기적으로 연속모델을 사용한 연구 프로젝트와 논문들을 소개하고 있다. 여기에서 필자의 목적은 그 분야에 대한 고찰이 아니므로 Fanshel의 논문을 제한적으로만 소개하겠다. 흥미로운 점은 Fanshel이 전기공학부의 교수이면서 유명한 이론가이며, 사회학자로서도 통찰력을 보여주고 있다는 것이다(Parsons, 1951, chap. 10).

이라는 단일변수를 중심으로 그의 모델을 구축하는데 집중하였다. "개인이 계속 일상적인 기능을 제대로 할 수 있다면, 이는 웰빙상태(건강)에 있는 것이다. 만일 그가 일상적인 기능을 수행하지 못한다면 그만큼 그는 기능불능상태이며, 그만큼 웰빙상태에서 벗어나 있는 것이다" (p. 319). 그러면서 Fanshel은 Susser가 말한 세 번째 감각에 집중했다. Fanshel은 기능이 구체적 개인의 적절한 활동에 대한 사회적 정의와 관련되어 있다고 인정한다. 여기에 지표를 적용하기 위해서는, 집단을 성격이 비슷한 하부집단으로 더욱 세분화하여야 하고, 사회적으로 기대하는 이들 하부집단에 적합한 역할을 구체화하여야 한다.

그 지표는 세분화된 진술들로 구성되며, 또한 '특정 부류의 사람이 수행할 수 있는 일상적인 활동의 구체적인 내용과 범위'가 기술되어 있어야 한다(p. 319). 안녕상태서부터 불만족 상태, 고립, 혼수, 사망에 이르기까지 11가지 상태가 위계적으로 기술되었다. 이와 관련하여 Fanshel은 각각의 상태의 진단, 관련 집단의 규모, 지속성에 관련된 이슈들을 제기하였다. 그는 또한 성병의 통제를 위한 프로그램에서 자원을 어떻게 투입할 것인지에 대한 통계학적인 분석을 시도하였다. 이러한 문제들이나 관련된 척도를 이곳에서 자세하게 다루지는 않을 것이다.

이 논문은 건강자원 배분과 관련하여 합리적 결정을 내리는데 기여하는 조작적 도구를 발전시키는 데 기여하였다. 그러한 목적에 기여한 것은 의심의 여지가 없다. 그러나 그러한 도구가 실제로 신뢰할 만하고 타당한가는 또 다른 문제이다. 누군가 그러한 의문을 제기할 수 있다. 또한 이러한 도구를 사용하는 데 필요한 사회적 가치판단을 어떻게 할 것인가에 대해서도 의견이 다를 수 있다. Fanshel은 "(건강-전달) 서비스 등의 책임자들, 나라의 장관들과 행정가들"(p. 324)이 그러한 결정을 해야 한다고 말했다. 그러나 건강생성적인 요인들을 이해하기 위한 우리의 목적에서 본다면, 이 논문을 대표하는 학자들이 크게 도움이 되지는 않는다. Fanshel은 "웰빙상태의 결핍을 일으키는 원인에 대해 아무런 설명이 없다는 점을 주목해야 한다."(p. 320)고 하였다. 후에 그가 이와 관련된 부분을 조금 더 진전시켰을 때, 이를 성병에 적용했을 때, Fanshel의 접근법이 나의 접근법과 근본적으로 다르다는 것이 보다 명확하게 드러난다. 그는 원인을 생각하고, 실천을 생각할 때, 아직까지 구체적인 질병을 중심으로 생각하였다.

필자가 다른 학자를 비난하는 것으로 받아들여지지 않기를 바란다. 나는 질병에 의한 기능변화의 연속척도나 비슷한 성격의 다른 연속척도가 더 발전하였다는 것을 알고 있으며, 이들이 어떠한 것이든 실천적으로 매우 중요하며 가치가 있는 것이다. [예를 들어, Rutstein과 동료들(1976)에 따르면 "쉽게 수치로 '나쁜 건강상태,' '보통 건강상태,' 또는 '좋은 건상상태'를 정의할 수 있는 방법은 없다. 우리가 제안한 체계는 건강지표를 부정적인 수치로 표현할 수 있어 이러한 문제를 극복했다. 불필요한 질병이나 불필요한 장애나 갑작스런 사망의 사례들이 수치화될 수 있다"(p. 586).] 그런 척도들이 질병생성의 시각에서 임상적이고 역학적인 질문에 답하기 위한 주요한 시도들이다. 그러나 질문을 이러한 방식으로 제기하는 것은, 어떻게 정의를 하던, 연속선상에서 사람들이 어떻게 가장 건강한 쪽으로 이동하거나 또는 그러한 위치를 유지하는지에 대한 비밀을 알아내는 데 도움이 되지 않는다.

WHO 정의

건강을 이해하기 위한 건강의 반대개념에 가까운 와해를 본격적으로 다루기 전에 건강에 대한 개념들을 먼저 살펴보고자 한다. 건강에 대한 가장 유명한 정의는 세계보건기구World Health Organization(WHO)가 제시한 것이다. 세계보건기구의 헌장서문에 다음과 같이 적혀 있다. “건강은 완전한 신체적, 정신적 그리고 사회적 웰빙상태이며, 단순히 질병이나 장애가 없는 상태가 아니다.”

이 정의는 3단계를 거친다. 첫 번째, 인간이 가장 열망하는 소원 중 하나인 건강을 가장 잘 공식화하였다고 생각하였다. 세계보건기구가 서로 다른 문화를 지닌 국가들로 구성되어 있기 때문에, 누구나 받아들일 수 있는 이상적인 목표를 제시하는 것이 적절한 것이다. 모든 영역에서의 영속적이고 필수불가결한 진보를 목표로 내걸어야, 다양한 문화가 협조할 수 있을 것이다. 세계보건기구의 정의가 유토피아적 목표를 내걸고 건강의 긍정적인 측면을 강조했다는 점에서 매력적이지만, 사회학자인 필자에게 더 중요한 것은 사회로부터 정신이나 신체가 격리될 수 없다는 것을 사람들이 명확하게 인식하게 만들었다는 점이다.

하지만 이런 반응은 오래 지속되지 않았다. 필자는 사회학자로서, 이론적 개념화가 경험적인 연구로 이어지는 것을 선호하는 연구자이다. 그런데 세계보건기구의 정의는 건강에 대한 조작적 정의와는 거리가 멀다. 유용하지는 않으나 손해를 끼치지 않는 세계보건기구의 정의에 대한 우호적이고 중립적 입장이 두 번째 단계에서는 점차 강한 반대로 이동하였다. 이어지는 논의에서 보다 분명해지겠지만, 긍정적 건강에 초점을 맞추는 것과 건강생성에 초점을 맞추는 것은 표면적으로만 유사하다. 세계보건기구의 건강 정의에 동의하지 않는 이유는 두 가지 근본적인 요소 때문이다.

유토피아적 목표를 문제 삼는 것은 아니다. 다만, 이러한 목표의 사회적 기능은 우리가 현상을 보다 잘 바라보도록 마음을 열어주는데 있다. 따라서 이러한 측면을 신중하게 살펴보아야 한다. 유토피아적인 목표는 다른 목표들보다 더 추상적이고, 더 보편적이고, 또한 무언가 다르다. 대안 목표들보다 모순적이고 우회적이다. 이 책의 1장을 읽은 독자라면 필자가 이 수준의 보편성에서 Dubos의 건강에 대한 정의를 더 선호할 것이라는 점에 놀라지 않을 것이다. 건강은 "불완전한 사람이 불완전한 세계를 살아가면서 그렇게 고통스럽지 않게 하고 무언가 성취하게 하는 생활양식이다"(Dubos, 1968, p. 67). 세계보건기구의 낙천주의적 정의와 대조되는 철학적 비관주의에 기반을 둔 접근이지만, 이러한 정의는 계속 개선을 가능하게 하는 영속적인 투쟁을 강조하는 역동적인 사고를 담고 있다.

문제는 세계보건기구가 정의한 건강의 철학적 수준에만 존재하는 것은 아니다. 필자는 세계보건기구의 정의가 인생의 모든 것이 건강이나 질병의 관리체계와 이 체계를 관리하는 사람들의 영역 내에 있다고 믿는 전형적인 의료적 제국주의를 담고 있다고 생각한다. 오해를 피하기 위해 말하자면, 이러한 정의의 기본 틀을 만든 사람들의 동기를 문제 삼는 것이 아니다. 유토피아적인 목표를 설정할 때, 그들은 의심할 여지없이 순수한 의도를 가지고 있었다. 그리고 '정신적', '사회적' 표현을 넣은 것도, 다른 요소로부터 생화학적이고 생리적인 요소만을 분리하여 다루는 것이 불가능하다는 아주 근본적이고 매우 환영할 만한 인식을 가지고 있었기 때문이다. 그러나 동기, 의도, 통찰력이 적절하지 못했다. 세계보건기구의 정의는 신체적 웰빙상태(또는 정서적 웰빙상태까지)가 사회적 웰빙상태와 상호작용하거나 또는 사회적 웰빙상태에 의해 구성되는 것을 뜻하지 않는다. 이 정의는 사람들이 자신의 웰빙상태로 느끼는 모든 것을 단순하게 나열했을 뿐이고, 이를 통해 이들을 건강관리기관의 영역으로 선언했을 뿐이다. 여기에서 어느 정도 도약이지만 다음과 같이 말해야겠다. 개인 웰빙의 모든 영역이 당연히 건강관련 기관의 통제 하에 있다는 말로 이어질 수 있다. 이러한 공식은 5장과 8장에서 보다 분명하게 드러나겠지만, 이 책이 말하고자 하는 것과 정반대의 사고방식이다. 미리 말하자면 통합균형감은 건강기관들이 사람들 삶의 모든 영역에 도움을 제공한다고 하여 강화될 수 있는 것이 아니다.

다른 말로 표현하자면, 세계보건기구의 정의가 신성불가침의 신성한 구절로 받아들여지고 있기 때문에 불행하게도 비판이 액면 그대로 받아들여지지 않는다. 어느 권력이든지 의료의 본 영역에 들어가는 것을 싫어한다. 어떤 사회체계에서든 정치적 반대자들은 '자신만의 이익을 위한' 사람들로 낙인찍히게 된다. 성교육, 가족계획과 낙태, 이혼과 동성애, 과도 또는 과소성취자, 중퇴자나 건달 모두 그리고 그 이상의 여러 종류의 사람들을, 세계보건기구의 축복으로, 건강의 영역이 다루어야 할 문제가 된다. 세계보건기구의 이러한 정의에는 좌파나 우파 또는 자유주의자나 보수주의자의 편견이 내재되어 있지 않다. 결국 양심을 가지고 이러한 정의를 인류에 도움이 되도록 사용할 수 있는 권력자와 이들에게 휘둘리는 힘없는 사람들로 구분될 뿐이다.

이제 필자는 건강에 대한 세계보건기구의 정의는 신랄한 비판을 받아야 한다고 생각한다. 하지만 명백하게 세계보건기구 정의에 근거한 한 가지 중요한 사업을 점검하지 않고 끝내는 것은 공정하지 못한 일일 것이다. Breslow(1972, pp. 347~348)는 다음과 같이 주장했다. "일반적으로 건강에 대한 우리의 개념과 측정은 아픈 상태에 초점을 두고 있다…. 건강상태측정에서 병리적인 면에 초점을 두는 것은 아마 대부분의 사람들이 갖는 건강문제는, 사회적으로나 의학적으로나, 질병을 극복하는 것이었다는 사실에서 비롯되었을 것이다…. 20세기 중반에 들어… (건강문제는) 이제 오로지 또는 대체로 구체적인 질병이나 조기사망으로 위협받는 시기는 지나갔다. 이전까지 전염병이라고 불리는 질병들이 거의 제거되거나 통제할 수 있게 되었고, 만성질병은 계속 늘어나고 있어서… 이전과 근본적으로 다른 새로운 건강문제가 확대되고 있다."

Breslow와 동료들(Belloc, Breslow & Hochstim, 1971)은 캘리포니아 알라메다 카운티 인구연구소에서 조사하면서 세계보건기구의 건강에 대한 정의로 이끌리게 된 것으로 보인다. 이밖에도 이러한 건강 개념을 분석하면서 양적인 용어로 재구성하고자 하였다. '일반적 의미에서 건강'을 측정하는 도구를 개발했다. 또한 "세계보건기구의 삼총사 개념인-신체, 정신 그리고 사회적 웰빙상태-에 신념을 갖고, 세 개의 면을 동시에 측정하는 한 가지 방법을 만들고자 하였다"(Breslow, 1972, p. 350).

그러나 이 상황에서 개념적 명확성을 추구하기보다 방법론적 도구를 찾는 데 집중하여, 결국 신체적 건강을 측정하는 7점 척도를 만들어 구체적인 척도 표를 만들었다. 그러면서 "장애, 손상, 만성상태, 증상, 에너지 수준을 토대로" 하며, 심한장애, 덜 심한 장애, 2개 이상의 만성상태, 1개의 만성상태, 증상이 있는 상태, 불편이 없는 저수준에서 중수준 정도의 에너지 레벨, 높은 에너지 레벨로 구성하였다. 두 개의 척도가 더 고안되었는데, 첫 번째는 정신건강에 대한 8개 항목지표다. 예를 들어, 우울한 느낌 또는 세상 최고의 느낌과 같은 항목이다. 두 번째는 사회적 건강지표이며, 개인이 사회구성원으로 기능하는 정도를 측정한다. 이 척도는 고용상태, 결혼만족도, 사회성, 사회 참여 등으로 구성되어 있다.

Breslow와 동료들은 세계보건기구의 건강정의가 매우 추상적이고, 철학적으로 이상적이며, 오도하고 있으며, 정체적이라는 비판에 대응하기 위해 오랜 노력을 하며 먼 길을 왔다. 이들은 유용하고, 민감하고, 과학적인 도구를 개발하고 테스트하는 데 가장 중요한 공헌을 해왔다. 그들의 이론적인 편견– 건강/질병 스펙트럼의 건강 쪽을 향한 오리엔테이션–은 필자도 공유하는 것이다. 그러나 두 가지의 주요한 단점을 극복하지 못했다. 첫 번째, 신체적 건강 지표를 개발하면서 복합성을 무시하고 의학계가 지닌 편견을 그대로 수용했다. 두 번째, 정신적 · 사회적 건강지표를 개발하면서 세계보건기구가 정의한 건강개념의 위험한 함정 속에 빠져들었다. 이 문제는 이 장 말미에서 다시 자세하게 다룰 것이다.

와해, 또는 건강(편안함)/질병(불편함), 연속성

이 장을 관통하는 핵심주제는 우리가 질병생성 중심의 질문에만 매달리면 두 가지의 아주 중요한 근본적인 질문을 인식하지 못하게 된다는 것이다. 첫째, 왜 어떤 사람들은 특정질병에 걸려 와해되는데, 왜 어떤 사람들은 똑 같은 특정 질병에 걸려도 와해되지 않는가? 이 답을 찾는 것이 첫 번째 질문이다. 역학적 입장에서는 특정 질병에 높게 걸리는 집단과 똑 같은 질병에 적게 걸리는 집단으로 질문을 확장한다. 이러한 접근에서 파생되는 것은, 실천을 중시하는 입장에서는, 해당 질병과 관련된 상황을 충분히 이해하기도 전에 해당 질병에 적절한 면역학적 또는 치료적 해결책을 찾는 데 집중하는 것이다. 그 동안 필자는 질병생성에 대한 질문이나 또는 이에 기반하여 작동하는 건강이나 질병관리 시설을 폄하하지 않는다고 수도 없이 강조해야만 했다.

그러나 우리가 건강생성의 미스터리에 관심을 돌릴 때, 그동안 행해진 세상의 모든 활동과 연구에도 불구하고 상당한 사람들이 상당한 기간 동안 계속 아팠고 지금도 아프고 앞으로도 그럴 것이라는 사실을 고려하면 이제 근본적으로 다른 질문을 탐색할 필요가 있다는 것을 느낄 수 있다. 이러한 질문을 아주 다양한 방식으로 표현할 수 있을 것이다. 내가 좋아하는 질문은 다음과 같다. 이 험난한 세상에서 어떤 사람들은 와해되지 않는다는 것을 어떻게 설명할 수 있을까? 집단에 적용하면, 어떻게 이 집단에는 와해된 사람들의 비율이 비교적 낮을까? 물론 이런 질문은 필자가 하고자 하는 질문의 초기 형태이다. 그러나 관심의 초점은 건강/질병의 이분법이 아니라 편안함(건강)–불편함(질병)의 연속성이라는 사실을 강조하는 것이 필요하다.

특정질병에 대해 질문하게 되면, 해당 질병과 관련된 구체적인 요인들로 관심을 좁히는 경향이 나타난다. 그러나 편안함(건강)–불편함(질병)의 연속선상에서의 위치에 대해 질문하게 되면, 모든 질병들과 관련된 일반적인 요인들에 대해 관심을 가지게 된다. 편안한 건강상태에 대해 질문하는 것, 즉 건강–질병의 연속선상에서 가장 건강한 쪽으로 움직이게 만든 것을 설명하기 위한 탐구를 하는 것은, 인간의 고통을 감소시키는데 훨씬 큰 저력을 지닌 무기를 찾아내도록 한다. 구체적인 특정 질병을 예방하거나 치료하는 요소를 찾아내는 것보다 훨씬 강력한 무기가 될 것이다. (물론 이론적으로 개별 질병에 대한 연구를 통해 질병 전체에 대한 보편적인 요소들을 추출하는 것이 가능하다. 그러나 이러한 것이 가능하려면, 질병들마다 똑같은 요소들이 반복하여 계속 나타나야 한다. 구체적인 개별 질병들로부터 그런 보편적 요소를 도출해낼 가능성은 아주 낮다고 보는 것이 타당하다.) 개별 질병으로부터 보편적 요소를 도출하게 되면 비현실적인 결론에 이르게 될 가능성이 있고, 또한 어느 정도 현실적인 하나나 여러 개의 답을 찾아냈다고 이를 현실에 적용하기가 힘들 가능성이 높다. 질문 자체가 타당한지는 차치하더라도 말이다. 물론 필자는 질문 자체가 잘못되었다고 생각한다.

이런 생각이 어디에서 왔는지 필자도 잘 모른다. 아마도 불편함(질병)의 보편적 해결책에 관심을 가지게 된 것은, 유년시절 치킨수프가 모든 문제에 대한 적절한 예방적 · 치료적 · 회복적인 해결책으로 사용되었던 경험에서 비롯되는 것 같다. 아마도 이러한 직관적 지식은 후에 부드럽게 애정을 가지고 돌보는 것이 치킨수프보다 훨씬 나은 전 방위적 해결책이라는 믿음으로 더 강화된 것으로 보인다. 이게 사실이든 아니든, 이 단계에서 필자에게 명확한 것은 그러한 방향의 탐색이 의미가 있다는 것이다. 뒤에 보다 분명해지겠지만, 필자가 잠정적으로 제시하고 있는 해결책, 즉 통합균형감이 옳은 방향의 해결책이라는 확신을 가지고 있다. 비록 여기서 제시한 해결책이 거의 도움이 안 되는 것으로 판명될지라도, 우선은 여기에 집중하여 살펴보고자 한다.

이제 필자가 논의할 종속변수를 명확하게 드러냈고, 이에 대한 체계적인 논의를 시작하고자 한다. 필자의 개념을 처음으로 청중에게 발표하면서(Antonovsky, 1972), 와해breakdown라는 단어를 사용하였다. 그 후에는 불편함dis-ease이라는 단어를 사용하는 것이 더 낫겠다고 생각했다. 그러나 이들 용어가 너무 의학적 범주로만 받아들여져서 의학적 의미 이상을 전달하기가 불가능하였다. 그래서 와해라는 용어가 전문적인 용어로는 연속적인 건강(편안함)–질병(불편함)을 의미한다고 독자들에게 설명하고 이게 잘 받아들여지면 와해라는 용어를 계속 사용했을 것이다.

필자는 수년간 Louis Guttman과 밀접하게 협동연구를 해왔는데, 와해라는 용어를 정의하는 데 그의 면이론facet theory의 영향을 많이 받았다(Guttman, 1974). 이 이론은 누군가가 개념적인 수준에서 정의하고자 할 때, 이후 실제에 적용하기 위한 조작적인 정의를 할 때 대상이 되는 현상의 여러 차원 또는 측면을 명확하게 하여야 한다는 이론이다. 면 이론은 사회현상을 이해하고자 할 때, 사회를 다면적으로 구성된 복합체로 접근할 때 가장 잘 이해할 수 있다는 가정에 근거하고 있다. 물론 현상의 어떤 측면이 정의에 꼭 포함되어야 할 정도로 충분히 의미 있는 것인지를 결정하는 철칙은 없다. 사람들은 자신의 정성과 생각을 바탕으로 측정도구를 만들어, 대중(학자)들이 이를 사용하면서 수용 여부를 점검하도록 하는 것이 일반적이다.

와해를 정의할 때, 역동성과 변화를 잘 반영할 수 있도록 만들고자 하였고, 고정된 것이 아니라 어떤 상태나 조건으로 보도록 만들었다. 더 나아가 와해를 개별 유기체의 생태계와 관련하여 이해하도록 정의하고자 하였다. 일정한 시기의 특정한 사람을 일단 와해의 연속선상에 위치시키면, 더 자세하게 시간과 사회적 공간에서의 위치도 파악할 수 있게 된다. 즉, 그 사람의 과거와 미래의 연속선상에서의 위치와 연결시켜 볼 수 있다. 또한 그 사람이 속한 가족, 지역사회, 사회계층 등의 다른 구성원에 대한 자료를 확보하여 비교할 수도 있다. 그러나 질문의 시작은 그 사람이 현재 어디에 위치하고 있는가이다.

다양한 측면에 대한 정의는 (과학적이거나 여러 가지의) 문헌, 예를 들어, 생물학이나 범죄학 같은 다른 분야에서 파생된 이론적인 검토, 직관적 통찰이나 재현 등을 점검하여 이루어진다. 필자는 와해를 정의할 때, 4가지 측면을 고려하는 것이 가장 유용할 것으로 생각했다. 즉, 통증, 기능적 제약, 진단적 함의, 행동적 함의의 네 가지 중요한 측면을 정의에 담기로 하였다.

통증

통증은 매우 복잡하여 그 현상이 제대로 이해되지 못하고 있다. 하지만 "상처에 대한 개인적이고 사적인 감각"으로 보통 알려져 있다. (보다 포괄적인 고찰은 Weisenberg, 1977을 참조. 인용표시는 R. A. Sternbach가 p. 1,009에 설명되어 있는 것을 따온 것임.) 보통 사람이나 과학자들 모두에게 개념을 명확하게 정의하는 것은 어려울 뿐만 아니라 당황스러운 일이다. 우리가 어떤 언어권에서 태어나 언어를 배웠던, "아프다."고 말할 때, 누구나 그 의미를 들으면 안다. 또한 "어느 정도로 아파요?"라고 누가 물어보면 이에 대답하는 데 별다른 어려움을 겪지 않는다. 단어를 매우 세분하게 구분하여 발전시키는 정도는 문화마다 다르지만, 어느 문화에서도 아픔의 차이를 인지한다. 또한 이러한 차이는 건강교란이나 병리적 과정과 밀접하게 연관되어 있는 것은 분명한 것으로 보인다.

건강과 관련된 맥락에서, 통증을 다양한 부정적 감각과 정서와 구별하는 것이 아주 중요하다. 물론 통증을 부정적 감각과 정서와 같은 단어로 표현되는 경우가 많아 문제가 복잡하다. 보통 사랑하는 사람이 죽을 때, 테니스 게임에서 질 때, 우리 편 출마자가 선거에서 떨어질 때, 거절당할 때 통증을 느낀다고 말한다. 그러한 상황은 슬프고 안타까운 일이지만, 이러한 고통을 모두 와해의 영역에 포함시킨다면, 필자가 앞에서 말한 의료제국주의의 함정에 빠지게 된다. 따라서 필자는 이러한 맥락에서 통증개념의 사용을 다음과 같이 제한하고자 한다. 필자는 통증이 주관적인 현상이며 반드시 주관적 현상으로 측정되어야 한다고 믿는다. 신경생리학적 연구에서 궁극적인 결과가 어떻게 나오든 간에, 통증현상의 정서-동기적인 측면이 적어도 행동적 반응에 결정적인 영향을 미친다. 이런 믿음은 다음과 같은 결론으로 이어진다. 어떤 개인의 와해상태를 측정하고자 할 때, 통증이 건강과 관련되어 있는지 아닌지를 해당 개인이 판단하도록 해야 한다는 것이다. 따라서 필자는 질문을 다음과 같이 할 것이다. "당신이 보편적이든 또는 특수한 상황에서이건 고통(통증)스럽다고 느끼는 건강상태나 상황이 있는가? 당신은 통증이 없거나, 약한 정도, 보통 정도 또는 심한 정도에서 어느 상태인가?"

사람들이 객관적 관찰(또는 임상적 진단)이 상대적으로 동질적인 범주로 표현되어야 한다고 기대하겠지만, 필자는 그런 질문에 대한 답변이 폭넓은 문화적 · 개인적(개인의 내적 상황에서도) 다양성을 보여줄 것이라는 사실을 잘 알고 있다. 이러한 다양성은 당연한 것이다. 오히려 이러한 점이 와해를 다면적 속성으로 정의해야 한다는 것을 보여준다. 왜냐하면 단일 측면만 강조하는 정의로는 이러한 복합적인 측면을 제대로 고려할 수 없게 만들기 때문이다. 구체적으로 적용해서, 기능적 제약이나 의료적 문제(다음에서 더 자세히 논의하겠지만)가 없지만 심각한 고통을 호소하는 사람을 생각해보자. 다면적인 정의를 가진 사람은 '일탈적인' 또는 '예외적인' 상황에서 더 많은 질문을 하게 된다. 이러한 '불규칙성'은 어떻게 설명하여야 할까? 그 사람의 건강행태가 다른 측면의 같은 범주에서 통증을 느끼지 못하는 사람들의 건강행태와 다른가? 특정 와해상태에 대한 가능한 진단은 무엇일까(즉, 우리가 와해프로파일에서 개선되거나 악화되는 전형적인 경로를 찾을 수 있을까)? 필자는 이런 질문들이 매우 중요한 임상적인 질문이며 연구 질문이라고 믿는다.

기능제약

사회학자가 아닌 학자들이 역할이론에 깊은 관심을 가진다는 것은 사회학자들에게는 꽤 즐거운 일이다. 기능제약이라는 용어는 아픔의 핵심 요소로 간주되고 있으며, 기본적으로 역할수행의 시각에서 주로 사용되고 있다. 이러한 시각은 내 생각에 아주 타당할 뿐만 아니라, 실제 사실과도 부합된다. 즉, 어떤 문화에서든 질병에 대해 이야기 할 때, 사람들은 질병 때문에 적절한 역할을 수행하는 데 제약이 생겼다고 생각하는 것이 일반적이다. 이러한 기능제약은 일시적일 수도 있고 장기적일 수도 있으며, 부분적일 수도 있고 전면적일 수도 있다. 일단 사람이 사회적으로 아픈 상태에 있는 것으로 진단되면, 그 사람은 정상적인 기능을 수행하는 것이 불가능하다고 인정된다. 따라서 Fanshel(1972)

은 건강지표를 명확하게 개인이 자신의 일상생활을 수행할 수 있는 정도를 기반으로 개발하였다. Breslow(1972) 또한 기능제약을 신체건강지표의 핵심요소로 강조하였으며, Susser(1974)는 기능을 아예 건강의 한 측면으로 사용하였다.

기능제약을 이렇게 사용하는 데에 세 가지 문제점이 있다고 생각한다. 첫 번째로 중요한 것은, 너무 많은 사람들이 특정 개인의 기능제약을 그 개인과 동일한 것으로 간주하는 경향이 나타나고 있다. 이러한 경향은 다양한 정도의 시력제약을 가진 대상자들을 연구한 Scott(1969, pp. 22~23)에 의해 심도 있게 분석되었다. 그는 우리 사회가 "시력의 부재가 개인으로 하여금 거리가 먼 물리적 환경을 직접 파악하는 것을 방해 한다."는 사실을 넘어서는 편견을 가지고 있다고 생각한다. 따라서 맹인이라는 포괄적인 사회적 범주를 창출해서 사용한다고 그는 지적한다. 이 범주에 속하는 사람들은 맹인에게 적절한 포괄적인 규범을 따르도록 사회화된다. 또한 우리는 유사하게 완전한 청력장애에서 난청까지에 해당하는 '기능제약'을 범주화해왔다. 우리 사회는 '정신지체'도 대체로 비슷한 방식으로 범주화하였다. 결국 사람마다 구체적인 행동을 행할 때 각각 다른 정도의 기능제약이 있다는 점이 간과되고 있다.

두 번째 문제점은 건강상태와 관련하여 기능제약이라는 용어를 사용할 때, 첫 번째와 정반대의 문제점이 나타나기도 한다는 점이다. 시력이 거의 없거나, 지능이 아주 낮은 사람(루즈벨트 대통령 이전의 시절에는 아마도 하지마비인 사람을 포함하여)은 바로 특정한 기능제약을 지닌 사람으로 간주되어, 실제 해당 기능을 수행할 수 있음에도 불구하고 해당 기능을 수행하지 못하도록 하는 경우가 많다. 또한 기술적으로 사회가 적절하다고 생각하는 사회적 기능을 완전하게 수행할 수 있음에도 불구하고, 그러한 사회적 기능으로부터 배제되는 경우를 발견할 수 있다. 그러므로 사회가 기대하는 사회적 역할을 개인이 제대로 수행하는가의 여부는 질병의 범주와도 관련된다. 즉, 그 사회의 규범적 기대치를 받아들이지 않는 사람들은 질병의 범주로 분류된다. 과거의 조금 덜 수용적인 사회에서는 그런 사람들이 벌을 받거나 추방당하기도 했다. 오늘날에는 이러한 사람들을 환자로 분류하여, 치료하려는 경향을 보인다.

세 번째 약점은 두 번째 약점과 관련되어 있으나 조금 다르다. 규범적 기대치와 객관적 사실 간의 관계에 초점을 맞춰 생각해보자. 성인은 반드시 부모가 되어야 한다고 생각하는 사회가 있다고 가정해보자. 여기에서 난임은 기능제약으로 분류될까? 사람들이 주도적인 사회규범을 절대기준으로 받아들인다면, 대답은 '그렇다'이다. 그러나 그러한 가치가 개인의 내면화된 기대라고 간주되면, 해당 개인이 건강상태를 검진 받을 때 대답은 '그렇다' 또는 '아니다' 모두 가능하다. 그 사람의 가치에 달려 있기 때문이다.

이러한 측면의 중요성과 앞에 언급한 경고들을 고려하면, 기능제약과 관련하여 다음과 같이 조작적으로 질문하게 만들었다. "당신의 건강상태는 당신이 적절하다고 느끼는 일상생활의 기능을 수행하는데 어느 정도까지 지장을 주고 있습니까? – 지장 없음, 약간 제약, 중간 정도 제약, 심한 제약." 당연히 이렇게 질문하게 되면, 자기기만적인 '비현실적' 기대치라는 문제에 봉착하게 된다. 에베레스트 산을 등반하지 못하고, 마라톤을 하지 못하고, 메트로폴리탄 오페라의 스타가 되지 못하기 때문에, 자신의 기능제약이 심하다고 생각할 사람은 거의 없다고 생각한다. 그러나 이러한 접근은 기능제약이라는 개념을 포기하지 않고 위에 제기한 세가지 문제점을 어느 정도 해결해준다고 생각한다. 대부분의 경우, 통상적인 방식으로 질문하는 것(적절성에 대한 문구를 포함하지 않는 것) 그리고 내가 제안했던 방식으로 표현하는 것이 동일한 반응을 얻어낼 것으로 생각한다. 물론 이런 가능성이 점검될 때까지, 정확하게 알 수는 없다. 통증 측면에서와 마찬가지로 이런 측면에서도 분명하게 주관적인 기준으로 표현하는 것이 바람직할 것으로 나는 생각한다. (와해개념으로 문제를 접근하여 해결하고자 할 때, 주관성 이슈가 아주 중요하다고 생각한다. 이는 다양한 와해범주에 있는 사람들, 통합균형감, 의료전문가 사이의 관계를 논의할 8장에서 더욱 명확해질 것으로 생각한다. 와해 연속선에서의 이동이 누가 상황을 정의하느냐와 밀접하게 관련되어 있다고 가정하는 것이 합리적이라고 필자는 생각한다.)

진단적 함의

지금까지 전통적 현대의학의 경계를 넘어서 설명하였다면, 지금부터 편안함(건강)/불편함(질병)의 연속선을 기존의 전문적이고 제도화된 지식을 바탕으로 논의하고자 한다. 그러나 그렇게 하는 데 있어서, 와해 정의에서 보편적으로 적용이 가능한 측면들을 찾는 작업으로부터 벗어나는 것은 아니라고 생각한다. 어느 문화에서든 주어진 일련의 증상과 징후는 체계적으로 분류되어 진단적 함의를 지닌다고 생각한다. 물론 똑같은 증상들이 다른 문화에서 다르게 분류될 수 있다. 예를 들어, 발작이라는 증상은 문화에 따라 복이나 은총을 받은 징후로, 특별히 주목할 사건이 아닌 스쳐지나가는 사소한 것으로, 개선의 전조(전기충격을 준 다음에 나타났다면)로, 또는 곧 사망하게 될 징조로 간주될 수 있다. 그러나 어느 문화에서든 어떤 증상이나 증후군에 대한 건강전문가들의 주도적인 견해가 있다. 와해를 정의하면서 이러한 측면을 무시하는 것은, 국제질병분류(International Clssification of Diseases, ICD)의 틀에 자신을 계속 제한하는 것과 마찬가지로, 큰 잘못이다.

또한 우리 문화나 다른 문화에서 증상(또는 질병이라고 표현할 수도 있는)이 언제나 진단적 목적으로 세 가지 축을 중심으로 분류될 수 있다고 생각한다. 그러한 분류체계는 해당 질병의 자연사적인 진행과정에 대한 해당 사회의 공식적인 건강/질병기관의 인식을 따른다. 물론 이러한 3개의 축을 다시 2개나 3개로 분류하는 것은 지나친 단순화이며 그러한 분류의 신뢰도에 문제를 야기할 것이다. 그렇지만 도구를 가능하게 관리하기 위해서는 자료를 크게 왜곡하지 않는 정도로 2개나 3개로 분류하는 것이 가능하다고 생각한다. 여기에서 세 개의 축이란 상태의 심각성(가벼운, 심한)의 정도, 급성과 만성의 구분, 질병의 진행과정이 기본적으로 자기 제약적인지 안정적인지 또는 퇴행적인지의 구분이다.

관리가능한 수의 범주로 분류하여 하나의 수준에서 자료를 다루기 위해서는, 표면적으로나 실질적으로 나타날 것 같지 않은 자료의 조합은 무시하는 것이 합리적이라고 필자는 생각한다. 포함시킬지 아니면 배제할지의 기준은 어떤 범주가 분명하고 현존하는 위협을 나타내는가에 달려 있다.

통증 측면이나 기능제약 측면과는 대조적으로, 진단적 함의의 측면은 질병관리 기관에 있는 공식적인 권위자가, 서양사회에서는 의사가,

합의한 이용 가능한 지식에 기반을 두어야 한다. 일단 의사가 활용 가능한 도구를 사용하여 진단을 내리게 되면, 의사는 다음과 같은 질문을 받게 된다. "당신이 관찰한 가장 심각한 상태나 상황을 고려하여, 당신의 전문적 견해로, 당신의 환자가 급성 또는 만성 상황인지; 가볍고, 급성이고, 자기제약적인 상태에 있는지; 가볍고, 만성이고, 안정된 상태에 있는지; 심각하고 만성이며 안정된 상태에 있는지; 심각하고, 만성이며, 퇴행적인 상태에 있는지; 또는 심각하고 급성이며 치명적인 상태에 있는지?"

이러한 분류체계를 제한적으로 현장에서 한번 테스트한 결과, 적어도 첫 번째 시도에서 이 분류체계가 최소한 유용하다는 결과가 나왔다(Antonovsky, 1973). 상대적으로 제한된 기간의 훈련과 교육을 시킨 다음, 4명의 의사에게 그들이 검진한 697명의 중년여성을 이 체계로 분류하도록 요청했다. 이 분류체계는 그들에게 합리적으로 보였고, 분류할 때 어렵다고 생각한 사례는 17명보다 적었다. 그러나 신뢰도나 타당도가 검증되지 않았으므로, 이 분류체계는 반드시 잠정적인 것으로 간주되어야만 한다.

행동적 함의

비만이나 유방 응어리, 허리통증, 치통의 신체적 상태나, 경련, 시력, 흡연, 피임과 같은 행위는 문화나 하위문화에 따라, 건강관련 행위로 간주될 수도 있고 간주되지 않을 수도 있다. 그러나 일단 상태가 건강과 관련된 것으로 정의되면, 비록 규범이 크게 다를지라도, 모든 문화는, 행동하지 않는 것도 포함하여, 어떠한 행동이 적절한 반응인지에 대한 규범을 가지고 있다. 이러한 관찰이 나로 하여금 와해breakdown, 또는 편안함(건강)/불편함(질병), 연속성의 정의에 행동측면을 포함하여야 한다고 생각하게 만들었다. 전문가들에게 질문했던 것은 다음과 같다. "해당 개인의 모든 건강 측면을 고려할 때, 당신은 그/그녀가 특별한 건강 관련 행동을 필요로 하지 않는다고 말할 수 있는가? 알려진 위험요인을 감소시키기 위한 노력이 필요한가? 건강관리시설에 의한 관찰, 감독 또는 조사가 필요한가? 적극적인 치료가 필요한가?"

물론 여기에 몇 가지 코멘트가 필요하다. 첫 번째, 매우 다양한 행동–또는 진실로 개인이 하는 모든 행동–이 건강과 관련되어 있다고 할 수 있다. 이러한 시각에서는 아무도 첫 번째 질문의 범주에 속하지 못할 것이다. 그러나 질병과 관련하여 해당 사회가 다소 간 합의한 위협요인이나 상태를 명백하게 드러내기 위해 의도적으로 다른 대안들을 거론했다. 그래서 첫 번째 질문은 주변적인 질문이다.

두 번째, 보다 명백하게 분류되는 사람들보다 분류하는 의료전문가들에게 범주화의 권위를 부여하였다. 일반인들이 모르는 전문가의 지식과 숙련이 그러한 분류체계에 합리적 토대를 제공하기 때문에 그렇게 했다. 여기에서 의료전문가란, 해당 사회의 의료전문가라는 사실은 명백하다. 다른 사회의 의료전문가들이 같은 현상을 관찰하면서 어떻게 행동해야 할지에 대해 다른 결론을 내렸다면, 어떤 일이 벌어질까? 아주 흥미로운 질문이다. 이러한 상황에 대한 연구는 우리에게 많은 것을 가르쳐 주겠지만, 그러한 이슈는 여기에서 다루는 것으로부터 너무 벗어나 있다. 더구나 여기에서의 논의는 분류체계에 한정되어 있다는 점이 명백하리라 믿는다. 분류체계는 행동에 관한 결정을 내리는 것과 다른 차원이라는 점이 혼동되어서는 안 된다. 와해 관련 분류체계를 사용한 역학적 연구들은 의료전문가들이 어떤 행동을 취하도록 요구하지 않는다. 와해에 대한 접근법을 사용하는 의사들의 상황은 상당히 다르다. 의사들은 분류가 되면 어떤 행동을 해야 할지를 바로 결정하려고 한다. 그렇다고 그러한 의사결정이 반드시 따라오는 것은 아니다. 본인이 좋아하는 것은 가능한 행동을 추천하거나 그 근거를 설명할 때, 참여자들이 의사와 상의할 수 있어야 하며, 결정에 참여하는 사람들에 대해서도 마찬가지이다. 이러한 선호는 필자의 특수한 가치체계에서 나오는 것이며, 또한 치료효율성에 대한 이론과도 연결되어 있다. 이러한 점은 8장에서 보다 분명하게 설명하고 있다.

끝으로 마지막 범주, 적극적인 치료중재에 대한 설명이 필요하다. 사람들이 무언가 행해질 것이라고 기대하지만, 어떤 상황에서는 사용 가능한 지식이 없을 수 있다. 동적인 사회에서 이러한 상황은 특히 좌절감을 느끼게 만든다. 가장 극적인 예는 불치병이라고 정의가 내려진 사례들이다. 그런 경우에는 단지 환자를 가능한 한 편안하게 해주고, 존엄성을 제공하고, 모든 문제들이 그대로 진행되게 하는 것 외에 어떤 치료도 할 수 없다. 그런 상황에서는 감독 이외에 할 수 있는 것이 없기 때문에 가장 마지막 범주로 분류하고자 한다.

와해 프로파일

요약하면, 이 장에서는 와해, 편안함(건강)/불편함(질병), 연속성에 대한 개념적 정의를 제안했다. 또한 이를 인간 유기체의 다면적 상태나 측면에서 살펴볼 것을 제안했다. 조작적으로, 특정 개인이 특정 시간에 특정 프로파일, 즉 4개의 측면 각각에서의 점수를 가진다고 제안했다.(더 좋은 용어가 나와야 하겠지만 그때까지는 와해라는 용어가 충분한 역할을 할 것이라고 확신한다. 이 용어에 조작적으로 다면적 연속성에서의 모든 유형을 담았다. '낮은 와해'는 건강 연속선상에서 건강을 의미한다.)

면 이론에 포함된 문장-맵핑기법mapping-sentence technique은 이러한 접근을 간단명료하게 요약할 수 있게 해준다. 관련 문장은 표 2-1에 나타나 있다. 이론적으로 와해에 대한 다면적인 정의는 총 384(4×4×6×4) 개의 가능한 프로파일을 제공한다. 실제로 위에서 언급했던 중년기 여성에 대한 연구(Antonovsky, 1973)에서 거의 여성의 2/3가 14개의 프로파일로 분류될 수 있었고, 약 절반은 6개 프로파일로 분류되었다. 여기서 반드시 주목해야 할 것은 이 연구대상자는 5개의 다른 이스라엘 인종집단을 포함하였으며, 아랍 농촌여성에서 유럽 출신의 도시중간계급 여성에 이른다.

필자가 출판한 논문에서 다룬 자료와 그 함의를 검토하는 것은 이 장의 주제에서 너무 벗어나는 것이다. (그러나 필자의 연구표본에서 오로지 여성의 9%만이 와해 프로파일 1-1-1-1에 속한다는 점을 말하지 않을 수 없다. 1970년에 수행한 연구에서 나타난 이러한 결과는 필자가 건강생성모델에 관심을 갖게 하는 데 중요한 역할을 하였다.) 여기에서 필자의 관심은 건강과 질병의 정의에 대한 개념적 접근과 조작적인 접근을 제시하는 것이었다. 또한 수많은 문헌을 검토하면서 느꼈던 문제점들을 극복하기 위해 대안적 접근을 제시하는 것이었다. 즉, 필자의 관심이 건강생성의 용어로 문제를 표현하고자 하는 과정에서 나왔다는 점을 것을 강조하고 싶다.

표 2-1 편안함(건강)/불편함(질병) 연속성에 대한 문장-맵핑 정의

A.통증
와해는 개인이 느끼는 인간유기체의 어떤 상태 또는 상황으로 1. 전혀 아님 2. 약간 3. 중간 정도 4. 심함
고통스러움
B. 기능제약
개인이 느끼기에 1. 전혀 없음 2. 약간의 제약 3. 중간 정도의 제약 4. 심한 제약
스스로 적절하다고 느끼는 일상생활 수행의 제약 정도
C. 진단적 함의
의료전문가에 의해 규정된 1. 급성이나 만성이 아닌 2. 가벼운, 급성, 자기-제약적 3. 가벼운, 만성적, 안정적 4. 심한, 만성적, 안정적 5. 심한, 만성적, 퇴행적 6. 심한, 급성, 생명에 위협적인
상태
D. 행동적 함의
의료전문가가 필요하다고 본 1. 특별한 건강 관련 행동이 필요없다. 2. 알려진 위험요인을 감소하는 노력이 필요하다. 3. 건강관리시설의 관찰, 감독, 조사가 필요하다. 4. 적극적인 치료중재가 필요하다.

왜 문제들을 건강생성모델의 시각으로 보려고 할까? 어떤 차이가 있을까? 아니면 필자의 동료인 Syme가 제안한 보편적 취약성이나 보

편적 감염성 등의 개념을 사용하는 학자들에게도 편안한 (또는 더 잘 수용될 수 있는) 것은 아닐까? Syme은 "약화된 질병방어체계와 증가된 보편적 감염성"; "질병에 대해 취약성을 증가시키고 숙주의 저항력을 약화시키는 요인들을… 특정 질병의 발생에 영향을 미치고 보편적 감염성에 영향을 미치는 요인들을 더 잘 이해하는 것"이라고 하였다 (Syme & Berkman, 1976, p. 6; Syme & Torfs, 1978, p. 47).

원칙적으로, 와해의 연속선상에서 아래로 움직이게 하는 보편적인 요인들을 연구하자는 Syme의 제안에 반대하지 않는다. 이는 초기에 와해의 개념을 제시하여 이를 어떻게 사용하여야 한다고 설명했을 때와 내용이 똑같다. 그러나 필자는 보편적 요인이라는 용어를 사용하기를 주저하였다. 이 용어는 근본적으로 질병생성 중심의 사고를 반영하고 있기 때문이다. 1장의 결론에서, 필자는 왜 질병생성의 관점이 부적절한가에 대한 3가지 이유를 설명하였다. 첫 번째, 질병생성의 관점은 개인이 자신의 상태에 대해 지니는 주관적인 이해를 무시한다. 두 번째, 질병생성의 관점은 한 개의 질병에 한 개의 처방이 있다는 방향으로 밀어붙이고 있다. 세 번째, 질병생성의 관점은 질병과 비질병의 상태를 질적으로 다른 이분법적 대조 상태로 이해한다. 2장을 통해, 필자는 사람을 편안함(건강)/불편함(질병)의 연속선상에 위치시키는 것(또는 집단을 연속선상에서의 분포의 방식으로 설명하는 것)이 특정 질병에 집중하여 치료책을 찾는 것과 다른 방식으로 건강에 대한 질문을 제기하게 하며 따라서 다른 방식으로 해결책을 찾게 해준다는 관점을 발전시켜 왔다.

건강생성의 관점이 아니라, 보편적 취약성의 관점으로 접근하더라도 위에서 질병중심의 관점에 대해 제기한 반대가 그대로 적용될 수 있다. 더 나아가, 보편적 취약성의 관점은 '더 취약한 사람들'에게 집중하는 경향을 보여주며, 이들을 정상에서 벗어난 사람으로 간주하도록 만든다. 진짜 정상에서 벗어난 사람은 최상의 건강한 사람인데 이들을 점검하지 않는다. 따라서 최상의 건강 쪽으로 사람을 이동하도록 촉진하는 요인들을 간과하도록 만든다.

만약 보편적 취약성의 관점에서 이러한 경향이 전혀 나타나지 않는다면, 취약성, 감염성, 또는 이러한 유사한 용어의 사용을 조금도 반대하지 않을 것이다. 비슷한 맥락으로, 필자는 와해, 편안함(건강)/불편함(질병), 연속성이라는 용어를 고집하지 않을 것이다. 또한 필자의 관심이 용어에 있는 것이 아니라 실질적인 실천효과에 있다고 생각한다.

마지막으로 언급해야 할 중요한 것이 있다. 필자의 건강생성 관점의 필수 요소들을 무시하고 있다는 비판에 상당한 근거가 있다. 여기에서 제시하는 편안함(건강)/불편함(질병), 와해, 연속성은 기본적으로 부정적 용어로 건강을 구성하고 있다: 통증부재, 기능제약의 부재, 등. 부정적으로 건강을 구성하고 있다는 비판은 어느 정도 타당하다.

그럼에도 불구하고, 만일 독자들이 필자의 관점에서 최적 건강 또는 긍정적 건강 범주가 빠져 있어서 문제로 느낀다면, 필자의 관점이 충분히 전달된 것이 아니다. 건강생성 관점은 사람들이 어떻게 완벽한 건강에 이르는가에 초점을 맞추는 것이 아니다. 오히려 와해의 연속선상에서 사람들이 현재 어떠한 위치에 있든 현 위치를 유지하거나 또는 더 건강한 쪽으로 옮겨가게 하는 요인이 무엇인가이다. 이러한 관점은 완전한 건강 쪽에 있는 사람을 이해하기 위한 관점을 제공하는 것처럼 심근경색증에서 회복 중인 환자의 미래를 이해하기 위한 관점도 제공한다.

완전히 건강한 사람을 연구하는 것도 가치가 있겠지만, 1-1-1-1 범주를 넘는 것으로 스스로 인식하는 사람들은 드물다. 이를 위하여 처음 4개의 질문을 제시하고 각각의 질문에서 대안으로 다음과 같은 질문으로 넘어갈 수 있도록 하고자 한다. "당신은 당신의 건강상태가 고통도 없고, 기능제약도 없다고 말했다. 의사의 보고서에 따르면 당신은 건강에 아무런 문제가 없다. 나쁜 것이 없다는 뜻이다. 당신은 당신의 건강상태가 이 정도를 넘어서서, 활력이 넘치는, 사람들이 완벽한 건강상태라고 부르는 상태에 있다고 생각하는가?"

웰빙

필자의 관심이 편안함(건강)/불편함(질병) 연속성에 있다고 말했지만, 이를 구체화하는 것은 신중하였다. 의대에서 학생들을 가르치는 행동과학자로서 여러 가지 책임감을 느끼고 있다. 한편으로는 의대생들이 건강을 생리적인 수준을 넘어서서 훨씬 광범위한 맥락에서 볼 수 있도록 만들고자 한다. 다른 한편으로는, 세계보건기구의 건강에 대한 정의나 Breslow의 접근에 대한 필자의 반응에서도 나타나듯이, 편안함/불편함 연속선의 모델이 웰빙의 다른 접근들과 근본적으로 다르다는 것을 아주 중요하게 생각해왔다.

어느 정도 건강생성적인 관점과 일치하는 시각으로 건강/웰빙을 집중적으로 다룬 『건강의 역동(Dynamics of Wellness)』이라는 책의 서론(Sorochan, 1970, pp. 9~10)은 불필요한 파괴적 혼란을 야기하는 내용을 담고 있다. "건강은 여러 종류의 개인적 웰빙으로 구성된다…. 높은 수준의 건강은 다음과 같은 것으로 구성된다. 일상생활에서 받는 모든 종류의 스트레스를 극복하고 대처하는 적응력… 창조적 상상을 할 수 있는 능력… 사회의 가치 있는 구성원이라는 정서… 다른 사람에 기여한다는 느낌…" 이를 다른 말로 바꾸면, 건강은 사람들이나 문화에 의해 바람직하다고 간주되는 모든 것을 포함한다.

몇 년 전, 국제적 연구부분으로 이스라엘에서 수행된 연구(Antonovsky & Arian, 1972)에서, 무엇을 웰빙이라고 하는지에 대해 조사했다. 이 연구에서 제한된 의미로서 건강은 확실하게 중요한 역할을 했다. 그러나 건강은 사람들이 관심을 가지는 여러 가지 요소들 중에 하나에 불과했다. 어떤 사람들은 아랍인과의 전쟁 가능성에 대해, 어떤 사람들은 자녀들의 '비도덕적 행동'에 대해, 또 다른 사람들은 빚에서 벗어날 수 없어서, 심한 불안을 느끼고 있었다. 그러나 종교에서 평안을 찾은 사람들도 있었고, 자신의 일을 즐기는 사람도 있었고, 성생활을 즐기는 사람도 있었다. 이러한 사회적 지표에 대한 연구는 1960년대 이후 사회연구 분야에서 세계적으로 가장 빠르게 성장하는 분야로 보인다. 어떤 보고서는, 상당한 경험적인 연구를 거쳐, 개인이 느끼는 삶의 질에 대한 질문 약 100개를 선정하여, 이러한 조사를 위한 개념적 모델로 발전시켰다(Andrews & Withey, 1974; Andrews & Withey, 1976; cpmpare Taeuber, 1978).

여기에서 강조하고자 하는 점은 다음과 같다. 건강을 웰빙의 다양한 측면을 포함하는 것으로 정의함으로서, 건강이라는 개념을 지나치게 확장하였으며 따라서 건강 개념의 효용성도 사라지고 또한 건강을 연구하는 것도 더욱 어렵게 만들었다. 물론, 웰빙의 건강 측면과 다른 측면들이 상호작용하는 것을 부정하는 것은 어리석은 일이다. 이 주제는 7장에서 다룰 것이다. 그러나 이들 관계의 성격은 먼저 이론적으로 명확하게 정립되어야 하고 경험적으로 검증되어야 한다. 웰빙의 건강 측면은 내가 제안한 방법이든 또는 어떤 다른 방법을 통해서 독자적으로 측정되어야 한다. 그렇게 해야만, 개인이나 집단의 편안함(건강)/불편함(질병)의 연속선상에서의 위치를 형성하는 요소들을 명확하게 할 수 있다.

건강생성의 관점으로 문제를 정의하고, 와해개념을 사용하여 건강의 의미를 보다 명확하게 하였으니, 이제 이러한 문제들을 해결하고 훨씬 효율적인 개념적 모델로 발전시키는 데 집중하겠다. 어떤 요인들이 와해의 연속선상에서의 위치를 이해하는 데 도움을 주며 또한 그러한 위치를 개선하는 데 도움을 주는지 본격적으로 탐구해보자.

필자도 모든 사람들처럼 질병생성의 관점에서 배워왔고 질문하도록 훈련되어 왔기 때문에, 그리고 자료들도 대부분 질병생성의 관점에서 수집되어 이러한 방식으로 질문하기 때문에, 필연적으로 이러한 질문에 빠질 수밖에 없다. 사람들은 왜 연속선상에서 질병 쪽에 위치하는가, 또는 질병 쪽으로 악화되고 있는가? 그러나 필자는 이런 함정에 빠지지 않도록 노력할 것이며, 이런 노력에 독자들도 필자와 함께 해주기를 요청한다. 건강생성의 관점이 전혀 다른 질문을 한다는 점을 아직 받아들이기 어려운 독자에게는, 이 책이 관심을 가지고 있는 대상이 적어도 질병disease이 아니라 불편함dis-ease이라는 점은 이해할 것으로 믿는다. 와해 개념을 처음으로 발전시킬 때, 필자는 다음과 같이 썼다(Antonovsky, 1972, p. 540). "요인들의 '적합한' 조합이 있다고 생각한다면, 어떻게 와해되는가의 과정을 잘 '살펴봐야' 한다. 개인의 내적인 또는 외적인 환경에서 작동하는, 개인이 '선택한', 추가 요인들이 항시 있기 마련이다. 이 질병 또는 저 질병에서 와해를 촉진하는 요인들이 있다." 이제 와해를 촉진하는 이러한 요인들의 '적합한' 조합을 탐색해보자.

chapter 3

스트레스 유발요인, 긴장, 스트레스

결핵의 원인으로 결핵균을 강조하듯이, 필자는 스트레스 유발요인이 질병을 일으킨다고 생각한다. 여러 질병에서 스트레스 유발요인이 통계적으로 유의미한 위험요인이라는 근거가 상당히 많다. 그러나 건강생성의 입장에서 보면 이는 충분한 설명이 되지 못한다. 물론 결핵균이 없으면 사람은 결핵에 걸리지 않는다. 그렇지만 스트레스 유발요인이 없을 때, 사람이 건강 상태에 있거나 또는 질병이 감소하는 쪽으로 개선되는가? 이러한 주장이 이상하다는 것이 스트레스에 대한 문헌을 고찰해도 바로 드러나는 것은 아니다. 스트레스와 관련된 논의에서 항상 한쪽은 스트레스를 아주 많이 받는 집단이며, 대조집단은 스트레스 유발요인을 전혀 가지지 않은 집단이다. 이러한 맥락에서 3장의 핵심주제를 기본적인 형태로 서술해보자. 스트레스 유발요인은 인간에게 항상 존재하는 것이다. 스트레스 유발요인이 나타나면 생물체는 긴장하게 된다. 이러한 긴장상태는 질병을 일으킬 수도 있고, 중립적일 수도 있고, 또는 더 건강하게 만들 수도 있다. 어떠한 결과가 나타날 것인가는 긴장을 효율적이고 적절하게 관리하였는지 또는 못하였는지에 달려있다. 긴장을 제대로 관리하지 못하면 스트레스 증상으로 이어지고, 따라서 건강–질병의 연속선상에서 질병의 쪽으로 악화된다.

3장에서는 스트레스 유발요인의 특성을 명확하게 드러내고, 건강생성모델과 질병생성모델에서 스트레스 유발요인을 설명하면서 어느 것이 더 적절한 설명인가를 보여줄 것이다. 4장에서는 스트레스관리의 개념과 내용 그리고 다양한 내성자원을 체계적으로 살펴볼 것이다. 이러한 체계화에 대한 노력은 필자가 통합균형감이라는 개념을 발전시켜 건강생성모델을 완성하기 위한 것으로 이 부분은 5장에서 다룰 것이다.

스트레스 유발요인은 무엇인가?

인간 유기체는 항상성을 유지하고 회복하는 기제를 진화시켜 왔다. 이러한 기제를 통해 인간은 체온, 혈압, 혈중 칼슘농도 등을 조절하기 때문에, 우리는 계속 생존할 수 있다. Cannon(1929, 1939)이 오래 전에 보여주었듯이, 이런 정교한 기제들은 살아가면서 항상 나타나는 항상성의 교란에 대한 반응으로, 지속적이며 자율적으로 작동된다. 계속 변화하는 환경의 세부사항에 대한 문화적 · 하위문화적 · 개체적인 반응은 인체발달의 과정에서 동시적으로 학습되는 기제들로서 사회적이고 심리적인 항상성을 유지하도록 해준다. 다시 말하면, 살아가는 동안, 우리가 계속 균형을 유지하기 위해, 소소하지만 자동적으로 에너지를 소비하며 대응하게 된다. 물론 이러한 분야는 아주 흥미로운 연구 분야이다. 그러나 우리가 주변에서 항상 수도 없이 일어나는 비교적 아주 작은 변화들을 모두 스트레스 유발요인으로 정의하는 것은 멍청한 짓이다.

생명을 지속적이고 역동적인 인공두뇌적인cybernetic 체계처럼 보는 견해는 스트레스 유발요인 개념에 대한 논의를 시작하기에 좋은 출발점이다. 아직 잘 정립된 것은 아니지만, 변화에 관한 정보가 항상성 회복을 위해 에너지 소비를 촉발한다는 주장은 스트레스 유발요인에 대한 유용한 정의를 내리는데 중요한 시사점을 제공한다. 첫 번째, 교란을 처음 시작한 요인이 유기체의 내적 · 외적 환경일 수 있고, 또는 동시에 내외적 환경일 수 있다는 것을 시사한다. 두 번째, 항상성은 교란될 수 있다. 즉, 유기체에 대한 요구가 있을 때, 해당 순간의 기능양식을 고려하면, 그 요구를 충족시키지 못하는 상태가 나타날 수 있다. 이에 대응하기 위해 추가적인 에너지원이 반드시 동원되어야 한다. 통증이나 불쾌감이라는 단어를 도입하지 않아도, 항상성과 에너지원이라는 단어들로만 이루어진 논의임을 주목할 필요가 있다.

스트레스 유발요인과 다른 종류의 자극들 간의 차이는 간단하게 정도의 문제로 보인다고 말하고 싶다. 유기체가 어느 정도 자동적으로 반응할 수 있는 일상적으로 나타나는 자극은 적응에 별다른 문제를 일으키지 않는다. 이들의 피드백 기제는 유기체에서 일상적이고 반복적으로 작동하는 것으로, 이에 대응하는 에너지도 쉽게 공급되어, 곧 바로 정상적인 기능으로 복귀한다. 그러나 스트레스 유발요인은 유기체의 내부적 또는 외부적 환경요인에 의해 나타나는 것으로 유기체의 항상성을 교란시킨다. 이에 대한 회복은 자동적으로 이루어지지 않으며 또한 이에 대처하기 위해 에너지를 소비하는 행동도 자동적으로 나타나지 않는다. 물이 얼음이 되는 시점이 0℃임을 인식하는 것처럼 명확하게 일상적인 자극이 스트레스 유발요인으로 넘어가는 임계점을 찾아내는 것이 경험적으로 가능한지는 모르겠다. 명확한 지점이 있다는 것보다는 전이지대가 있다고 보는 것이 더 타당할 것이다. 그렇다고 스트레스 유발요인과 일반적인 자극 사이에 질적인 차이가 없다는 것을 의미하지는 않는다.

이 정도에서 다음 논의로 넘어가보자. 하나의 주어진 현상, 주어진 경험 또는 주어진 자극이 스트레스 유발요인으로 작동할지, 안 할지는 개인에게 해당하는 자극이 주는 의미와 쉽게 사용가능한 자동적인 항상성-회복의 기제들의 레퍼토리에 달렸다는 것이 분명해 보인다. 이런 접근이 필자가 처음은 전혀 아니다. Lazarus와 Cohen(1977)이 제안했던 것과 거의 동일한 아이디어이다. Lazarus와 Cohen은 이 문제를 "상호작용적(transctional)" 관점에서 바라보면서, 인지적 평가와 대처의 "매개과정(mediating processes)"에 초점을 맞추어 설명하였다. 이들은 스트레스 유발요인을 다음과 같이 정의했다. "체계의 자원을 넘어서는 또는 이를 소비하는 요구들로서, 조금 다르게 표현하면, 자동적인 대응이나 사용가능한 대응이 존재하지 않는 요구들이라고 설명하고 있다"(p. 109). 스트레스 유발요인의 정의에 대한 나의 접근도 Scott과 Howard(1970)가 제시한 "문제해결 모델(problem-solving model)"과 일치한다. 그리고 Scott과 Howard를 인용하는 데 있어서, 필자의 접근과 Moss(1973)의 접근 간에서도 뚜렷한 차이가 있다고 생각하지 않는다. Moss는 "우리는 그들의 모델을 보편적 통합모델로 불러서는 안 된다는 생각을 한다."라고 적었다(p. 51).

스트레스 유발요인의 개념과 관련하여 나타나는 공감대는, Lazarus

의 용어를 빌리자면, 이를 상호작용적 현상으로 보는 것이다. 즉, 수용자가 자극에 대해 부여하는 의미가 상호작용과정에 중요한 영향을 미친다. 스트레스 이론에서 명확성이 결여되어 있고 의견이 일치하지 않는 부분이 많다고 하더라도, 어느 정도 합의가 나타나는 것 같다. 역설적으로 들리겠지만, 필자는 이러한 합의가 지닌 함의를 그대로 따를 수는 없다. 물론 사건은 사람에 따라 다른 의미를 지니며, 개개인이 느끼는 위협의 정도도 각자 다를 것이다. 왜냐하면 각자 과거 경험이 다르고, 인간은 상징적 동물로서 다른 해석을 할 수 있으며, 또한 각자 활용할 수 있는 레퍼토리가 다르기 때문이다. 만일 우리가 출발점인 –건강생성의 문제–로 되돌아간다면, 이러한 이해가 진실일 수 있겠지만, 그렇게 중요한 문제는 아니라고 생각한다.

필자가 현재 말하고 있는 것이 중요한 문제가 아니라는 것을 분명히 하고자 한다. 스트레스 유발요인 또는 일상적인 자극이라는 현상을, 집단에 따라 또는 개인에 따라, 다르게 지각한다는 점을 수용한다. 그러나 만일 스트레스 유발요인 또는 일상적인 자극에 의한 손상 수준에 차이가 나타난다는 점을 이해하고자 한다면, 모두에서 또는 대부분에서 나타나는 공통점이 그런 차이보다 훨씬 더 중요하다. 필자의 논의는 두 가지의 상호 연결된 지점에 의존하고 있다. 첫 번째, 생화학적 · 육체적 · 심리적 수준에서의 인간 유기체의 본성에 의해 그리고 모든 인류 문화의 본성에 의해, 무엇이 스트레스 유발요인으로 지각될 것인지에 관한 폭넓은 공감대가 존재한다. 두 번째, 필자의 주장에 더 중요한 것으로, 만일 어떤 현상을 스트레스 유발요인으로 분류하는가가 다르다고 할지라도, 인류 대다수의 사람들이, 대부분의 경우, 스트레스 유발요인이라고 부르는 것에 대처하는 데 심각한 고통을 겪고 있다는 점이다. 스트레스 유발요인이라고 정의하는 현상이 다를지라도, 사람들이 스트레스 유발요인에 부딪치는 정도는 그렇게 다르지 않다.

스트레스 유발요인은 객관적인가 아니면 주관적인가?

먼저, 한 가지 논의를 수용하면서 출발하고자 한다. 안타깝게도 어떤 사람들은 정상에서 크게 벗어나 있다. 어떤 사람들은 보통 사람들이 사소한 스트레스 유발요인으로 간주하거나 또는 일상적인 자극으로 간주하는 경험을 극심한 스트레스 유발요인으로 인식한다. 시험을 보거나, 여러 사람 앞에서 말하는 것이나, 엘리베이터를 타는 것이나, 다른 사람이 자신의 몸을 만지는 것을 정신병이라 부를 수 있을 정도로 공포를 느끼는 사람이 있다. 물론 내 논의가 공포적인 스트레스 유발요인이라는 아이디어에 기초하는 것은 전혀 아니다. (만일 『1984』라는 소설에서 George Orwell이 우리 각자가 빅 브라더가 확인한 자극을 공포로 인식할 것이라고 제시한 것이 옳다면, 그러한 공포심은 전체의 일부일 뿐이다.)

출발점으로서, 누구든 특정한 위급상황을 스트레스 유발요인으로 인식하는 데 주저하지 않을 것이라는 점에 주목해보자. 여기에서 필자는 생체기관을 파괴하거나 결정적으로 와해를 입히는 갑작스럽고 심각한 신체적 고통 또한 그 결과로서의 갑작스러운 사망을 들 수 있다. 갑작스러운 사망에 이르지는 않았지만 이와 가까운 것으로 Lazarus와 Cohen이 말한 대재앙현상(1977, p. 91)을 들 수 있다. 그들은 대재앙현상을 "생애의 결정적 사건으로 많은 사람들에게 영향을 미치지만 개인이나 집단이 통제할 수 없으며 대체로 누구에게나 스트레스를 주는 것으로 생각된다."라고 규정하였다. 이러한 예로 자연재해, 전쟁, 폭격, 강제이주를 언급하였다.

1963년의 다발성 경화증 연구(Antonovsky & Kats, 1967)에서 1972년의 전반적인 건강에 대한 연구(Antonovsky, 1974)에 이르는 나의 연구에서, 필자는 "당신이 스트레스 유발요인이라고 부를 수 있는 경험을 겪은 적이 있습니까?"라는 질문보다는 "이러한 경험을 겪었습니까?"라고 질문하였다. 가까운 사람이 살해당하는 상황, 가장이 몇 달 동안 실업자인 상황, 자녀가 죽는 상황, 또는 다른 나라로 이주하는 상황을 경험하는 것은 누구에게나 스트레스 유발요인이라는 데 거의 모두 동의할 것이라는 주장은 타당한 것처럼 보인다.

이러한 입장을 취했을 때, 필자는 대체로 Selye(1956)의 접근을 따랐다. 그는 대체로 스트레스를 보편적 적응증상의 하나로 규정하는 관점을 가지고 있었기 때문에, 스트레스 유발요인을 "스트레스를 발생시키는 것"(p. 64)이라고 정의내린 것으로 보인다. 그는 실험실 연구를 하면서, 유해물질을 투입하고 이를 스트레스 유발요인으로 간주하였다. "[누구나 (조직의 추출물이나 포르말린 등과 같은) 이물질을 주사함으로써 (보편적 적응증상을 유발할 수 있다)]. 이어지는 실험을 통해 정제된 호르몬을 사용하여 본질적으로 똑같은 증상을 유발할 수 있다는 것을 보여주었다…. 냉기, 열기, 엑스레이, 신체적 손상과 같은 물리적 요인으로도 이러한 증상을 유발할 수 있다. 또는 출혈, 통증, 과도한 강제적 근육운동으로도 이러한 증상을 유발할 수도 있다. 사실상, 모든 유해물질이 이러한 증상을 유발한다는 것을 발견할 수 있었다" (pp. 29~30). Selye가 스트레스 유발요인을 순환적으로 정의하지 않았다는 점을 주목해보자. 그는 실험실 연구자들 사이에 어떤 것들이 유해물질이라는 데 광범위한 합의가 존재한다고 가정하였다. 이와 똑같은 방식으로 필자도 특정한 경험들이 유해하거나 또는 스트레스 유발요인이라는 데, 모두가 동의하는 것은 아닐지라도, 광범위한 문화적 합의가 실제로 존재한다고 주장했다.

스트레스 유발요인에 대한 객관적이고 합의적인 접근은 최초로 코넬대학교 인간생태학 연구프로그램의 Harold Wolff와 동료교수들에 의해 받아들여진 것으로 보인다. 1940년 말부터 1950년 초에 이루어진 수 천 명의 환자에 대한 연구를 통해 그들은 질병이 발병하는 당시에 특정유형의 인생 사건들이 집단적으로 나타난다는 사실을 실증적으로 확인하였다(Wolff & Goodell, 1968). Wolff의 동료인 Holmes는 Rahe와 함께 연구하면서 나중에 이러한 사건들을 측정수치로 체계화하였다(Holmes & Rahe, 1967). 일상적이든 일상적이 아니든, 그리고 사회적으로 바람직하든 바람직하지 아니하든, 측정에 포함된 사건들은 한 가지 공통주제를 가지고 있었다. 각 사건은 "그것의 출현이 진행되고 있는 개인의 인생양상에 현저한 변화를 일으키거나 그러한 변화를 보여주는 것이었다." 또한 "어떤 적응행위든지 대처행위를 유발하거나 또는 그러한 행위와 연관되어 있었다"(Holmes & Masuda, 1974, p. 46). 후속 연구들은 다른 나라에서도 수행되었다. Holmes와 동료들은 그들이 개발한 사회적 재적응 척도(Social Readjustment Rating Scale)의 43개 항목이 다른 많은 인구집단들에 의해서도 같은 순위로 나타나고 있다는 점을 발견하였다. 이 도구를 사용하여 그들은 대상자들에게 인생변화단위(Life Change Unit, LCU) 점수를 부여하였다. 그 도구는 많은 연구에서 사용되었으며, 이 점수가 질병에 대한 취약성과 밀접한 상관관계를 보여주었다. Holmes는 적어도 이 43개의 인생 사건들은 강도가 다를지라도 객관적으로나 보편적으로 누구에게나 적용되는 스트레스 유발요인이라고 주장하는 것으로 볼 수 있다.

그러나 Holmes의 동료인 Rahe는 이러한 관점에서 벗어나서 내가 앞에서 생성되고 있는 합의라고 표현한 입장을 선택하였다. 그는 다음과 같이 주장했다. "대단위 표본들을 다루는 데 있어서 사람은 인생변화단위(LCU) 점수의 평균값을 사용할 수 있다…. 그러나 소규모 집단을 다룰 때는 인생변화단위 점수의 개인적인 차이도 중요하게 고려되어야 한다"(1974, pp. 76~77). Rahe는 주관적인 인생변화단위(LCU) 점수 체계를 제안하였다. 여기에서는 이 도구를 사용하여 각 개인이 경험한 43개의 인생변화사건들의 점수를 계산한다. 이 점수는 "당신이 인생 사건들을 다루는 데 필요했던 총 적응량"을 의미한다. 개념적으로 Rahe는 이러한 방법을 "과거경험의 필터"(Rahe, 1974)라고 설명했다. (인생사건 학파를 잘 정리한 내용을 보려면 Rahe, 1978을 참조.) Wolff와 Goodell(1968)은 명백하게 이러한 주관적 접근을 다루고 있다. "비록 개인의 인생 상황이, 타인에게는 위협적이지 않은 것으로 생각될지라도, 스스로 자신에게 특별히 위협적인 것이라고 느끼는 경우 질병이 발생하는 경우가 자주 나타난다"(p. 206).

코넬대학교 인간생태학 연구 프로그램을 Wolff와 공동으로 운영한 Hinkle은, 이 연구 프로그램을 통해 수많은 중요한 스트레스 연구결과를 생산하였는데, 경험에의 의미부여를 잠재적인 스트레스 유발요인으로 보고 이를 집중적으로 연구하였다. "생리학적인 관점에서 보면, 사람은 다른 사람도 인지하는 객관적인 특징에 대해서가 아니라, 자신이 사회적 환경을 통해 얻는 정보에 부여하는 '의미'를 매개로 반응하는 것으로 볼 수 있다"(Hinkle, 1974, p. 10).

동시에, 이런 학자들 사이에 어떤 양가감정을 발견할 수 있다. 자세한 세부적인 논의에서 Wolff와 Goodell은 다음과 같이 말했다. "빠른 사회적 변화의 요동과 더불어 주변인이 개인에게 부여하는 상황이 중요한 것처럼, 일상적인 세상풍파는 앞에서 지적한 바대로 지속적인 도전이다. 아마도 인간은 항상 이런 저런 종류의 스트레스를 받고 있다고 볼 수 있다." 그리고 계속 이야기를 하면서, 그들이 지적하는 이러한 것들이 모두 스트레스 유발요인이며, 이를 경험하는 모든 사람들이 그렇게 해석한다고 가정하고 있다(pp. 212~221). Hinkle 또한 매우 쉽게 객관주의에 빠져든다. "주요한 사회적 박탈과 요구, 그리고… 상호인간 관계에서의… 주요한 변화들"(p. 24)과 같은 용어를 사용한다.

다시 말하면, 비록 많은 연구자들이 주관적으로 어떻게 경험하고 해석하는가, 즉 어떻게 현상에 의미를 부여하는가를 스트레스 유발요인으로 개념화하여 그 중요성을 강조하고 있지만, 동시에 분석하여 결론에 이를 때면 이들 대부분은 암시적으로나 명시적으로 대부분의 사람들이 꽤 광범위한 경험을 스트레스 유발요인으로 여긴다는 점을 알게 된다.

스트레스 유발요인의 편재

이 논의를 한 단계 더 진전시키는 것이 여기에서는 중요하다. 생각해보면, 어떤 특정 경험이나 현상을 스트레스 유발요인이라고 하면, 많은 사람들이 동의할 것이다. 그러나 개인들이 그런 스트레스 유발요인을 스스로 경험하는 정도가 상당히 다를 것이다. 필자의 연구결과에 따르면 응답자들이 스트레스 유발요인에서 아주 높은 점수부터 아주 낮은 점수까지 상당한 차이를 보여주었다. 또한 생애-사건척도를 사용한 모든 연구들도 개인들 사이의 차이가 크다는 것을 보여주고 있다. 일상생활을 통해서나 일반적 관찰을 통해서도, 어떤 사람에게는 모든 사건들이 일어나지만, 어떤 사람에게는 아무 일도 일어나지 않는 경향을 알 수 있다. 사실, 두 개의 필자 논문결과에도 다른 연구자들과 마찬가지로, 스트레스 유발요인의 노출에 있어서 개인에 따라서 또한 집단에 따라서 상당한 차이가 존재한다는 것을 이미 알고 있었음을 보여준다. 필자가 연구한 강제수용소의 생존자들이 대조군보다 더 적은 스트레스 유발요인을 가졌다고 말할 수는 없다(Antonovsky et al., 1971). 또한 가난한 사람들이 가난하지 않은 사람들보다 더 적은 스트레스 유발요인을 경험한다고 주장할 수도 없다(Kosa, Antonovsky & Zola, 1969).

필자의 논문 가설은 일생을 통해 우리 모두가, 비록 가장 안전하고 편안한 환경에서 살아온 사람이라 할지라도, 스트레스 유발요인이라고 규정하는 것에 상당히 지속적으로 노출된다는 것이다. 스트레스 유발요인에 노출되는 경험의 범위는 매우 낮은 수준부터 매우 높은 수준까지 분류되는 것이 아니다. 오히려, 상당히 심각하고 생애 전반에 걸친 것(모두는 아니겠지만 이 책을 읽고 있는 중간계층의 다수가 일반적으로 경험하는 것)으로부터 인류의 상당수가 경험하는 믿을 수 없을 정도로 지옥 같은 정도에 이르기까지의 분포를 보인다. 또한 스트레스 유발요인 경험에서 낮은 점수를 받을 수 있으나, 낮은 점수는 대체로 질문을 제대로 하지 못했거나 충분한 인내심을 가지고 질문을 하지 못했기 때문에 나타난다. 정말 낮은 점수를 받을만한 것은 그렇게 많지 않다.

그렇다면 왜 우리는 오히려 그 반대를 기대하고 있는가? 지난 150년간 6천만 명이 넘는 사람들이 인간의 폭력으로 죽었는데, 그렇다면 나머지 사람들은 어떻게 이러한 상황에서 살아왔을까? 이러한 상황을 제대로 고려하려면 직면한 스트레스 유발요인들을 보다 체계적으로 분석할 필요가 있다.

사회과학자들에게는 매우 낯선 영역이겠지만, 유전학과 물리학이라는 두 개의 흥미로운 영역으로부터 시작하는 것이 적절할 것이다. 물론 아직은 잠정적이고 신중하게 접근해야 할 것이다. 이 분야에 대해 필자가 전문가는 아니지만 현재의 상황에서 이들이 매우 중요한 영역이기 때문에 이들의 윤곽이라도 살펴보고자 한다. 물리학과 생화학 수준에서, 스트레스 유발요인은 인간에게 어디에서든 존재한다는(즉, 편재한다는) 생각과 관련하여 엔트로피와 유전변이가 아주 중요한 개념이다.

열역학 제2법칙은 폐쇄된 체계에서 엔트로피가 항상 증가한다고 주장한다. 즉, 쉽게 말해 무질서가 계속 증가한다고 본다. 어떤 체계에서 사건의 패턴이 더 이상 나타나지 않는 상황에 이르면 엔트로피가 최대치에 도달한 것이다. 어떤 체계에서 총 엔트로피는 계속 증가하거나 또는 최소한 정지한 상태로 남아있게 된다. 그러나 이러한 법칙은 폐쇄되었거나 고립된 체계에만 적용된다. 인간유기체는 폐쇄된 체계가 아니다. Schrodinger(1968, p. 145)는 다음과 같이 말했다. "그러므로 살아있는 유기체는 계속 엔트로피를 증가시킨다—즉, 양(positive) 엔트로피를 생산한다. 따라서 최대의 엔트로피라는 위험한 상태에 도달하려는 경향을 보여준다. 즉, 죽음에 도달하려고 한다. 유기체는 환경으로부터 음(negative) 엔트로피를 계속 공급받아야 살아

있을 수 있다…. 그러므로 유기체가 스스로를 상당한 질서상태로 존재하기 위해서는(즉, 상당히 낮은 엔트로피 상태로 있기 위해서는) 환경으로부터 계속 질서를 공급받아야 한다.”

음 엔트로피라는 개념은 4장에서도 다시 다룰 것이다. 여기에서는 폐쇄체계가 개방체계와 어떻게 다른가를 이해하는 정도만 설명하고자 한다. 폐쇄체계는 외부로부터 공급받는 것이 없으므로 음 엔트로피 또는 자양분이나 정보의 공급을 받을 수 없어 소멸에 이르게 된다(엔트로피의 개념과 정보이론의 연계에 대한 논의는 Buckley, 1968, pp. 143~169를 참조). 따라서 엔트로피를 증가시키는 멈출 수 없고 피할 수 없는 편재하는 요인이 작동한다. 이를 우리의 용어로 표현하면 스트레스 유발요인이다. 유전학의 시각에서 이를 살펴보면, 이런 요인들이 무엇인지에 대한 어떤 힌트를 발견할 수 있다.

요약해서 말하자면, 유전적으로 프로그램이 되어 내재된 유기체의 노화와 죽음으로 가는 절대적인 압력이 존재한다. Burnet(1974, 1971; 특히 pp. 154 ff.)은 모든 종의 개체를 위해 작동하는 두 개의 진화적 필수조건을 제시한다. 하나는 후손을 낳을 때까지 생존하는 것이고 두 번째는 생존이 재생산에 도움이 되지 못하는 상황이 되면 죽는 것이다. 그는 특별히 “생존을 위협하는 악성종양의 발전에 의한 비정상적인 돌연변이 세포들”(p. 131)에 관심을 가졌다. (4장에서 Burnet의 면역학적 감시라는 개념을 내성자원에 대한 논의에서 고려할 것이다.) 세포의 돌연변이나 또는 이와 다른 노화압력을 통하여, 유기체는 지속적으로 스트레스 유발요인이나 도전으로부터 공격을 받는다고 Burnet는 제시한다. 이들이 엔트로피를 증가시킨다.

Burnet는 대체로 유전적으로 결정된 스트레스 유발요인에 관심을 두고 있지만, 그가 미생물학적인 또는 외부환경적인 스트레스 유발요인들을 무시하고 있는 것은 아니다. 환경오염이나, 방사능 위험 등이 더욱 부각되고 있는 시기에 이러한 것들을 무시할 수는 없다. 그러나 Dubos도 전염병에 대한 그의 책(1965, p. 35)에서 적어도 현대 사회에서 내생적 미생물체가 매우 중요한 생물학적 스트레스 유발요인이라고 주장하고 있다. "외생적으로 전염되는 전통적인 질병관념으로 보면, 질병 발생의 결정적인 순간은 전염병을 일으키는 미생물체에 노출되는 것이다. 내생적 미생물체 질환에서는, 숙주와 미생물체 간에 존재하는 정상적인 생물학적 균형 상태를 무너뜨리는 환경적인 요인이 직접적인 원인으로 간주된다…. 과거에 사용한 방법들은 미생물체에 의해 발생한 질병상태를 통제하는 데 효과적이지 못한 것으로 드러날 것이다. 왜냐하면, 미생물체는 비활성화되어 전염병을 일으키지 않은 상태로 우리 주위에 보편적으로 존재하고 있기 때문이다."

Dubos는 숙주와 공생관계를 유지하는 내생적 미생물체가 모든 곳에 무수히 존재한다는 점에 초점을 맞추고 있다. 이러한 시각은, 기술적으로 보면, 잠재적 스트레스 유발요인에 대한 관심이다. 그가 다루고 있는 잠재적인 비활성화된 감염물체는 단지 특정 상황에서만 병리적 요인이 된다. 우리는 이제 이러한 잠재적 요소를 활성화시키는 것이 신체적 · 화학적 · 생물학적인 것뿐만 아니라 심리사회적인 것도 포함된다는 것을 잘 알고 있다. 이러한 Dubos의 분석은, 스트레스 유발요인이 편재한다는, 즉 보편적으로 널리 존재한다는, 이 글의 주제와도 정확하게 일치한다. 이러한 시각은 여러 실타래가 불가피하게 엉켜있는 상태로 환경을 보도록 만든다. 또한 이러한 시각은 4장의 핵심질문을 제기하도록 한다. "어떻게 잠재적 스트레스 유발요인들이 병리적 상태로 전환되는 것을 막을 수 있을까?"

여기서 필자의 관심은 신체나 생물학 분야 전문가인체 하는 것이 아니라, 이러한 분야가 인간에 있어서 보편적으로 존재하는 스트레스 유발요인을 체계적으로 검토하는 데 무시될 수 없다는 것을 보여주는 것이다. 대상에만 관심을 가져서 그러한 논의체계가 지니는 함의를 제대로 고려하지 못하는 잘못을 범하지 않고자 할 따름이다. 그렇다면 이제 대상으로 돌아가 보자. 심리사회적 스트레스 유발요인으로 불리는 대상으로 돌아가 보자. 오늘날 이와 관련된 연구들은 넘쳐난다. Hinkle과 Wolff가 코넬대학교에서 자신들의 실험을 발전시키고 있을 때, 심리사회적 스트레스 유발요인과 건강과의 관계는 많은 사람들의 관심을 끌지 못했다. 따라서 3장의 핵심주제-스트레스 유발요인의 보편적 존재-가 1950년대 초의 대표적인 저서인 『세균이론을 넘어서(Beyond the Germ Theory)』라는 책에서 말한 이미지로 표현되는 것에 흥미를 가지고 주목하였다. 그 책의 편집자는 다음과 같이 적고 있다(Galdston, 1954, p. 13). "역동적인 형평성은, 사람이 팽팽한 밧줄의 한쪽 끝에서 다른 쪽 끝으로 걷는 것으로, 밧줄 위에서 옷을 갈아입을 때도 자신의 균형을 잡아야 하며, 다양한 도구들을 사용하거나 버릴 때도 계속 균형을 잡고 있어야 하는 것으로 상상할 수 있다." 이제 팽팽한 밧줄과 관련된 이미지를 체계적으로 고찰해보자.

스트레스의 원천에 대해 고찰하면서, Lazarus와 Cohen(1977)은 이를 3가지 주요 유형으로 나누어서 생각했다. 처음 2개의 유형은 관련된 사람의 규모가 다르다. 자연재난, 폭격, 강제수용, 강제이주 등과 같은 재난현상들은 해당 지역 주민 전체가 경험하는 것들이다. 사별, 불치병, 실직 등도 첫 번째와 같은 심각하고 강력한 영향을 미치지만 이러한 사건은 개인에게 일어나거나 또는 보다 소수의 사람들에게 일어난다. Lazarus와 Cohen은 이런 두 가지 스트레스 유발요인의 유형은 비교적 드물게 발생하며, 자주 발생한다고 해도 특정 집단에게만 벌어지는 것이라고 암시하고 있다. 그러나 나는 이러한 사건들이 보통 우리가 생각하는 것보다 훨씬 더 자주 일어난다고 생각하며, 아래에서 자료를 보여주려고 한다. 세 번째 유형–일상의 귀찮은 일들–에 눈을 돌리면 스트레스 유발요인이 어디에나 존재한다는 것을 더 자세하게 검토할 수 있다. 그렇지만 Lazarus와 Cohen의 고찰은 광범위하게 다루고는 있으나 전혀 체계적이지 않다.

여기서 정신사회적 스트레스의 원천에 대한 체계적인 설명을 시도하려고 한다. 1930년대에 '진보적인' 작가들의 국제회의가 파리에서 개최된 적이 있다. 이 회의의 어조는 완전히 새로운 세상이 건설된다는 분위기였다. 계속 이어지는 연설자들은 소련에서 모든 인간의 현존 문제들을 해결하는 파라다이스가 건설되는 모습을 소개하였다. 좌파이지만 구습타파적인 Andre Malraux는 일어나서 몇 마디 말을 했는데 분위기를 깨버렸다. "그렇다면, 완벽한 사회주의국가라는 곳에서, 전차 바퀴에 깔려 죽은 그 아이는 무엇인가?"라고 물었다. 요점은 간단하다. 아무리 주의를 기울이더라도, 모든 인간사회에는 고통스런 사고가 나타난다는 것이다. 여기서 필자의 관심은 사고의 희생자가 아니라, 그 희생자를 사랑하는 사람들이다. 또한 책임을 져야 하는 사람들이다. 희생자는 직접적으로 신체적 트라우마로 고통을 당한다. 생존자는 심리사회적 스트레스 유발요인에 직면하게 된다. 사고에 따른 상해와 사망, 사회의 살인 그리고 희생자 한 명의 비극에 적어도

3~4명이 밀접하게 영향을 받는다는 점을 고려하면, 그런 사고를 예외적인 스트레스 유발요인이라고 볼 수는 없다. 그러한 사고가 모든 곳에서 벌어지는 것은 아니지만, 잠재적으로는 보편적인 스트레스요인이다. 특히 특정 집단(매일 운전하는 자의 배우자, 거리에서 노는 자녀들의 부모, 산업재해에 노출되는 노동자들)에서 일어나는 이러한 사고의 빈도는 필자로 하여금 사고가 우리 삶에서 지속적인 위협이라고 간주하게 한다.

사고에 대한 고려는 다음과 같이 우리의 생각이 더 진전할 수 있도록 만들어준다. 스트레스 연구는 대체로 "당신에게 무슨 일이 있었는가?"에 초점을 맞춘다. 다른 척도들보다 더 발전한, 43개의 Holmes-Rahe 생애사건 척도에서, 5개 항목은 명백하게 타자를 언급하는 항목이며, 몇 개 항목은 사람들 사이에서 나타나는 사건에 대한 항목이다. 그러나 또 다른 항목인 '가족구성원의 행동이나 건강에서의 중요한 변화'는 우리와 가까운 사람들에게 일어나는 많은 일들을 포함하도록 되어 있다. 우리는 사회적 관계 네트워크 속에서 살고 있기 때문에, 우리 자신의 경험은 우리의 삶과 얽힌 사람들과 밀접하게 엮여 있다. (사회적 네트워크가 거의 없는 사람에게는 사회관계에 의한 스트레스 유발요인도 별로 없다. 그러나 그러한 스트레스를 받지 않는 대가를 치르게 되는데, 그러한 대가가 사회관계 스트레스보다 더 심각할 수 있다.)

학자들이 그동안 제대로 논의되지 않았던 영역을 논의하며 스트레스 원천에 대한 목록을 계속 늘려나갈 것이라고 본다. 필자는 사회학자로서 스트레스 연구에서 사회적 해체, 빈곤, 직장 등에 대한 관심이 증가하는 것을 기쁘게 생각한다. 그러나 필자는 정신분석에 대한 반란이 너무 멀리 갔다고 생각한다. 하지만 심각한 요구나 갈등이 외적환경에 못지않게 내적인 환경에서도 나타날 수 있다고 보는 것은 당연하다. 논의를 독점화할 때, 생애사건life events이라는 개념이 논의를 주도할 때, 내적 사건(대처행동이 아닌 스트레스 유발요인으로서)에 대한 관심이 약화되고 있음을 의미한다. 우리에게 발생한 일들은 조사의 대상이 되었다. Freud 자신도 인간적 조건에 대한 공포심을 다음과 같이 정리하였다(Schur, 1972, p. 398에서 인용). "자연재해… 특히 죽음으로 나타나는 것과 같은 숙명의 잔인함… 문명화된 삶이… 부과해 온 고통과 궁핍… 인류의 당혹스러운 사건들과 무기력함… 인간끼리 벌이는 극심한 고통." Hitler 이전에, 소련의 강제수용소 이전에, 레닌그라드와 코벤트리와 리다이스와 로테르담 대폭격 이전에, 아우슈비치 수용소 이전에, 히로시마 원폭 이전인 1927년에 Freud는 이미 그러한 상황을 말했다.

그러나 누군가는, 역사의 공포를 드러내는 것을 넘어서, Freud와 함께, 인간 개인의 영혼 속으로 더 파고들어가야 한다. 그러한 충동들이 본능적이며 생물학적으로 결정된 것이라고 보아야 하는가 아니면 사회적으로 학습된 것으로 보아야 하는가? 이와 관련하여 리비도libido를 좁게 해석할 것인가 또는 넓게 해석할 것인가? 인성의 심리내적 과정으로 보아야 하는가 아니면 사람들 사이의 관계에 의해서 형성되는 것으로 보아야 하는가? Freud가 인생초기에 완성했다고 보든 지속적으로 다시 쓴 책으로 보든, Freud 이론과 관련된 논쟁이 무엇이든, 프로이드의 이론은 우리의 내적 정서환경에서 작동하는 갈등의 양상을 무시하는 잘못을 저질렀다. 용인할 수 없는 충동이 거기에 있으며, 양가감정이 거기에 있고, 불구나 유기나 사망까지는 아니더라도 공포와 불안이 거기에 있으며, 죄책감과 창피함이 거기에 있다. (문화가 다르듯이) 개인들도 다르지만, 저변의 정서적인 갈등에서 나타나는 것만큼 다르지는 않다. 이러한 스트레스 유발요인이 모든 곳에 존재한다. 우리는 이러한 갈등을 억누르고, 극복하고, 이용하는(Freud가 승화라고 표현했듯이) 정도가 각자 다르다. 그러나 스트레스 유발요인은 거기에 있다.

현재의 맥락에서 이러한 생각들을 심각하게 점검하기 위해, 최근의 동물학, 동물행동학 그리고 사회생물학 등에 대한 모든 생각들을 점검하고 연구할 필요는 없다. 그래서 Tiger와 Fox(Becker의 1972, p. 40에서 인용되었듯이)는 인간행위를 모든 사냥하는 영장류가 공유하는 바이오그램biogram에 의해 형성된 것으로 본다. 따라서 이러한 기본적 욕구를 바탕으로 "경쟁력은, 승리에 대한 진정한 갈망과 승리에 대한 축하 등으로 특징되는, 지배와 복종의 위계질서 안에서 권력과 자기영속성을 구축하는 방향으로" 기본 성향이 형성된 것이다. 인간에게 존재하는 폭력, 사악함, 공격에 대한 설명으로 이런 접근이 얼마나 적절한가와는 상관없이, 필자는 모든 사람 마음에 적어도 사악함의 희생자가 되는 것에 대한 기본적인 공포가 있다고 생각한다. 어떤 수준에 있든지, 사람은 다른 사람들에 의해 공격당하거나 와해당하거나 파괴당하는 희생자가 되는 것을 두려워한다. Biogram은 어떤 행동들에 대한 잠재력, 성향, 지향을 의미할 것이다. 계통발생 못지않게 개체발생도 공포가 우리의 일상적 심리기제의 핵심 부분이 되도록 충분한 경험을 제공하여 왔다.

그렇다면 분명히, 인간유기체가 태어나서 생존해 나가는 자체만으로도 지속적인 심리사회적 스트레스 유발요인에 노출되어 있다고 주장할 만한 근거가 있다. 또한 우리는 지속적으로 변화하는 사회적 환경 속에서 살아야 한다. 나는 이를 개인과 구분되는 3개의 다른 수준에서 고려하고자 한다. 첫째는 보편적 역사의 수준이고, 둘째는 맥락적인 수준이며, 셋째는 즉각적인 주변 환경의 수준이다. 20세기 이전에는 역사적인 사건들이 사람들에게 직접 연루되어 있지 않다면, 중요한 스트레스 유발요인이 되지 않았을 가능성이 높다. 그러나 오늘날 대중매체의 영향을 심하게 받기 때문에 상황이 크게 다르다. 지구 어디에서 벌어진 작은 전쟁에도 몰입할 수 있다. 전쟁의 모습을 TV나 뉴스로 즉시 볼 수 있으며, 베트남 전쟁은 날마다 TV를 통해 안방에서 볼 수 있어 스트레스를 받게 된다.

때로는 삶이 상당히 안정된 것처럼 보이지만, 주변 환경은 즉각적으로 계속 변하고 있다. 주변 환경과 밀접하게 연결되어 있지만, 이전에 알았던 세계는 아니다. 북캐롤라이나주의 농촌주민들에 대한 연구 사례가 이러한 점을 잘 보여준다. 도시화 비율에서 차이가 나는 군단위 주민들 사이에 관심이 어떻게 다른지에 대한 비교가 이루어졌다(Tyroler & Cassel, 1964). 개인적인 활동은 별로 바뀌지 않았지만, 이러한 활동이 벌어지는 인구학적 · 경제적 · 기술적 맥락이 크게 바뀐 사람들을 대상으로 연구하였다. (주변 세상이 대변동을 겪고 있다는 유명한 논의로는, Toffler, 1970를 참조할 것.) 그러나 대체로 이러한 대변동이 현대사회의 독특한 특징이라고 가정하는 경향이 있다. 다음 인용문이 보여주듯이 이와 같은 가정은 사실이라고 보기는 어렵다. 1858년 처음 출간되었던 것을 다시 수정하여 출판하려고 1882년에 쓴 서문에서 Oliver Wendell Holmes(1884, p. iv)는 다음과 같이 서술하였다.

이 책은 전쟁에 대해 전혀 모르거나 아니면 거의 모르는 세대, 또는 전쟁을 전혀 상상하지 못했던 세대를 위하여 썼다. 이 세대들은 발명은 그것이 가져온 기적 속에서 소멸된다고 생각한다. 나는 오늘 몇백 명이 거주하는 조그만 어촌 마을에서, 공동묘지를 봤다. 조그만 국기가 펄럭이고 있어 군인들의 묘지임을 알 수 있다. 전기불로 문명사회에서나 가능한 조간신문에서 중요한 뉴스들을 읽는다. 전신으로 순식간에 심부름을 전달한다. 전기가 달빛처럼 희고 안정적인 불빛으로 우리를 비추고 있다, 전기는 불타지만 사라지지 않는다. 다른 도시에 있는 사람들과 마치 바로 옆에서 이야기하듯이 대화를 나눈다. 마차가 길을 따라 지나갈 때, 자전거가 조용히 우리 옆을 지나 순식간에 멀리 사라진다. 이는 모두 1857년 이후에 나타난 변화이다. 일상생활에서 앞으로 이런 변화들이 얼마나 더 일어날까? 25년 전에는 그런 것이 불가능하다고 화를 내며 심한 말을 했겠지만, 지금은 누구에게나 이러한 새로운 변화가 일상화되고 있다. 오늘날의 어떤 것들이 미래에도 남아 있을 수 있을까?

역사적 수준이나 즉각적인 우리의 주변 환경이 다양한 스트레스 유발요인을 제공하고 있다면, 이런 역사적 수준이나 즉각적인 수준과 다른 차원에서의 스트레스도 존재한다. 일상행동은 일상적인 사회적 구조/맥락 속에서 이루어진다. 이러한 일상적인 사회구조들이 우리에게 필연적이고 지속적인 스트레스의 요인이 된다. 앞에서 정의한 스트레스 유발요인이 나의 관심이라는 사실을 다시 한 번 강조하고자 한다. 항상성을 방해하는 자극이 관심의 대상이 아니다. 그보다 바로 회복기제가 작동하는 스트레스 유발요인에 관심을 가지고 있다. 우리가 쉽게 복구할 수 있는 기전을 가지고 있는 자극에 관심이 있는 것이 아니라, 앞서 정의한 스트레스 유발요인에 관심을 두고 있다는 점을 독자들에게 상기시키고 싶다. 이러한 회복기제는 생애주기 전반을 통해 작동한다.

오랫동안, 아동심리학 분야의 관심은 발달에 집중해 왔다. Freud 혁명의 결과, 영아기와 아동기의 발달과정에 내재적 위기가 많은 것으로 간주되었다. 사춘기는 관심을 덜 받았지만, 격동의 시기로 간주되었다. 물론 간간이 인류학적인 연구들이 이와는 다른 견해를 보여주었지만, 어쨌든 성인기에 도달하면서, 성숙해지고 안정이 되어 비교적 평화로운 인생여정을 보내는 것으로 받아들여졌다. 인구학적 구조의 변화와 노인인구 비율의 증가로 노년학이 중요한 학문분야로 부상되었다. 은퇴, 의존, 쇠약, 임박한 죽음과 관련된 스트레스 유발요인들이 연구되기 시작했다. 그러나 최근에서야 전체 생애주기를 다루는 발달심리학 분야가 발전했다. 발달심리학은 정상적인 전체 생애주기도 끊임없이 도전으로 이루어진다는 패러다임에 기초하고 있다. 사회학자들은 오랫동안 직장, 가정생활, 이주 등에서 나타나는 특정한 스트레스 유발요인들을 연구해 왔다. 그러나 이러한 연구결과들은 아직 전체 생애주기의 갈등 또는 우리의 용어로, 스트레스 유발요인을 발달론적으로 통합하여 조망하는 종합적인 접근을 보여주지 않았다.

예를 들어 보자. 우리 연구팀이 갱년기 적응에 민족적인 차이가 있는지에 대해 처음 연구를 시작했을 때, 우리는 문헌고찰을 통해 나타난 압도적인 관심사가 두 가지에 집중되고 있음을 알게 되었다. 첫 번째 관심사는 갱년기 우울증이었다. 해당 여성들의 매우 적은 수에만 나타나는 현상이다(사실, 의학적인 모델의 관심이다). 두 번째 관심사는 월경이 끝난다는 것이 호르몬과 사회심리적 차원 모두에서 거의 유일한 스트레스 유발요인이라는 가정이었다. 노화에 대해 연구를 계속 해온 시카고대학교의 Bernice Neugarten의 연구팀을 제외한 누구도 많은 다른 스트레스 유발요인들이 생애주기의 이 단계에 내재되어 있다는 사실을 인식하지 못하고 있는 것으로 보였다. 예를 들면, 빈 둥우리, 사회적 지위의 변화, 질병, 배우자의 사망가능성(Maoz et al., 1970) 등은 중요하지 않은 것으로 간주되었다. 다른 예도 들어보자. 미국의 저명 심리학자가 편집한 인간발달에 대한 더 좋은 책 중 하나는 "자신이 살아온 맥락에서의 발달을 연구하는 생태학적 타당성"에 관심을 두고 있다. 그러나 678쪽 분량의 이 책은 청소년과 대학생 이상의 발달단계에 있는 사람에 대해서는 하나도 다루지 않고 있다(Bronfenbrenner, 1972).

Erikson의 유명한 8단계 생애주기와 이와 관련된 단계별로 특정된 사회심리학적 위기 도표(Erikson, 1950)가 나타난 후 우리는 정상적인 생애주기에 대한 모든 단계의 전형적인 스트레스 유발요인을 연구하는 데 필요한 이론적 모델을 사용할 수 있었다. Erikson이 사춘기의 정체성 위기에 대한 연구에 가장 탁월하고 중요한 공헌을 했지만 우리에게 중요한 것은 그가 생애주기 전체에 대한 모델을 제공했다는 점이다. 여기에서 그가 성인기에 전형적으로 나타난다고 주장한 "후진양성욕구 대 자기몰두" 위기가 인류 보편적인지 또는 증거가 충분한지는 중요하지 않다. (Erikson은 심리사회적 위기에서 역사적 · 문화적 맥락이 중요하다는 것은 확실하게 인식하고 있었다; Erikson, 1968, pp. 61~65 참조.) 여기에서 중요한 것은 그가 전체생애주기에 걸쳐 인간에 내재된 심리사회적인 스트레스 유발요인을 분석하기 위한 틀을 제공하였고, 여기에 우리가 주목하도록 만들었다는 점이다.

전체 생애주기에 내재적인 스트레스 유발요인을 자세히 다루는 것은 분명히 필자의 능력을 넘어서는 일이고 또한 여기에서 그럴 필요도 없다. 독자 스스로 자신이나 또는 인생역정을 잘 아는 사람의 생애주기별 스트레스 유발요인을 점검해볼 수 있을 것이다. 그러한 구체적인 스트레스 유발요인은 대체로 우리가 기억하는 것에 제한될 것이란 점을 알아야 한다. 다른 스트레스 유발요인은 우리 의식과 기억에서 이미 사라졌다. 많은 부모들이 첫째 자녀를 처음 목욕시킬 때를 회상하고 미소를 지을 수 있다. 많은 교사들이 그의 첫 번째 수업을 회상하면서 미소 짓는다. 성적으로 만족스럽게 느끼는 많은 커플들은 초기 성교의 어려움을 잘 기억하지 못한다. 스트레스 유발요인을 잘 극복한 사람이나 또는 극복하지 못한 사람들 모두 초기 시도의 공포를 잊을 좋은 이유가 있다. 그러나 그러한 시절이 있었다. 여기에서 내 관심은 우리의 전체 생애주기에 내재된 스트레스 유발요인을 연구할 때 필요한 이론적인 이슈들을 제시하고 다루는 것이다. 이러한 이슈는 우리의 모든 사회적 역할과 개인적인 경험을 이해하는 데도 아주 중요한 것이라고 믿는다(생애주기의 스트레스 유발요인에 대한 상세한 논의는 아카데미 출판사에서 펴낸 생애주기 발달심리학 시리즈의 책들 특히 Datan과 Ginsberg, 1975의 책을 참조.).

위의 논의에서 드러난 첫 번째 시사점은 가장 좋고 안정된 세계-즉 이 책의 독자 중 아무도 직면하지 못할 세계-에서도, 우리는 지속적으로 새로운 역할, 새로운 단계, 새로운 상황에 직면하게 된다는 것이다. 이런 모든 것들은 도전이며 무언가 대응을 해야 한다. 다른 말로 표현하면, 스트레스 유발요인이다. 그러한 새로운 도전은 끊임없이 나타난다. 어떤 집단에 대해 그러한 도전이 얼마나 되는지를 세어본 사람은 없다(어쨌든 그러한 새로운 도전에 직면하여 들어가게 되면 출구나 분리도 있다는 사실을 항시 기억해야 한다). Holmes와 Rahe의 사회적응 측정도구는, 특히 폐쇄적이고 시간 제한적이라는 점에서, 이러한 방향으로의 출발점에 불과하다.

두 번째, 예측적인 사회화는 필연적으로 부적절하다는 것을 우리는 주시해야 한다. 훈련에서, 항상 우리가 과거와 마찬가지로 심각하게 임하고 있으며, 게임을 하고 있음을 알고 있다. 책임과 권위는 아직 우리의 것이 아니다. 우리는 항상 게임을 멈추라고 말할 수 있다. 시뮬레이션 훈련이 훈련방법으로 크게 발전하였지만, 진짜는 아니다. 사람들은 새로운 상황에 직면할 때, 스트레스 유발요인이 항상 존재한다. 우리가 얼마나 적절하게 스트레스 유발요인에 대처할 준비를 해왔는지는 사람마다 다르지만, 가장 적절한 사회화조차도 스트레스 유발요인에 다 대처할 수 있게 만들 수는 없다. 과거의 전쟁에 잘 대처하게 만들 수는 있지만, 새로운 전쟁은 이전의 전쟁과 무언가 다르기 마련이다.

세 번째 주제는 인간본성에 관한 근본적인 가정에 기반하고 있으므로 잠정적인 것이다. 필자는 먼저 기본 가정을 제시한 다음에, 자세히 논의하고자 한다. 필자는 이를 결핍증의 문제라고 부른다. 우리는 스트레스 유발요인을, 개념 자체로부터 나온 것이지만, 과잉과 관련시켜 생각한다. 그러나 물론 그렇지 않은 경우도 있다. 우리에게 아무런 요구도 하지 않는 환경이나 스트레스 유발요인에 직면하지 않는 환경 자체가, 역설적이지만, 스트레스 유발요인이라고 볼 이유가 충분히 있다. 결핍증의 개념은 어느 정도의 적절한 규모와 복잡성을 지닌 감각적 자극에 대한 내재적 요구가 사람들에게 있다고 가정한다. 이러한 가정에 대한 증거는 여러 곳에서 가져올 수 있다. 신생아 발달에 대한 많은 연구들은 적절한 자극이 생존과 안락에 필수적임을 보여준다. 동물이나 성인이나 또는 아동에서의 자극결핍에 대한 광범위한 연구는 부족하면 병리적인 결과로 이어진다는 것을 보여준다. 생리심리학적 연구는 뇌신경체계가 기능을 적절하게 수행하기 위해서는 오히려 자극이 필수적임을 보여주고 있다. 이러한 연구들은 도전이 전혀 없는 환경이 오히려 개체에게 굉장한 스트레스를 주는 것이라고 생각하게 만든다(이와 관련된 문헌들로는 Bronfernbrenner, 1972, pp. 256~301; Frankenhaueser & Gardell, 1976; Wohlwill, 1971을 참조.).

지금까지 필자는 모든 인간이 생물학적인 존재로 또한 사회적 존재로 살아가는 것 자체로 부딪치는 내재적 스트레스 유발요인이 있음을 보여주기 위해 노력하였다. 필자는 각 개인의 사회적 · 문화적 · 역사적 맥락이 어떠하든지 간에, Galdston의 말처럼, 인생은 팽팽한 밧줄을 타며 그 위에서 옷도 갈아입고 물건이나 도구들을 받거나 또는 버리는 것과 같다고 주장해 왔다. 역사학, 인류학 그리고 무엇보다도 문학의–그것이 성경이든, 그리스고전이든, 세익스피어든, 단테든, 또는 도스토예프스키든–기본지식만 가지고 있어도, 우리는 인간존재가 대체로 고요한 존재가 아니라는 것을 알 수 있다. 물론 교란이 어떻게 일어나는지는 시간과 장소에 따라 다르다. 그 규모도 워터게이트 문제부터 베트남 문제에 이르기까지 다양하다.

여기서 필자는 앞에서 말했던 큰 격변에 초점을 맞추지는 않을 것이다. 물론 큰 격변은 아주 중요하지만, 여기에서 주목하는 것은 모든 사회에서 사회적 · 문화적 조직에 얽혀서 작동하는 일상생활에서 나타나는 내재적인 갈등이다. Lazarus와 Cohen은 이런 것들을 일상의 귀찮은 일hasssels이라는 말로 표현해서, 의도하지는 않았겠지만 심각하게 우리를 오도하고 있다. 그들은 이 용어를 사용하여 가난이 가져오는 지속적이고, 만성적이며, 반복적인 일상의 귀찮은 일을 지칭하고 있다. 그들의 간단한 문헌 요약과 인용은 전혀 체계적이지 못하다. 그들의 말에 따르면, 환경이 달라지면 스트레스가 생긴다. 나는 여기에서 왜 모든 사회적 환경들 자체가 내재적으로 스트레스를 주는 것인지에 대한 두 가지 기본적인 이유를 설명하고자 한다.

모든 사회제도의 역사가 투쟁의 역사임을, 마르크시스트가 아니어도, 나를 포함하여 누구나 알 수 있다. 남편과 아내, 부모와 자녀, 상급자와 하급자, 성직자와 신도, 의사와 환자, 교사와 학생, 사무원과 군인, 당선자와 투표자, 리더와 추종자–이들 모두는 서로 연결되어 있지만, 예외 없이 자원, 권력, 관점, 이익, 동기에서도 차이가 있다. 사랑, 상호 원조와 지지, 협동, 보완, 이타주의–Nisbet(1973)이 서구적 사고와 문명에 대한 조사에서 공동체의 특성이라고 부른 것–를 부정하는 것은 근본적으로 잘못된 것이다. 그러나 모든 사회적 관계에서 상수를 무시하면, 그것이 집단 간이든 개인 간이든, 내재적 갈등이 지속적으로 존재한다는 것을 부정하는 것 또한 마찬가지로 잘못된 것이다(사회학적 문헌을 잘 알고 있는 독자라면 나의 이러한 주장이 Simmel, 1955, Dahrendof, 1966의 영향을 받았음을 알 수 있을 것이다. 미국의 중간계층의 삶에 내재하는 스트레스 유발요인에 대한 대중적인 설명은 Sheehy, 1974을 참조.).

모든 사회적 환경이 스트레스를 주는 것이라는 주장의 두 번째 이유는 다음과 같다. 문화적으로 주입된 목표와 그 목표를 성취하기 위해 사회적으로 구조화되고 정당화된 수단 사이에 간극이 있다는 Merton의 고전적 분석(1957)에 기반하고 있다. Merton은 특히 일탈의 구조적 원인을 이해하는 데 초점을 맞추고 있다. 그는 일탈을 사회가 제공하는 수단이나 목표 또는 양쪽 모두를 거부하는 것이라고 정의한다. Merton은 자신의 분석을 1936년에 처음 쓴 것이어서 당시의 시대상황을 반영하고 있다. 미국인에게는 물질적인 재화를 취득하는 것이 문화적으로 부여된 목표이지만 공황을 극복하지 못한 당시의 상황에서 대부분의 미국인들에게 이러한 내면화된 목표를 성취하는 것이 구조적으로 불가능한 것을 Merton은 중요한 예로 다루고 있다.

모든 인간사회가 생득지위보다 성취지위로 역할을 부여하는 것은 아니다. 그러나 모든 사회에서, 그것이 소수에 제한될 수도 있지만, 지위변동의 여지가 있다. 게다가, 모든 사회는, 그 사회가 어떤 의미를 부여하든, 아름다움, 기술, 힘, 성격, 선행 등 어떤 측면을 특별히 강조한다. 가장 중요한 것은 모든 사회에서 그것이 물질적이든 비물질적이든 자원과 보상에 한계가 있다는 것이다. 가장 경직된 카스트사회에서조차도, 보다 완벽한 문화적 주입이 이루어져 모든 사람이 자신에 합당한 지위를 잘 알고 있는 사회에서조차도, 가장 낮은 계층도 이론적으로 모든 사람이 받아들이는 목표를 가지고 있다. 그렇지만 역사상 어떤 사회도 구조적인 제한을 극복한 사회는 없다. 긍정적으로 표현하면, 선전해온 목표들에 모두가 구조적으로 접근할 수 있도록 만든 사회는 없다.

이런 맥락에서, Merton의 논의를 현대에 맞게 적용할 방법을 찾는 논문(Simon & Gagnon, 1976)을 살펴볼 필요가 있다. Merton은 대공항시기에 대부분의 미국인이 성취할 수 없었던 "물신숭배"에 초점을 맞췄다. 수단-목표에 괴리가 있을 때 나타나는 아노미적 반응의 여러 종류(혁신, 순응, 회피, 반란)를 다룬 Merton의 패러다임은 그 당시 나타난 주된 행동양식을 잘 설명하는 것으로 보인다. 그러나 Simon과

Gagnon은 "예견치 못한 풍요 때문에 발생한 아노미"라는 생각에 의문을 제기한다. 그들은 사람들이 Merton에 의해 제시한 목표 성취에 성공했다면 무슨 일이 일어나는가를 묻고 있는 것이다. 전부는 아니지만, 많은 미국인들은 부유하지만, 특별히 행복한 것은 아니다. 그들은 이러한 상황에 대한 대응으로, 보다 확장된 패러다임을 만들었지만 그것이 우리의 관심사는 아니다. 우리의 관심은 모든 사회가 목표-수단의 괴리라는 딜레마에 의해 특정된다는 주장에 있다. 두 가지 관점에서 그렇다. 첫째, 목표성취를 위해 사회적으로 구조화된 수단들은 어느 사회에서든 오로지 소수에게만 제공된다. 둘째, 근본적 지혜는 구약성경에서 솔로몬이 말한 바와 같이 "헛되고 헛되니 모든 것이 헛되다"라는 주장은 너무 지나친 것인가? 나이가 든다고 그런 지혜에 도달하는 것은 아니라는 주장도 너무 지나친 것인가?

필자는 줄곧 이 장을 통해 스트레스 유발요인이 인간 존재에서 항상 나타난다는 편재성을 강조했다. 이스라엘 사람이며, 사회학자인 필자는 사회 내의 한 역사에서 다른 역사까지, 한 문화에서 다른 문화까지, 한 집단에서 다른 집단까지, 한 개인의 독특한 삶에서 다른 사람의 독특한 삶까지, 스트레스 유발요인이 차별적으로 분포한다는 점을 잘 인식하고 있다. 그동안 필자의 연구는 정확하게 이런 주제들을 주로 다루어 왔다. 초기에는 민족관계, 이민자 적응, 인종차별 그리고 그 이후로는 갱년기 적응에 있어서의 민족별 차이, 수용소 생존자들, 질병율과 사망률에서의 사회 계급적 차이 등을 연구했다. 베트남은 이스라엘이 아니고, 스웨덴이 아니다. 빈곤한 사람은 부자가 아니고, 흑인은 백인이 아니며, 남성은 여성이 아니다. 어쨌든 스트레스 연구에서 압도적인 다수가 개인이나 집단이 스트레스 유발요인에 얼마나 다르게 노출되어 있는가를 다루고 있지만, 필자는 가장 운이 좋은 사람이나 집단조차도 살아가면서 상당한 스트레스를 받고 있다고 주장했다.

필자는 이 부분에서 스트레스 유발요인이 인간 존재 어디든 존재하는 것이라는 주제를 추구해왔고, 11개의 심리사회적 스트레스 유발요인들에 주목해 왔다. 필자가 소제목을 사용하는 스타일이 아니어서, 나열을 하면 다음과 같다. 사고와 생존자, 사회 관계망에서 타인으로부터의 뜻밖의 경험, 우리가 포함된 공포적인 역사, 정신 내적이며 무의식적인 갈등과 불안, 억압과 살상의 두려움, 집안까지 영향을 미치는 역사적 사건들, 우리가 사는 작은 세계의 변화들, 생애단계별 심리사회적 위기들, 다른 규범적 생애위기들–새로운 역할에의 입문과 퇴임, 부적절한 사회화와 결핍과 과잉, 모든 사회적 관계에 내재된 갈등들, 문화적으로 습득된 목표와 사회적으로 구조화된 수단 간의 괴리.

필자는 유전적이고 미생물적인 요소에 의해 부과된 잠재적 스트레스 유발요인들에 대비하여, 인간조건에 내재된 스트레스 유발요인으로 이런 목록을 작성했다. 여기에서 필자의 관심은 심리사회적 스트레스 유발요인들을 엄밀하고 체계적으로 분석하는 데 있지 않다. 어떤 독자들은 아마 하나의 요인과 다른 요인들 사이의 구분이 이상하다고 생각할 것이다(사고와 타인으로부터의 뜻밖의 경험을 분리하였는데 사고가 타인으로부터의 뜻밖의 경험의 하나일 수도 있다). 또 다른 사람들은 아마도 증명되지 않은 가정(결핍을 스트레스 유발요인으로 보는 것)이나 특정한 형태의 스트레스 유발요인이 부적절하게 분류되었다고 문제를 제기할 것이다. 보다 중요하게는, 필자가 스트레스 유발요인들의 역사적 사회문화적 맥락을 대체로 무시했다는 점이다. 필자는 의도적으로 그렇게 했다. 그러한 맥락이 어떻게 스트레스 유발요인을 특별한 방향으로 구성하거나 결정한다는 사실을 몰라서가 아니고, 모든 사회에서 모든 역사적인 상황에서, 심리사회적인 스트레스 유발요인들이 인간존재 어디에나 내재되어 있다는 것을 강조하고자 했기 때문이다.

필자는 이러한 주제로 여러 번 다양한 청중들에게 구두로 발표를 하였다(물론 다른 대학에 소속된 사람들이었다. 그런 청중들은 더 어려운 주제도 수용할 준비가 되어 있을 것이다). 자신의 생애에서 나타나는 상황을 매개로 평가해보라고 독자들에게 묻는 것처럼 그들에게도 물었다. 필자는 이를 통해 사람들이 자신의 생애에서 비극, 슬픔, 도전, 혼란, 갈등을 계속 경험하며 살아간다는 사실을 다시 확인했다.

필자의 입장을 아주 명확하게 표현해보자. 필자는 인생에서 남자와 여자가 그리고 자녀들이 지니는 기쁨과 즐거움, 희열과 단순한 만족, 성취감, 행복, 창조성을 충분히 인지하고 있다. 그만큼 잘 하지는 못하겠지만, 역사에 대한 찬가나 생물종에 대해서 쓸 수도 있었을 것이다. 한 가지 측면을 본다고 하여 다른 측면을 무시해서는 안 된다. 그러나 필자가 관심을 가지고 조사하려고 했던 것이 건강생성모델이었음을 기억해야 한다. 와해의 연속선상에서 어떻게 사람들이 건강한 쪽으로 다가갈 수 있었는가의 질문에 대해 스트레스 유발요인의 수준이 낮았기 때문이라고 답할 수 있다. 필자는 이러한 답이 부적절하다는 것이 이제 분명해졌을 것이라고 믿는다. 필자는 인식과 평가의 중요성을 강조하는 상호작용적인 스트레스 유발요인의 개념화가 틀렸다고 증명할 증거가 많다고 생각한다. 우리는 모두 팽팽한 밧줄 위를 걷고 있으며, 충분히 그 사실을 알고 있다.

1장의 자료가 아마 이제 이해되기 시작할 것이다. 그렇다면 의문도 더 커질 것이다. 우리가 어떻게 자신을 관리하고 있으며 또 건강하게 관리하고 있을까? 먼저 이 질문을 다루기 전에, 한 가지 이슈를 간단하게라도 먼저 논의해야겠다.

집단수준에서의 스트레스 유발요인

지금까지 필자는 스트레스 유발요인을 개인이 직면하는 경험으로 설명하였다. 같은 현상이 많은 사람들에 의해 스트레스 유발요인으로 지각되고 또한 같은 집단의 많은 사람들의 삶에 영향을 미치고 있음에도 불구하고, 지금까지 관심의 초점을 개인에게 두었다. 이러한 방식은 전통적인 역학적인 접근이다. 이러한 방식은 특정 인구집단에서 스트레스 유발요인 기초로 경험한 개인이 해당집단의 몇 퍼센트에 이르는가를 다룬다. 그러나 이러한 접근을 집단수준에서도 적용가능한지를 알아보는 것도 중요하다. 이제 우리는 어느 정도까지 사회적 집단들-즉, 지역사회, 국가들, 사회적 계층들, 인종과 민족-이 스트레스 유발요인에 의해 특징화될 수 있는지를 질문할 수 있다. 또는 더 우아하게 표현하면, 어떤 스트레스 상황에서 살고 있는가? 특정 집단의 내성자원 또는 통합균형감에 대한 논의에서 똑 같은 이슈가 제기될 것이기 때문에 그 내용을 명확하게 하는 것이 필요하다. 필자는 집단의 객관적이고 사회학적인 상황을 다루고 있다. 이는 집단 내 개인들이 어떻게 상황을 지각하고 반응하는지와 또 다른 질문이다(Durkheim, 1897; 1951).

사회학에서 합의이론의 극단적 지지자조차도 갈등이나 스트레스 유발요인이 없을 정도로 잘 통합되고 결합되고 합의된 사회적 집단이 존재하지 않는다고 인정할 것이다. 이들 또한 인간역사에서 아주 고립되어 편안한 환경에서 살아서 외적 환경으로부터 나오는 스트레스 유발요인이 없는 사회란 거의 존재하지 않는다고 생각할 것이다. 가장 극단적인 갈등론자도 내적갈등이나 외부공격의 스트레스 유발요인이 지속적으로 쏟아지는 경우, 해당 집단이 유지될 수 없다는 합의론자들의 주장에 동의할 것이다.

합의이론과 갈등이론을 구분하는 것은 얼마나 사회적 집단의 스트레스 유발요인이 다른가의 문제가 아니다. 이러한 차이는 경험적 조사의 문제일 뿐이다(물론 합의모델로 무장한 학자들은 합의를 찾으려 하고, 갈등모델로 무장한 학자들은 갈등을 찾겠지만). 스트레스 유발요인에 대한 견해에서 두 집단 간의 중요한 차이는 스트레스 유발요인을 외생적인 것으로 보는지 아니면, 내생적인 것으로 보는지이다. 합의이론가들은 스트레스 유발요인들을 한 집단과 다른 집단들과의 관계에 본질적으로 내재된 것이 아니라 돌발적인 것이며 외부에서 오는 것으로 보는 경향이 있다. 만일 스트레스 유발요인들이 내재적이라면, 부적절한 사회화, 대화실패, 또는 부족한 자원 때문으로 본다. 예를 들어 자원이 부족하면 스트레스 유발요인이 된다. 이러한 관점에서 스트레스 유발요인은 진정한 스트레스 유발요인이라기 보다는 우리(사회적 집단이)가 그것들을 스트레스 유발요인으로 보기 때문에 그렇게 된다. 만일 우리가 상황을 다르게 인식하고, 끝까지 소통을 하고, 비현실적인 요구를 포기하면, 이들은 더 이상 스트레스 유발요인이 아니게 된다.

필자의 관심은 사회과정의 갈등모델에 있다(이 뜻은 내가 갈등모델을 더 좋아한다는 것이 아니라, 갈등모델이 사회과정을 더 적절하게 설명한다고 생각한다는 것이다). 필자는 외생적이거나 우발적인 스트레스 유발요인에 앞서서, 스트레스 유발요인은 모든 집단 내 그리고 집단 간 과정에 내재되어 있다고 생각한다. 개별적인 가족, 사회운동, 사회계층 등은, 이들의 성격에 따라, 각각의 내외적 갈등에 직면하게 된다. 어떤 안정된 가족 내에서 발견된 스트레스 유발요인은, 어떤 다른 가족, 예를 들어 여러 문제를 지닌 가족 내에서 발견된 스트레스 유발요인들과, 내용이나 규모가 같은 것이라고 할 수 없다. 가족일지라도 각각 다르다. 백인과 흑인이 다르고, 가난한 사람과 부자는 다르다. 그러나 내가 앞에서 말한 바와 같이, 그러한 차이라는 것은 매우 적절한 정도에서 급하게 계속 쏟아지는 정도 사이의 어디에 있을 것이다. 따라서 매우 건강수준이 높은 집단을 이해하고자 할 때 스트레스 유발요인이 없는 방향에서 답을 찾는 것은 어리석은 일이다.

긴장의 특성

이 장의 앞부분에서, 스트레스 유발요인의 상호작용적 특징에 대한 공감대가 형성되고 있다고 설명했다. 필자는 1974년에 다음과 같이 썼다. "그러나 만일 스트레스가 많은 생애사건에 대한 연구에서 알아낸 것이 있다면, 해당 사건의 객관적인 특성보다는 해당 사건에 대한 주관적 의미부여가 더 중요하다는 것이다"(Antonovsky, 1974, p. 246). 이 장에서 필자는 그 입장이 정확하지만 큰 틀에서는 중요하지는 않다고 주장했다. 왜냐하면 우리가 인생에서 계속 직면하는 스트레스는 이미 우리가 스트레스 유발요인이라고 생각하는 것에서 나오기 때문이다. 그렇다면 스트레스 유발요인을 직면하는 유기체들의 반응은 어떻게 나타나는가? 문헌고찰 결과, 압도적으로 스트레스 유발요인으로 인해 스트레스 상태가 나타난다고 제시한다. 필자는 이렇게 대답하는 것보다 스트레스 상태를 두 가지로 구분하여 답하는 것이 중요하다고 생각한다. 즉, 필자는 스트레스 유발요인에 직면하여 나타나는 것을 긴장과 스트레스로 구분하는 것이 절대적으로 필요하다고 제시하였다 (Antonovsky, 1971).

Selye는 초창기에 스트레스 증상을 스트레스 유발요인에 대한 반응으로 초래된 모든 일반적인 변화를 의미한다고 주장했다. 그는, 이미 잘 알려진 바와 같이, 이를 구분하여 세 단계의 일반적 적응 증상으로 세분화하였다. 즉, 경계반응, 저항, 탈진의 세 단계 증상을 제시하였다. Selye는 이런 단계들이 적응과정의 단계라고 조심스럽게 주장하였다. 경계와 저항의 단계라고 한 것은, 더 나아가 탈진이라고 표현한 것까지 포함하여, 이것이 가역적일 수 있다는 것을 보여주며, 또한 유기체에 와해를 끼치지 않을 수도 있다는 것을 보여주는 것이라고 그는 주장했다. "정상적인 인생주기에서, 모든 사람은 처음의 두 단계를 수도 없이 반복하여 경험한다. 그렇기 때문에 우리는, 인간에 주어지는 수많은 상처에 저항하여, 그 많은 활동을 수행할 수 있도록 적응할 수 있다"(Selye, 1956, p. 64). 그러나 그는 최근의 연구에서, 스트레스 유발요인들에 대한 반응의 기능적이고 긍정적인 결과를 제시하는 것을 넘어, 한걸음 더 나아간다. "최근의 더욱 발전된 방법을 사용하여, 똑같은 증상들이 적응에 대한 요구로 유발되었으며, 동의할 만한 또는 유용한 것으로 경험될 수 있다고 보여줄 수 있다. 즉, 이들은 나쁜 스트레스와 대조되는 좋은 스트레스라고 부를 수 있다"(Selye, 1975, p. 39).

그러나 안타깝게도, "동의할 만한 것으로 경험되는"의 뜻이 무엇인지 명확하지 않다. 이는 요구, 즉 스트레스 유발요인을 뜻하는가? 또는 적응증상 단계에서 나타나는 정서인가 아니면 스트레스를 받는 상황의 결과인가? 이 연구가 필자에게는 별 도움이 되지 않는다는 것을 발견하였다. 대체로 스트레스 유발요인은 나쁜 것으로 간주된다. 스트레스 유발요인에 대면하면 우리는 불행해진다고 느낀다. 스트레스 유발요인들에 대한 반응으로 일어나는 생리적 · 생화학적 변화들은 불쾌한 정서로 나타난다. 궁극적인 결과는 슬픔이다. 그러한 주장의 타당성은 많이 찾아낼 수 있다. Holmes와 Masuda(1974)는 스트레스 유발요인에서 중요한 것은, 생애사건에서 행복하게 느끼든 또는 슬프게 느끼든 상관없이, 유기체에 부과된 적응요구라고 주장한다. 이들은 정서적 결과를 무시하고, 오로지 부정적인 결과에만 관심을 쏟는다. 그러나 상호작용적 접근에 몰두하는 학자들 대부분은, 적절한 준비, 적절한 극복기술 그리고 자원이 있다면 스트레스가 없다고 지적한다. "인생에서 나타나는 대부분의 상황은, 사람의 능력을 소진시키는 것이 아니기 때문에, 위협적인 것으로 경험되지 않는다." 그러나 만일 대처할 준비가 되어 있지 않은 상태라면, 우리는 "상당한 스트레스 상황에," 즉 "불쾌해질 수 있는 신체적 · 사회적 · 문화적 상황들"에 노출된 결과로, "불안, 두려움, 우울, 불쾌감"을 경험하게 될 것이다(Mechanic, 1968, pp. 304, 299, 297에서 인용).

이 분야에서 일반적으로 나타나는 강조점과 달리(이제까지 별다른 힌트를 제공하지 않았지만), 다음과 같이 제안하고자 한다. (1) 이장의 앞부분에서 제시한 스트레스 유발요인에 대한 정의는 해당 스트레스 유발요인에 직면한 개인이나 집단이 어떠한 방향으로 가치판단을 한다는 것을 내포하고 있지 않았다. (2) 스트레스 유발요인에 대한 유기체의 반응-내가 긴장이라고 부르자고 한 것-은 부정적인 정서일 수도 있고 긍정적인 정서일 수도 있으며 또는 둘 다일 수도 있다. (3) 긴장상태에 진입한 유기체에게 나타나는 결과는 부정적, 중립적, 또는 건강생성이 될 수 있다.

이 입장을 보다 분명하게 설명하기 위해, 가족들이 거처를 옮기는, 특히 새로운 지역으로 이사하는 상황을 예로 들어보자. 수백만 명의 미국인들이 매년 이사를 한다. 이사를 해본 사람이라면 누구나 이사라는 상황 자체가 대체로 상당한 스트레스 유발요인이라는 것에 확실하게 동의할 것이다. Wissman과 Paykel(1972)은 여성에 있어서 이사와 우울증의 관계라는 아주 흥미로운 연구를 수행하였다. 그들은 이사가 금전적인 부담과 위험, 친근한 사람과 관습과 풍경의 상실, 새로운 사람과 관습과 풍경에의 진입, 파손과 분실 등의 문제, 체력소모 등과 관련된다는 사실에 주목하였다. 이것이 스트레스 유발요인임은 명확하다. 따라서 긴장의 상태에 진입하게 되는 것이 확실하다. 즉, Selye의 일반적응증상에서의 첫 두 단계, 그리고 아마도 세 번째 단계도 포함할 것이다. 이에 따른 생화학적 · 생리학적 · 정서적인 영향들이 나타난다. 그렇다면 이러한 정서적 영향은 구체적으로 무엇일까? 연구대상자인 여성들에게서도 드러났듯이, 부정적 정서이다. 그러나 꼭 그럴 필요는 없다. 누군가는 오히려 흥분, 환희, 도전, 안도감을 느낄 것이다. 이사의 모든 과정이 순조롭게 이루어져서도 아니고, 긴장을 못 느껴서도 아니고, 그러한 상황에서 요구되는 것이 스트레스 유발요인으로 인식되지 않아서도 아니다. Mechnic의 용어로 말하면, 이사를 하려면 우리의 많은 능력을 사용하여야 한다. Wissman과 Paykel(p. 28)은 다음과 같이 결론을 내렸다. "미국에서 다른 곳으로 이사를 가는 것에 대한 스트레스의 영향은 과소평가되어 왔다. 이사를 하면 개인의 정체성에 도전하는 일이 끊임없이 나타나며 또한 새로운 상황에 계속 적응해야 하므로 개인이 적응해야 할 일이 아주 많다…. 이사한 다음 감내할 수 없는 고통을 경험하는 많은 사람들이 있다." 그러나 이런 결론은 다음과 같은 문장과 함께 나타난다. "많은 사람들이 매년 이사를 하는데 아무런 문제도 경험하지 않거나 또는 단기간에 문제를 극복한다."

필자는 핵심이 명확하다고 생각한다. 긴장은 스트레스 유발요인에 의해 일어난다. 그러나 우리는 긴장으로 인해 기뻐할 수도 있고 고통을 느낄 수도 있고 또는 둘 다를 동시에 경험할 수 있다. 만일 우리가 자발적으로 스트레스 유발요인을 찾는 빈도를 고려한다면, 이 점은 이해될 것이다. 메조키즘의 피학대 성향을 이야기하려는 것도 아니고, 또한 긴장을 목표성취를 위해 어쩔 수 없이 지불해야 되는 것으로 이야기하려는 것도 아니다. 아마 뿌리는 많은 사람들이 제시하듯이, 근본적인 탐색충동으로부터 나왔을 것이다. 다른 사람들은 이를 새로운 경험에 대한 소망이라고 말한다. 이러한 행동양상은 앞서 논의한, 결핍(충분하지 못한 자극)을 불쾌하게 느끼는 것과 관련이 있을 것이다. 그 원인이 무엇이든, 인간은 지속적으로 스트레스가 넘치는 상황을 일부러 선택하여 경험하고자 한다. 침대에서든, 축구에서든 또는 위험을 감수하는 모험에서든 그렇다. 예를 들어, 도박을 통해 궁극적으로 충동을 감소시키기도 하고, 또는 긴장을 통해 즐거움을 느끼기 위해 도박을 한다. (Radolff & Helmreich, 1968을 참조. 이들은 대륙붕 탐사와 같이 스트레스 유발요인아 가득한 상황에 자발적으로 들어가서 이를 즐기는 사람들에 대해 자세하게 연구하였다.)

충동감소drive reduction라는 용어로 바꾸어 다음 단계로 논의를 발전시켜보자. 필자는 긴장 그 자체가 즐거움이 될 수 있다고 주장해 왔다. 그렇다면 그 결과는 무엇일까? 아래와 같이 이야기하는 것은 부적절할 뿐만 아니라 오도하는 것이다. 만약 충동감소가 상당히 빠르게 진행되고, 항상성이 빠르게 회복되고, 또는 필자가 좋아하는 방식으로 표현하면, 긴장관리가 효율적으로 이루어진다면, 피해가 전혀 없을 것이다. 왜냐하면, 긴장상태에 대한 결과가 피해가 없는 것일 수도 있지만, 건강생성이 될 수도 있다는 점을 간과하고 있기 때문이다. 필자가 가장 주목한 사례는 필자의 동료인 Shuval(1957~1958)이 제시한 경화가설 hardening hypothesis이다. 그녀는 1950년대 초 강제수용소의 생존자들이 이스라엘로 이주하여 엄격한 이스라엘 생활에 어떻게 적응하는지를 연구하였는데, 어떤 상황 하에서는 강제수용소의 생존자들이 대조집단보다 더 잘 적응한다는 사실을 발견하였다. 이들이 이스라엘 생활의 어려움을 판단하는 기준은 자신들이 어떻게든 극복한 강제수용소에서의 공포였다. 운동모형은 또 다른 사례이다. 우리는 자신들에게 매일 정해진 운동량을 초과하여 무언가를 더 부과하며, 이제까지는 몰랐던 능력을 더 개발하고자 노력한다. 우리는 계속 학습하며, 미래의 스트레스 유발요인에도 이를 적용한다. 일상생활에서 이런 모습은 익숙한 것이므로 여기에서 힘들여 증명할 필요는 없을 것이다.

긴장의 가능한 건강생성 결과에 완벽하게 적용되는 것으로 생각되는 용어를 다른 분야에서 빌려와 검토해보자. 쥐 실험에 대한 어떤 결과보고서를 인용해보자. "요약하면, 우리는 환경적인 스트레스 유발요인들이 면역반응을 약화시키기도 하지만 증강시키기도 한다는 것을 보여주었다. 약화작용과 강화작용 모두 가능하다"(Monjan & Collector, 1977, p. 308). 지금까지 잠재적이던 자원을 현실화시켜 개인의 레퍼토리를 풍부하게 하는 강화작용potentiation은 긴장의 결과로 나타날 수 있다. 한 단계 더 나아가, 보호막도 긴장의 긍정적 결과로 제시할 수 있다. 미생물에 대한 최초 노출의 결과 면역이 생긴다는 점은 이미 잘 알려져 있다. 또 다른 사례를 들어보자. "불안의 증가와 내성은… 피할 수 없을 뿐만 아니라 바람직하다. 초기 영아기 발달과정에서 자극을 제공하여 모든 위험 상황에서 사용할 수 있는 적절한 방어기제를 발전시킬 수 있도록 해 준다"(E.R. Zetzel, Roazen, 1968, p. 281에서 인용).

따라서 긴장은 반드시 스트레스와 구분되어야 한다. 스트레스는 질병을 생성하는 데 기여하는 요인이다. 긴장은 건강을 생성하기도 하지만, 또한 스트레스로 진전될 수도 있다. 만일 두 개념 간에 구분이 없다면, 이러한 점이 보이지 않을 것이다. 두 개념이 구분된다면, 다음과 같은 중요한 질문이 제기될 수 있다. 긴장상태가 스트레스로 작동하도록 하는 것이 무엇인가? 또는 무엇이 긴장상태를 중립적이거나 건강생성의 결과로 나타나게 하는가? 또는 이 책에서 제안한 틀을 사용하여 질문하면 다음과 같다. 긴장상태의 개인에서, 무엇이 개인을 편안함(건강)/불편함(질병)의 연속선상에서 건강방향으로 또는 질병방향으로 가도록 결정하는가? 이런 질문을 다루면서 필자가 사용한 용어는 긴장관리tension management이다. 긴장관리는 "문제들이 해결되고 긴장이 해소되는 신속성(속도)과 완벽성(정도)으로 정의된다(Antonovsky, 1971, p. 1580)." 그러나 긴장의 가능한 건강생성 결과에 대한 고찰은 신속성rapidity이라는 용어가 잘못 오도될 수 있음을 보여준다. 때로는 긴장이 너무 빠르게 해소되어 충분히 좋은 결과를 가져오지 못할 수도 있다. 예를 들어, 조루증은 아주 불만족스러운 것일 수 있다. 파업을 피하기 위한 강제중재는 문제를 제대로 해결할 수 없게 할 수도 있다. 일단 이러한 점을 고려하면, 다음과 같은 중요한 질문이 제기된다. 성공적인 긴장관리의 결정요인은 무엇인가? 여기에 대한 답을 내성자원의 구축에서 발견할 수 있다는 것이 필자의 생각이다.

"일어나는 것과 일어나야만 하는 것의 상징적 표현"의 불일치에 대한 Vicker의 논의를 인용하면서 이 장을 마무리 짓고자 한다. "갈등모델은 병리적 스트레스에 대해 어느 것도 우리에게 말하지 않는다. 갈등은 토착적이다. 우리는 갈등 자체를 위험스럽다고 가정해서는 안 된다…. 또한 해당 유기체와 관련하여 어떤 스트레스가 위해적인 성질을 가지고 있다는 점과 더불어 어떤 유기체는 특정한 형태의 스트레스에 취약하다는 점을 동시에 이해할 필요가 있다. 물론 이를 위해서는 관련 개념모델을 내가 현재 알고 있는 것보다 더 발전된 형태로 세밀화시킬 필요가 있다(Vickers, 1968, p. 358)." 이제 이러한 모델의 두 번째 핵심요소로 필자가 제시했던 문제를 다룰 예정이다.

chapter 4

긴장관리와 저항자원

어떤 것이 어디에나 존재하며, 인간존재에 내재적이며, 극히 풍부하다고 가정해 보자. 우리가 스트레스 유발요인이라고 부르는 것이나 또는 어떤 것(미생물체, 우리가 의식 못하는 갈등, 우리의 노력, 또는 사회적 억압 등과 같은)이 우리가 의식하지 못하는 사이에 지속적으로 우리에게 쏟아진다고 생각해보자. 우리가 이들을 인식하게 되면 이들을 스트레스 유발요인이라고 부르는 데 쉽게 동의할 것이다. 긴장과 불균형의 수준이 개인과 하위집단에 따라 실제로 존재하지만 약한 정도에서부터 상상할 수 없을 정도로 심한 상태에 이르기까지 다양할 것이다. 긴장이 꼭 질병생성적이 아니라면? 많은 사람들이 아주 높은 비율로 질병에 걸려 있다면? 이런 상황에서 가장 중요한 질문 중 하나는 어떻게 긴장을 관리하고 스트레스로 이어지는 것을 예방할 것인가이다. 그리고 우리 전체 또는 적어도 우리의 일부에게라도 긴장을 해소하게 해주는 자원은 무엇일까?

저항자원의 의미

1973년 "생애사건 스트레스 학술대회(Stressful Life Events Conference)"(Antonovsky, 1974)에서 발표한 논문에서, 필자는 저항자원을 '가장 흥미로운 연구주제'라고 언급하였다. 필자 혼자만이 이러한 주장을 한 것은 아니다. 그러나 면역학적으로나 치료적으로 한 질병에 한 가지 치료법이 있다고 생각하는 전통적인 의학모델을 따르는 질병중심의 사고방식은 각 질병에 적절한 개별적인 저항자원에 초점을 맞추도록 압력을 가했다. Selye의 일반 적응증상이라는 개념의 영향을 받아서 질병의 와해개념을 구축하면서도, 계속 특정한 질병의 관점에서 접근하려고 하였다. 필자가 건강생성의 관점을 발전시키기 전에는 아직 일반저항자원generalized resistance resources, GRRs의 중요성을 충분히 인식하지 못하고 있었다. 초기에는 꽤나 높은 수준의 건강을 유지하는 강제수용소의 생존자들, 빈곤한 자들, 또는 소수민족들을 '일탈자'로 인식하며 접근하고 있었고, 그리고 점차 스트레스 유발요인이 모든 사람에게 존재한다는 관점을 발전시키고 있었다. 그 당시에는 아래와 같이 썼던 정도에 만족하고 있었다(Antonovsky, 1972, p. 541). "각 개인들에게 부과되는 요구가 크게 다르고 또한 많은 부분은 예측 불가능하기 때문에, 모든 요구사항에 적용되는 일반 저항자원을 충분히 이해하고 발전시킬 필요가 있다." 가장 보편적이고 초보적인 수준에서, 일반저항자원은 효과적으로 긴장관리를 촉진하는 환경, 집단, 개인의 특성들이라고 정의하였다.

물론 이러한 정의는 구체적인 저항자원의 중요성을 부정하는 것은 아니다. 그러한 저항자원들이 많이 존재하며, 긴장의 특정한 상황에서는 개별적 저항자원이 매우 유용하다. 특정 약품, 자살예방센터의 생명의 전화, 또는 강의를 하는 사람에게는 청중들의 집중력이 구체적인 스트레스 유발요인을 극복하는 데 커다란 도움을 줄 수 있다. 그러나 이러한 것은 너무 우연적이고 운에 의존하는 것이며, 오직 특정한 상황에서만 도움이 된다. 좀 더 깊이 생각해보자. 우리에게 주어진 특정한 저항자원이 어느 정도인지는 일반저항자원이 결정한다. 예를 들어, 어느 정도 지식이나 돈-이들은 일반저항자원이라고 부를 수 있다-이 있다면, 보다 많은 특정한 저항자원-예를 들어, 병원관료체계를 헤쳐 나가는 것-을 사용할 줄 알게 된다.

하나 더 여기에서 설명하자면 다음과 같다. 건강/질병의 이분법을 거부하면 모든 시기의 모든 사람에게 일반저항자원의 개념을 적용할 수 있는 길이 열린다. 특정 시기에 어떤 사람이 건강/질병의 연속선상의 어디에 위치하든, 일반저항자원을 얼마나 사용가능한지가 건강/질병의 연속선상에서 건강 쪽으로 이동하는데 또는 그 위치를 유지하는데 결정적인 영향을 미친다.

초기에 일반저항자원에 대해 글을 쓸 때, 필자는 주로 직관적으로 글을 썼다. 그 당시 필자가 찾아낸 일반저항자원의 종류는 세 가지였다. 첫째, 생리적 · 생화학적 · 심리적 · 문화적 · 사회적 수준에서 적응력이다. 둘째, 구체적인 내 주변사람과 관계 강화이다. 셋째, 개인과 전체 지역사회의 제도적 관계에 참여하는 것이다. 이 접근은 필자에게 그럴 듯하였다. 여러 자료들, 특히 역학적인 자료에 부합하였다. 이제 연구가 일반저항자원 개념에 대해 직관적 수준에서 체계적인 고찰로 넘어가야 한다. 이 장에서는 이러한 체계적인 고찰을 시도하고자 한다.

스트레스 유발요인의 회피

기본적으로 예방적인 지식, 태도, 행동과 같은 '부정적' 성격의 일반저항자원의 유형을 먼저 자세하게 살펴볼 필요가 있다. 이 자원은 스트레스 유발요인에 노출되는 것을 회피하기 위해, 더 정확하게 말하면 회피의 결과로 연결하기 위해 사용된다. 3장에서 강조한 스트레스 유발요인의 편재 또는 어디에나 존재한다는 것은 개인과 집단이 똑같은 정도로 스트레스 유발요인에 노출되어 있다는 것을 의미하지 않는다. 다르게 노출되는 이유 중 하나는, 그러한 노출을 피하게 해주는 일반저항자원이 집단이나 개인에 따라 다르게 분포한다는 점을 들 수 있다.

이런 종류에 가장 적절한 일반저항자원은 예방적인 건강인식이라 불리는 것이다. 간단히 말해, Rosenstock과 동료들은 이런 인식을 가진 사람들은, 우리의 용어로 스트레스 유발요인이라고 불리는, 행동을 적극 수행할 것이라는 가설을 만들었다. 이들은 백신예방접종을 잘 맞을 것이다. 예방적인 치과검진, 의료검진, 유방검진, 자궁암조기검사 등을 잘 할 것이다(Rosenstock, 1960; 이러한 접근에서 나타난 중요한 발전은 Mechanic, 1968, pp. 130ff., 그리고 Antonovsky와 Kats, 1970을 참조).

그러나 일반저항자원은 보다 일반적인 맥락에서 흥미를 끈다. 필연적으로, 이 개념은 예방의학, 건강관리모델, McKewon(1976)에 의해 아주 설득력 있게 제시된, 의료철학의 근본개념이다. 어떻게 보면, 이 접근은 구체적인 질병에 집중하기도 하지만, 일반적으로 그것은 사실이 아니다. 금연, 균형 잡힌 식사, 신체적 운동은 긴장관리에 필수적인 것이 아니다. 필자의 용어로 말하자면, 이들은 긴장상태에 빠지지 않게 하거나, 스트레스 유발요인을 회피하는 행동들과 관련이 없다.

이러한 접근을 결코 폄하하는 것이 아니라는 점을 먼저 명백하게 하고 싶다(전통적인 의학모델을 폄하하지 않는 것과 마찬가지이다). 사회의료정책Medizin-Polizei의 접근을, 민주사회에서는 더 전통적인 용어로 공중보건이라는 말을 사용하건 또는 전체주의 사회에서는 다른 용어를 사용하건, 채택한 사회나 지역사회는 의심할 여지없이 주민의 건강에 현저한 개선이 있기 때문이었다. 이를 증명하는 과거나 현재의 증거는 강력하다. 개인의 수준에 있어서도 예방과 조기검진은 도움이 된다. 그러나 암학회의 몇몇 자료가 보여주듯이, 실제보다 과장된 기대를 하는 경우가 많다(조기검진의 효율성에 대한 평가는 Antonovsky & Hartman, 1974을 참조). 콜레스테롤 논쟁은 적절한 지식이 축적되지 않았는데 성급하게 실천을 하게 되는 두 번째 문제점을 보여준다(Cochrane, 1972a). 생각을 바꾼 학자들이 오히려 더 큰 문제를 일으킬 수 있다. 그들은 더 심각하게 자신의 새로운 생각을 진실이라고 믿어, X 해결책을 유일한 즉각적인 해결책이라고 주장한다. 이러한 사고방식은 때때로 다른 사람들이 X 해결책의 효과를 신중하게 검토하는 것을 방해한다. 최근의 좋은 사례로 운동이나 조깅과 관련된 사례를 들 수 있다. 운동이나 조깅과 관련하여 나타나고 있는 종교와 비슷한 열정은 아마 양날의 결과에 직면할 가능성이 높다. 물론 잘 될 수도 있지만, 잘못되면 오히려 더 급속하게 관심이 식어버릴 것이다.

예방적 접근의 세 번째 문제는 건강관리나 위험감소나 위험회피 행동들에 수반되는 비용을 무시하는 경향이 있다는 것이다. 건강관리에서 마치 인간적 가치만 중요한 것처럼 생각하는 경향이 나타나고 있다. 많은 예방검사나 교육프로그램이 이에 들어가는 재정적 비용에 대한 적절한 평가 없이 또는 대안방법에 들어가는 자원과의 적절한 비교 없이 이루어지는 상황을 고려해보자. 또한 "이것이 나의 건강에 해가 됩니까?"라고 끊임없이 질문을 하게 되는, 사람들의 불안도 생각해 보자. 또는 인간존재의 더 많은 부분을 의료적인 문제로 취급하려는 의료화, 전문가의 의료 통제, 그리고 국가의 개입이라는 더 심각한 비용도 고려해야 한다. 이러한 경고에도 불구하고, 스트레스 유발요인을 미리 회피하자는 관점에 기반한 예방의학적 인식의 중요성을 누구도 부정할 수 없다.

이러한 것을 이야기 했으니 부정적인 것도 말해보자. 일반저항자원 개념의 한계를 반드시 지적해야 하므로 마음이 아프다. Samuel Butler의 『에레혼(Erewhon)』(1872)이라는 책에서도 균들은 사람보다 영리하다. 사람들은 아프게 된다. 더구나 잠재적인 희생자에게 해주는 많은 조언들은 근거가 없고 모욕적인 말들이었다. "야간에 일을 하지 마라. 가족과 함께 휴가를 떠나라. 탄수화물을 너무 많이 먹지 마라. 성폭행 당할 줄 모르니 밤에 다니지 마라." 이렇게 계속 해서 반복되는 발언에는 희생자에게 책임을 씌우는 잘못된 신념이 존재한다. 우리의 생활양식은 우리가 살고 있는 사회구조의 변화에 의해 우리에게 부과된 것이 대부분이며, 우리가 마음대로 택할 수 있는 것은 그리 많지 않다. 그런데 마치 개인이 마음대로 선택하고 마음대로 바꿀 수 있는 것처럼 생각한다.

일반저항자원은 의심할 여지없이 스트레스 유발요인을 미리 회피할 수 있게 해주는 기능을 가지고 있다. 보통 그렇듯이, 이미 다른 학자가 필자보다 훨씬 적절하고 상세하게 논의하였기 때문에 위험요소 회피에 대한 논의는 여기에서 간단하게 이루어질 것이다. 특히 McKeown (1976)의 논의가 그렇다. 그러나 필자의 관점에서 보면, 필연적으로 나타날 수 있는 일이지만, 스트레스 유발요인을 회피하지 못하고 긴장상태가 만들어졌을 때, 어떤 일이 벌어지는지에 대한 논의도 제대로 이루어지지 못했다. 그리고 어떤 일반저항자원이 긴장을 관리할 때 사용이 가능한지에 대해 제대로 논의되지 못했다.

일반저항자원에 대한 체계적 고찰

일반저항자원에 대한 다음의 논의는 주로 다음 두 가지에 영향을 받았다. 첫째, 일반저항자원의 구조와 내용의 측면에서, 일반저항자원이 무엇인지를 지도처럼 나열하여 설명하는 방식으로 논의를 진행하고 있다. 둘째, 관련 문헌에 대한 지식이 부족한 상태에서 논의를 해왔는데 이게 더 심각하게 영향을 미치고 있을 것이다. 이 장의 마지막 부분에 이르면 알게 되겠지만, 지도처럼 나열하여 설명하는 방식이나 모든 프로파일을 담지 못했다거나 중요한 참고문헌이 빠져 있다는 것이 그렇게 중요한 것은 아니다. 보다 중요한 것은, 논의를 통해 드러나겠지만, 다음과 같다. 일반저항자원의 공통적인 성질은 무엇인가? 이들을 일반저항자원으로 작동하도록 만드는 것은 무엇인가? 적어도 표 4-1에 제시된 지도식 설명이 적어도 관련 자료를 조직화하는 데 도움이 될 것이라고 생각한다.

표 4-1 일반저항자원에 대한 정의의 지도식-설명

일반저항자원은 다양한 스트레스 유발요인을 ~
1. 회피하기 2. 물리치기
~에 효과적인
1. 개인 2. 주된 집단 3. 하위문화 4. 사회
~의
1. 신체적 2. 생화학적 3. 인공-물질적 4. 인지적 5. 정서적 6. 가치-태도적 7. 상호-관계적 8. 사회문화적
~ 특성이다.

신체적 · 생화학적인 일반저항자원

현명하지 못하게도, 필자는 앞의 장들에서 신체적 · 생화학적 요소들을 세균이나 스트레스 유발요인에 포함시키는 것을 자제하지 못했다. 이미 어리석은 일을 저질렀으므로, 일반저항자원을 간단하게 설명하는 것이 적어도 이 수준에서는 더 이상 해를 끼치지는 않을 것으로 생각한다.

면역학적인 감시 개념은 Burnet(1971, pp.131, 151ff.)의 연구와 밀접하게 연관되어 있다. 그의 관심의 주된 대상은 암이었다. 그래서 그는 "소위 우리 몸의 악당들을 지속적으로 순찰하고 감시하는 기능"이

라는 말을 사용하였다. 그는 또한 "생존을 위협하는 악성으로 발달하는, 비정상적인 모든 변이세포들을, 몸을 돌면서, 순찰하는… 복잡한 기제들"에 대해 발표하였다. 그러나 그는 노화에 대한 논의에서는 어느 정도 이것을 넘어서서, 더 보편적인 저항자원을 논의하고 있다. "유지능력의 점진적인 쇠퇴… 어느 정도 나이가 들면 자연은 흥미를 잃어버리게 된다." 그러나 그는 안타깝게도 "유지"나 "자연"이 무엇을 뜻하는지를 논의하지 않았다. 보다 최근에 같은 주제를 다룬 논문(Oettgen, 1977, p. 488)에서는 다음과 같은 언급이 나온다. "BCG와 parvum과 같은 물질들은 다양한 항체들에 대한 면역반응을 증가시키는 것으로 알려졌다. 또한 면역억제물질로 이들의 작용을 약화시킬 수 있다. 그들은 면역반응의 전반적 수준을 증가시켜 항원성 종양의 성장에 영향을 미치는 것 같다…. 따라서 이들은 면역강화제라고 불린다. 면역강화제가 어떻게 작용하는지를 이해하는 것이 최대의 과제이다." 정말 그렇다. 마술총은 존재하지 않는다고 말하고 싶다. 그러나 면역학자에게뿐만 아니라, 일반면역강화제를 일반저항자원으로 개념화하는 것이 유용하다고 볼 수 있을 것이다. 이 장에서 논의된 일반저항자원들과 긴장관리 사이의 연결고리의 하나로 면역강화기제를 확실하게 포함시킬 수 있으리라고 생각한다.

오래 전에 Dobzhansky는 인간의 유연성이 유전자에 기반한 것이라고 제안했다. "유전자는 자신의 소유자가 그 표현형태의, 항상성을 유지하는 범위 내에서의, 변화를 통하여 어느 정도의 다양한 환경에 성공적으로 적응할 수 있도록 진화하여 왔다." 만일 이게 사실로 증명된다면, 유연성을 중요한 일반저항자원의 하나로 간주하는 것이 타당할 것이다. 유전적으로 결정된 이리저리 적응하는 능력의 존재, 또는 보다 공식적인 용어로 말해, "광범위하고 다양한 상황에서 작동하는 행동의 유연성"은 "현재의 수준에서는 관찰이나 실험을 통해" 증명하기가 어렵다(1955, p. 345; Lerner, 1968, p. 231 참조).

누구보다도 Dubos는 인류의 가장 독창적인 특성을 적응력으로 봤다. "인간 신경계의 유연성은 인간이 느린 생물학적 진화 과정에 의존하지 않고도 광범위한 행동적 변화를 가능하게 해주었다"(1973, p. 95). 신경이 자동적으로 작동하는 기제를 떠나서 유연하게 반응할 수 있게 된 것이 인류의 다른 동물과 두드러지게 다른 특징의 하나이다. 어떤 종들은 생태적으로 훨씬 편안한 적소를 찾아서 생존한다. 이 책의 용어로 바꾸면, 현재의 인류가 경험하는 스트레스 유발요인들보다 훨씬 더 적은 환경에서 생존해왔을 것이다. 환경이나 생존 장소에 대한 우리의 선택은 종으로써 그렇게 현명한 선택은 아니었다. 그러나 이렇게 함으로써, 우리는 유연성이 확장되었고, 일반저항자원으로서 기여가 높아졌다. 그렇다고 신경계의 유연성이 아주 명확하며, 객관적으로 정의를 내릴 수 있으며, 또는 측정할 수 있는 것이라는 뜻은 아니다. 여기서 논의된 다른 일반저항자원들과 마찬가지로, 그러한 개념 자체가 우리가 보다 많은 것을 연구할 수 있게 해주는 것이다.

신경계의 유연성에 대한 논의는, 이 책의 특별한 관심영역인 스트레스 유발요인을 극복하는 데 개인이나 집단이 사용할 수 있는 심리적 · 사회적 · 문화적 일반저항자원으로 바로 인도한다. 만약 우리가 본성적으로 그러한 유연성을 가지고 있다면, Dubos가 지적한대로, 우리의 행동(넓은 의미에서)이 사회와 문화에 의해 질서화 되지 않고, 제한되지 않으며, 인도되지 않는다면, 우리의 삶은 아주 혼란스러운 것이 될 것이다. 우리가 직면한 문제들이 신체적 생화학적 일뿐만 아니라 또한 심리적 사회문화적인 것이다. 따라서 일반저항자원들도 이러한 모든 영역에서 사용가능하게 되어야 한다.

그러나 이러한 일반저항자원을 논의하기에 앞서, 현저하게 간과되고 있는 주제를 먼저 설명하고자 한다. 스트레스에 대한 연구를 초기부터 시작한 학자 중 하나인 Selye는 3단계의 일반적응증상–경계반응단계, 저항단계, 탈진단계–의 모델을 만들었다. 일반저항자원이라는 용어와 관련하여 보면, 앞의 2단계가 우리의 논의와 깊은 관계가 있다. 그러나 이 단계에 대한 Selye의 설명(1956, pp. 87ff)을 자세히 살펴보면, 우리 논의와 다른 점이 드러난다. 일반저항자원 개념은 스트레스 유발요인에의 대처와 극복을 촉진하는 특성들을 중점적으로 살펴보도록 한다. 저항단계에 대한 논의에서 나타나는 Selye의 관심은, 유기체가 3단계의 탈진단계에 빠지지 않도록 경계반응에서 나타나는 것들을 제한하고 상쇄하는 유기체의 행동에 있다. 이렇게 보면, Selye의 개념에서 저항은 스트레스 유발요인의 극복과 관련되어 있지 않다. 저항은 스트레스 유발요인이 어떻게든 사라질 것이라고 희망하며 와해를 막도록 고안된, 봉쇄행위에 가깝다. 이러한 구분이 Selye의 1975년 논문에서 더욱 확실하게 드러난다.

스트레스 영역에 주요한 기여를 했던 Wolff와 동료들의 접근도 필자의 논의에 적절한 내용을 담고 있지 않다(Wolff & Goodell, 1968). 그들의 관심 또한 신체적 질병이나 장애의 기원과 관련하여 "유기체에 위협적인 상황"에 대해 신체가 어떻게 반응하는가이다. 이러한 초점은 Alexander(1950)의 전통을 따르는 정신신체의학psychosomatic medicine의 특징과 같다. 다시 말하자면, 우리의 관심은 어떻게 신체가 긴장의 생화학적 · 생리적 결과를 극복하는가 또는 어떻게 스트레스 표현에 대처하는가라는 질문에 있는 것이 아니다. 그보다 우리의 관심은 직접적으로 스트레스 유발요인에 적용할 수 있고, 스트레스 유발요인에 의해 생긴 문제를 해결하는 일반저항자원에 있다.

인공 – 물질적 일반저항자원

심리적 · 사회적 · 문화적 일반저항자원에 대한 논의를 시작하면서, 필자는 하나의 일반저항자원에 먼저 주목하고자 한다. 논의를 복잡하게 하지만, 너무나 당연한 것을 놓치는 경우가 가끔 있다. 스트레스 유발요인의 극복에 대해 자세하게 논의하면서, 부에 대한 논의는 거의 이루어지지 않고 있다. 스트레스 연구에 대한 필자의 기억과 작업을 살펴봐도, 주요 출판물의 내용이나 색인을 살펴봐도 물질적인 자원을 일반저항자원으로 다루는 경우는 거의 없다. 연구자료들은 가난한 사람이 직면하는 스트레스 유발요인을 크게 강조하고 있다. 질병생성의 관점에 갇혀 있으므로, 우리도 이러한 용어로 살펴보자.

돈은 자원의 상징적 표현으로 볼 수 있다. 돈에 대한 접근성은 모든 사회에서 중요한 일반저항자원이다. 예를 들어, 돈은 임신중절을 가능하게 하여, 원하지 않은 임신에서 오는 스트레스 유발요인을 극복하게 해준다. 또한 돈은 자아 갈등도 완화시켜주며, 직접적으로 스트레스 유발요인의 극복을 촉진시켜주고, 다른 일반저항자원을 획득하게 해주며, 간접적으로도 강력한 힘을 가지고 있다. 어떤 사회는 다른 사회보다 부가 덜 중요하며, 어떤 역사적 사회적 상황에서는 돈의 소유가 스트레스 유발요인이 된다. 우리가 돈을 좋아하든 싫어하든, 이런 상황은 아주 예외적인 상황이라 할 수 있다.

돈에 대한 논의는 우리로 하여금 또 다른 이슈를 검토하게 한다. 방법론적이기도 하지만, 많은 일반저항자원에도 적용할 수 있는 아주 중요한 이론적인 이슈이다. 스트레스 유발요인을 성공적으로 극복하는 것과 일반저항자원 사이에 단순한 상관관계가 있는지 또는 어떤 수준을 넘어갈 때 질적 도약이 나타나는지를 질문할 수 있을 것이다. 사회적 계급과 전반적인 사망률에 대한 필자의 연구(Antonovsky, 1967b)에서-아직 질병생성의 관점에서 보고 있지만-최하층계급이 다른 계급들과 아주 다르다는 것을 자료들을 통해 보여주었다. J. P. Morgan의 유명한 말에 따르면, 상류층 부자들은 요트 가격이 얼마인지 물을 필요가 없다고 한다. 그렇다면 이러한 사람들에게 돈이 지니는 일반저항자원으로서의 역할은 나머지 우리들에게 돈이 지니는 일반저항자원의 역할과 질적으로 다른가?

일반저항자원으로서의 물질적인 자원에 대한 논의를 더 할 필요는 없을 것이다. 그러나 두 가지를 더 명확하게 할 필요가 있다. 첫째, 물질적 자원과 인간상호관계를 분석적으로 구분하는 것이 필요하다. 물질적 자원은 돈, 신체적 힘, 주거, 의복, 적절한 음식 등과 같은 것이다. 인간상호관계는 권력, 지위, 서비스가능성 등을 포함한다. 둘째, 물질적 일반저항자원의 특정한 형태가 얼마나 중요한지를 평가하기 위해서는 이것이 작동한 특정한 문화를 반드시 이해하여야 한다. 어떤 문화 또는 하위문화에서 신체적인 힘이 스트레스 유발요인을 극복하는 좋은 무기로 간주될 것이고, 또 다른 문화에서는 돈이 더 효과적인 역할을 할 수 있을 것이다.

인지적 · 정서적 일반저항자원

중요한 인지적 · 정서적 일반저항자원들을 파악하기 위해 모든 심리학적 논문들을 조사하기란 불가능하고 불필요하다. 그래서 필자는 여기에서 지식-지능과 자아정체성 두 가지 특성에 대해서만 논의하고자 한다. 이렇게 논의의 대상을 제한하면, 구체적 특징과 기술을 논의하기보다 보다 적절한 일반적 수준의 논의에 집중할 수 있게 만들어준다. 또한 인지적 정서적 영역 둘 다를 다룰 수 있게 해주며, 인간 내적인 일반저항자원들을 파악하기 위한 연구 방향을 어느 정도 제시해준다. (필자는 의도적으로 현재 논의에서, 특히 George Engel과 동료들, Eleanor Werthein 그리고 Martin Seligman의 연구에서 발전시킨, 인성에 대한 개념화를 다루지 않았다. 왜냐하면 이들은 이 책의 핵심주제와 관련하여 아주 중요한 부분이며, 논의의 추상적 수준도 높기 때문이다. 이러한 접근들에 대한 논의는 5장에서 보다 상세하게 이루어질 것이다. 이 점은 또한 아래의 사회문화적 일반저항자원과 Melvin Kohn의 연구에 대한 논의에도 그대로 적용된다.)

여기에서 일반저항자원으로서의 지식-지능은 아주 광범위한 인지능력을 의미한다. 현실 세계에 대한 정보의 집합 또한 그러한 지식의 획득을 촉진하는 기술을 포함한다. 현대사회에서 지식-지능은 상당부분 교육의 정도와 글을 읽고 쓸 줄 아는 능력에 달려 있다. 더 전통적인 사회에서 지혜로 불리는 능력이 지식의 핵심이었다. 여기서 대상으로 하는 것은 정보의 양 그리고 그러한 정보를 얻는 능력이다. 정보란 예를 들어, 흡연-암과 관련된 자료나 지식 그리고 피임방법에 대한 자료나 지식을 의미한다. 또는 태이새크스병(흑내장성 질환, Tay-Sachs disease)과 양수천자 또는 약초에 대해서도 위와 같이 말할 수 있다. 한 발 더 나아가, 지역사회에서의 봉사(또는 그러한 방법), 기회, 권리 등에 대한 지식을 이야기할 수 있다. 또한 돌팔이나 사기꾼을 진짜 치료자와 구분할 수 있는 인지적 능력도 그에 못지않게 중요할 것이다. 나는 이미 사회적 계층과 사망률 간의 역상관관계가 발생하는 이유의 하나로 지식과 인지적 능력이 계층에 따라 차이가 나타나기 때문이라고 지적하였다(Antonovsky, 1968; Antonovsky & Bernstein, 1977). 건강과 관련된 분야를 예로 들었지만, 다른 영역에서도 많은 예를 들 수 있다. 한 영역에서 지식을 가지고 있는 사람들은 동시에 우리 삶의 다른 영역에서도 지식을 가지고 있을 가능성이 높다는 것을 우리는 발견하였다(Caplovitz, 1963, 특히 12장; Knupfer, 1947). 이렇게 지식이 여러 영역에서 중복되어 있는 것은 우리로 하여금 지식-지능을 일반저항자원으로서 다룰 수 있도록 해준다.

필자는 지식-지능이 스트레스 유발요인에 대처하는 결정적인 일반저항자원이라는 환상을 가지고 있지 않다. 고통스럽지만 인지적 접근을 강조하는 건강교육이 대체로 실패하고 있으며 커다란 어려움에 직면하고 있다는 것을 우리는 잘 알고 있다. 담배에 대한 역학적 자료도 잘 알고, 상당한 이성적 지능을 가지고 있지만, 아직 담배를 피우고 있다. 필자는 성교육에 대한 열정을 지닌 많은 의사들에게, 사춘기 청소년들에게 성적인 스트레스 유발요인을 극복하는 데 도움을 주기 위해 임신과 출산에 대한 생리학적 지식을 아무리 가르쳐도 효과가 크지 않다는 사실을 계속 말해왔다. 그럼에도 불구하고 지식-지능이 극복에 장애물이 되는 경우는 거의 없다. 때로는 극복하는 데 결정적인 기여를 한다.

정서적인 수준에서, 중심개념은 자아정체성이며, 중요한 일반저항 자원의 하나이다. 이와 관련된 문헌들은 방대하지만, 핵심적인 문제들만 논의하겠다.

본질적으로 질병생성의 관점에서 이루어지는 다른 많은 논의들처럼, Schachtel(1962)는 무정체성의 극단적인 형태를 다룬다. 강제수용소 수감자들의 숫자나 관료적 사회체계에서 사용하는, 사람들의 서류 정체성에 대해 논의한다. Schachtel은 남의 이름을 사칭하는 사기꾼처럼 정체성을 속이는 사람, 스스로에 대해서 어떤 것을 의식적으로나 무의식적으로 숨기고자하는 사람, 진정한 사람이 되는데 필요한 어떤 것을 가지고 있지 못하다고 생각하는 사람을 다룬다. 그가 잘 사용하고 있는 예로서, 가짜 여권을 가지고 여행하는 사람을 생각해보자. 사람들은 진짜이고, 내적이며, 수용가능하고 안정된 정체성을 갖고자 한다. 고통은 사람으로 하여금 자아를 잘 구축해 기분이 좋아지도록 만드는 방향으로 행동하게 한다. Schachtel은 현명하게도 자아의 이런 공적 이미지 측면은 "소외된 정체성 개념의 가장 중요한 모델"이라고 지적한다. 사람들은 어떤 고정된 특성, 역할, 또는 관계를 붙잡아 이를 고정된 자아라고 주장한다. 자아의 물신화된 개념을 가진 결과로 사람들이 역동적인 현실의 세상으로부터 유리된다. 부정적으로 소외된 개념의 정체성을 가지든 또는 긍정적으로 소외된 개념의 정체성을 가지든 마찬가지이다. 현재 맥락에서 고정된 역할을 가정하게 되면, 스트레스 유발요인을 극복하기가 불가능하게 된다. Schachtel의 마지막 이미지에서, Dorian Gray는 절망적으로 무력하게 된다. 고정된 자아상은 결국 무력할 뿐이다.

필자는 Schachtel의 무정체성을 통하여 정체성이 지니는 일반저항자원으로서의 역할에 대한 논의를 시작하였다. 왜냐하면 무정체성이 자아정체성의 핵심적 역할을 역설적으로 잘 보여주기 때문이다. 조금 더 명확하게 설명하기 위해, Erikson(1960, pp. 47, 49)의 논의를 살펴보자. "정체성 형성은 사춘기 때 시작하거나 끝나는 것이 아니다. 그것은 전 생애에 걸쳐 개인과 사회도 느끼지 못하는 사이에 무의식적으로 발달된다…. 지속적으로 자아를 합성하고 재합성하면서 형성되는, 계속 진화하는 구성물이다…. 이미 구성된 요소, 독특한 리비도 충동, 좋아하는 재능들, 의미 있는 자아확인, 효율적인 방어기제, 성공적인 승화 그리고 거듭되는 역할들을 통합하면서 구축된다." 자아정체성과 사회적 역할, 집단소속, 이데올로기와의 관계를 또한 친밀감, 생산성, 통합성의 토대로서의 자아정체성의 기능에 대한 Erikson의 심오한 논의를 모두 다루려면, 이 책의 주제에서 벗어나야 한다. 우리의 목적을 위해서는, 일반저항자원으로서의 자아정체성에 대한 핵심적인 요소만 다루면 된다. 통합되어 안정된 그리고 역동적이면서 유연한 내적 자아에 대한 감각이다. 사회적 문화적 현실과 연결되어 있으며, 하지만 동시에 독립적이며, 나르시즘에 빠지지도 않고 또한 외재적 현실의 복사판으로 한정되지도 않는다.

두 가지 점을 더 제시하겠다. 첫째, 정신건강에 대한 많은 문헌에서, 강한 자아정체성은 정신건강과 같은 것으로 간주된다. 이것은 자아정체성을 정의할 때의 혼돈과 어려움을 반영하는 것으로 생각된다. 정신건강은 자아정체성보다 더 복잡한 이슈이다. 두 개가 각각 종속변수와 독립변수로 간주되지 않고, 동일한 것으로 수용된다고 할지라도, 이러한 정체성은 건강(편안함)/질병(불편함)의 연속선상에서 인간의 위치를 설명하는 데 도움을 주지 못할 것이다.

둘째 이슈는 이 책의 핵심과 관련된 것이다. 이 책의 5장에서 통합균형감sense of coherence이라는 개념을 발전시킬 것이다. 통합균형감과 자아정체성 개념들 사이에 명확한 구분이 이루어져야 한다. 자아정체성은 자아상을 의미한다. 통합균형감은 당연히 자아를 포함하는 자아를 둘러싼 세계에 대한 상을 의미한다. 강한 자아정체성은 강한 통합균형감의 결정적인 또는 필수적인 전제조건일 수 있다. 필자는 두 개념 사이의 구분이 5장에서 분명하게 이루어질 것으로 생각한다. 여기에서는 필자의 생각을 먼저 밝히겠다. 강한 자아정체성은 일반저항자원이지, 강한 통합균형감과 같은 것이 아니라는 것이다.

가치 – 태도적 일반저항자원

우리는 지금까지 개인을 특징짓고, 다양한 스트레스 유발요인을 극복하는데 기여하는 인간의 내적 요소에 초점을 맞추었다. 이제 극복양상으로 불리는 것을 생각해보자. 스트레스 유발요인들에 대처하거나 극복하는 것도 개인적 특성이다. 그러나 이들은 연구할 때, Lazarus의 용어를 사용하자면, 상호작용적 맥락에서 이해해야 더 잘 이해할 수 있다.

여기에는 주의할 것이 하나 있다. 우리는 우리문화 속에서 다음과 같은 편견을 갖도록 길들여졌다. 즉, 숙련된 특정한 극복방식이나 의식성향이 스트레스 유발요인에 대처하는 유일하고, 효과적이며, 존경할 만한 양식이라고 생각하도록 길들여졌다. 유태인학살(홀로코스트)에 대해 하나의 질문이 제기되었다. 유태인이 대량학살될 당시 왜 그들은 양처럼 순종적으로 행동하였는가? 유태인의 역사를 잘 알고 있는 사람들만이 수백 년간 오랜 역경을 거쳐 발전된 유태문화의 핵심의 하나가 서구의 극복방식과 크게 다른 극복방식이라는 것을 이해할 수 있을 것이다. 이러한 다른 방식이 특별히 생존에 효과적이었다. 그 방식이 나치정부의 독특하고 완전히 비합리적인 대량학살 프로그램에는 적합하지 않았다는 것-다른 극복양식들도 별 효과가 없었을 것이다-은 요점을 벗어나 있다. 아래에서 문화적인 일반저항자원을 논의하면서, 이 이슈를 다시 다룰 것이다. 현재로서는 우리의 문화적인 편견에 대해 주목할 필요가 있다는 점을 보여주는 정도로 충분하다.

불행하게도 극복의 개념은 명확하지 못하다. 때로는 스트레스 유발요인과 상호작용한 결과로 오해되기도 한다. 예를 들어, Shalit(1977)은 극복을 방해하거나 촉진하는 행동의 특성을 연구하였는데, 이를 문제해결의 맥락에서 연구했다. Rahe(1974, p. 74)는 '극복coping'을 정의하는데 유사하지만 협의의 정의를 더 사용하였다. "생리적 활성화를 감소시키는 능력… 가령 자신을 이완시킬 수 있는 능력, 따라서 자신의 정신심리적 활성화를 변화시킬 수 있는"것으로 정의하였다. 그는 원인이 무엇이든, 생리적인 문제를 성공적으로 다루면 극복으로 본다. 그러나 다른 많은 학자들은 극복을 문제를 다루는 행동양상으로 본다. 이 경우, 사람이 무엇을 하든지, 극복행동을 하는 것이 된다. 따라서 어떻게 여성이 자궁적출술을 다루는지를 논의하면서, Roseke(1978)는 "정상적으로 제어하며, 어느 정도 리더쉽을 발휘"(p. 15)하면, 극복양상을 보여주는 것이라고 적고 있다. 또한 "질병을 사용하여 관심을 모으고 동정심을 유발하면"(p. 18) 성공적인 것으로 기술하고 있다. 그러니까 모든 것이 극복행동이다. 결국 개념을 전혀 명확하게 하지 못하는 것이다.

스트레스 유발요인의 극복 분야에서 선두적인 연구를 하는 학자 중 하나인 Lazarus는 개념을 명확히 하는 데 주요한 공헌을 했다. Lazsrus-Cohen(1977)의 스트레스에 대한 상호작용적 모델을 살펴보자. 특히 이들이 제시한 5개의 핵심적 특징 중, 인지평가와 극복이라는 두 번째와 특히 세 번째에 초점을 맞춰 논의해보자. 3장에서 필자는 인지평가가 해당 개인이 가지는 스트레스 유발요인에 대한 의미와 연관된다고 말했다. 그러나 여기에서는 인지평가의 한 측면, 즉 "위험에 처하면서 얼마나 자신이 취약한지 또는 사용가능한 극복자원이 얼마나 있는지에 대한 개인의 판단"(p. 111)이 특히 중요하다. 극복과정을 설명하면서, Lazarus와 Cohen(p. 112)은 다음과 같이 말했다. "대부분의 사람들… 다양한 극복전략을 이용하며, 무엇이 벌어질 것인지 그리고 무엇을 해야만 하는지를 예측하고 평가하며, 계획을 세우고 대비하며, 환경을 변화시키고, 필요하면 후퇴하고, 최대효과를 내기 위해 행동을 지연시키고, 좌절과 고통을 인내하며, 희망과 자존감을 유지하고 기분을 좋게 갖기 위해 스스로를 속이기도 한다." 인지평가에서 "취약성에 대한… 판단" 그리고 극복전략에서 "무엇이 일어날지를 평가"와 같은 내용의 불명확성을 점검해보자. 여기에 더 적절하고 더 주목해야 할 것은 Lazarus와 Cohen이, 극복개념을 인간의 고정된 "구조적 속성"으로 보는 것을 거부하려는 그들의 열정 때문에, 아주 잘못된 주장을 했다. 극복전략에 대한 체계적 분석과 스트레스의 상호작용적 모델 사이에 필연적인 모순이 있다고 주장했다. 그러나 극복방식이나 극복행동을 끝없이 제시하는 것보다 극복전략에 대한 체계적 분석이 훨씬 더 유용할 것이다.

그러나 사람들은 자신이 처한 개별적인 스트레스 상황과 관련하여,

사람들이 상황에 따라 다른 극복전략을 사용한다는 Lazarus와 Cohen의 경고에 주의를 기울여야 한다. 만일 3장에서 주장한 내용, 즉 우리는 항상 중간에서 높은 수준의 스트레스 유발요인들에 직면하면서 살아간다는 주장이 타당하다면, 우리는 각자 전형적인 극복전략을 발전시켜 이들에 대응한다고 볼 근거가 있다. 개인들은 문화적 · 역사적 · 구조적 · 개인적-역사적 배경 속에서 지속적으로 스트레스 유발요인에 직면하기 때문에 각자 전형적인 극복전략을 발전시킬 가능성이 높다. 이러한 생각이 상호작용적 모델과 일관된다고 나는 생각한다.

우리 앞에 놓인 과제는, 극복전략들이 항상 역사적, 문화적 그리고 상황적 맥락에서 수행되는 것을 인정하고, 그 안에서 대안적 극복전략의 적절한 패턴을 구체화시키는 것이다. 그러나 이러한 과제는 매우 어려운 것이다. 우리의 모든 논의는 우리가 일반저항자원으로 기능하는 극복전략들을 파악할 수 있다는 명제에 근거하고 있다. 이러한 파악은 효율성에 따라 등급을 매기는 것까지도 포함한다. 그러나 경험적인 연구문헌으로부터 이와 관련된 도움을 거의 받을 수 없다. 따라서 이러한 시도는 아직 근거에 기반한 것이 아니며, 앞으로 검증을 거쳐야 할 제안으로 간주되어야 한다.

극복전략에 대해 스트레스 유발요인을 극복할 포괄적인 행동계획으로 정의해 보자. 극복전략을 범주화하는 한 가지 전통적인 방법은 투쟁-도피-동결fight-flight-freeze의 모델이다. Scott과 Howard(1970)는 적극반응, 분열반응, 무반응이라는 용어를 사용하여 재구성하였다. 서술적인 목적으로 사용한다면, 이 접근도 유용할 것이다. 그러나 만일 우리가 효과적인 일반저항자원으로서의 극복전략을 찾고자 한다면, 이러한 분류체계는 잘못된 것이다. 우리 문화에는 투쟁(적어도 남성들에게)

을 선호하는 문화적인 편견이 있음에도 불구하고, 적극반응이 항상 스트레스 유발요인을 극복하는데 가장 효과적인 전략은 아니다.

모든 극복전략에 들어 있는 3개의 주요 변수들–합리성, 유연성, 선견지명–을 지적하고자 한다. 이 변수들은 상황의존적인 특성이 아니다. 극복전략이 이러한 특징을 더 많이 가지고 있을수록, 일반저항자원으로서 더 효과적일 것이다.

합리성은 가장 전체적인 맥락에서, 스트레스 유발요인이 개인에게 진짜 위협인지에 대해 정확하고 객관적으로 사정하는 능력이다. 상호작용적 접근을 채택하는 것–즉, 당사자에게 자극이 주는 의미까지 고려하는 것–은 객관적인 현실을 거부하는 것이 아니다. 한쪽 극단에서는, 상황에 대한 개인의 합리적 정의는 결과에 결정적인 영향을 미친다. 객관적인 관찰자라면, 시험을 볼 때 얼어붙은 학생의 경우(학생이 이 시험을 통과하는 것이 중요하다고 가정하고), 이 학생이 이 시험을 진실로 위협적이라고 보는 것이 합리적이라고 말할 것이다. 그러나 자극에 대한 평가도 아주 부적절하다면, 많은 경우 극복전략은 비합리적이다. 1930년대에 독일에 살면서 자신들은 영향을 받지 않을 것이라고 생각한 유태인들이 있다. 성관계 후에도 임신가능성은 전무하다고 생각하는 십대소녀가 있다. 담배와 관련된 폐암에 대한 자료를 조롱하며 아무 문제 없다며 담배를 피우는 사람도 있다. 간단히 말하자면, "만일 인간이 어떤 상황을 현실이라고 정의한다면, 그렇게 믿은 결과는 현실이다"라고 한 W. I. Thomas의 격언은 충분히 이해하기 어렵다. 어떤 사람의 상황에 대한 정의가 때로는 현실을 바꿀 수도 있겠으나 반드시 현실을 바꾸지는 못한다. ("고통을 확대하여 보는 경향"이나 "고통을 축소시켜 보는 경향"이 유전적으로 결정된다는 Petrie의 1967년 논의와 비교해볼 것.)

유연성flexibility은 상황에 따라 다양한 계획과 전략을 가지고 대처하며, 이러한 상황변화를 고려하려는 의지를 의미한다. 스트레스 유발요인을 극복하는 것이 역동적이라는 점을 고려하면, 새로운 정보에 개방적으로 적응하여, 지속적으로 재평가하고 계속 수정하는 극복전략이, 모든 것이 동등한 조건에서는, 다른 전략들보다 틀림없이 더 성공적이다. 그러나 새로운 정보를 받아들이고 이에 따라 자신의 진로를 변화시킬 준비가 된 사람이 반드시 그렇게 하는 것은 아니라는 점에 주목해보자. 또한 새로운 정보에 따라 행동을 영구히 연기하는 것을 의미하는 것도 아니라는 점을 주목하자.

일반저항자원을 만드는데 기여하는 세 번째 극복전략 요소는 선견지명farsightedness이다. 멀리 내다보며 두는 훌륭한 체스선수를 생각해보자. 선견지명은 합리성이나 유연성과 연결되어 있으나 이를 넘어선다. 극복전략이 제시한 행동에 대한 내외적 환경의 반응을 미리 예상한다는 점에서 합리성이나 유연성을 넘어선다. 시험을 볼 때 학생들에게 가장 합리적이고 유연한 극복전략은 시험지 하나를 훔쳐 다른 학생들도 함께 부정행위에 협동하도록 하는 것일지도 모른다. 그렇지만, 더 효과적인 극복전략을 찾아내려면, 혹시 그가 붙잡혔을 때 무엇이 일어날 것인가 또는 양심의 가책이 어떻게 작동할 것인가와 같은 추가 자료를 더 저울질하여 결정하는 것이 더 효과적일 것이다(Mechanic, 1962 참고).

오해를 피하기 위해 첨언하자면, 극복전략은 행동을 위한 계획이지, 결과적으로 스트레스 유발요인을 극복하게 되는 행동이 아니라는 점을 명심하자. 그러한 결과를 낳는 행동은 극복전략을 포함하여, 여러 변수에 영향을 받아 형성된다. 더 나아가, 필자는 독자들에게 우리 관심은 특정시기에 특정 스트레스 유발요인을 극복하기 위한 구체적인 전략을 다루는 것이 아니라는 점을 상기시키고 싶다. 필자는 높은 수준의 합리성, 유연성, 선견지명으로 특징되는, 어느 곳에서나 지속적으로 역할을 수행하는, 일반저항자원의 가능성을 제시하는 것이다. 이러한 극복전략이 중요한 일반저항자원이라고 주장한다.

정서적 측면이 극복전략의 4번째 주요 특성이다. Lowenthal과 Chiriboga(1973)는 어떤 사람들은 스트레스 유발요인에 도전하고자 하는 반면, 어떤 사람들은 바로 압도된다. 비록 대다수의 사람들은 이렇게 일방적으로 한쪽으로 반응하는 것은 아니겠지만, 많은 사람들이 그러한 경향을 보여주고 있다. 그러나 현재 목표에서 더 중요한 것은 그러한 일방적 경향이 효과적이라는 근거는 없다. 합리성, 유연성, 선견지명과 달리, 사람들이 스트레스 유발요인을 더 도전으로 인식할수록 이를 극복하는 데 더 효과적인 것은 아니다. 돈키호테(Don Quixote)를 생각하면 된다.

상호인간관계라는 일반저항자원

우리는 이제 가장 잘 연구되어 있고 유망한 연구 분야에 이르렀다. 이것은 사회적 지지라는 용어라고 불려왔다. 오랫동안, 특히 정신건강연구분야에서, 질병중심의 관점 때문에 사회적 격리에 초점을 맞추었다. 이렇게 격리된 사람은 사회적 자포자기자라고도 불린다. 최근에야 겨우 전체 연속선을 이해할 수 있게 되었고, 현재 맥락에서, 인간관계에, 깊이 또는 일천하게, 뿌리를 둔 일반저항자원에 주목하게 되었다.

사회적 지지를 연구한 몇몇 문헌들을 사용하여 논의를 시작해보자. Gove(1973)는 원인에 따른 사망률 자료를 분석하고 단순히 결혼 자체가 보호적인 역할을 한다는 것을 보여주었다. 특히 사람의 심리상태가 직접 또는 간접적인 역할을 하는 죽음에서 더욱 그렇게 나타났다. 그는 결혼이 여성보다 남성에게 더욱 긍정적인 영향을 미친다고 발표하였다. Phillips와 Feldman(1973)은 유명한 사람들의 탄생시기를 이들의 사망시기와 연결하여 분석하였다. 또한 욤 키푸르와 관련하여 1차 세계대전 이전에 부다페스트에 살았던 유태인을 분석하였다. 분석 결과, 명절 전에는 사망률이 낮아졌다. 저자들은 개인이 집단과의 관계를 확인하는 명절에 사망률이 낮아지는 것은 사회적 유대와 관련되어 있다고, 비교적 정확하게 분석하였다. Hochschil(1975)은 이 이슈를 더욱 발전시켜 이탈이론disengagement theory으로 발전시켰다. 이 이론을 통하여 심리적 또는 사회적 관계로부터 이탈하면, 우리가 생각하는 것브다 훨씬 더 죽음에 근접하게 된다고 주장하였다.

가장 최근에 사회적 지지와 건강 간의 관계에 대한 전반적인 분석은 Berkman(1977)에 의해 이루어졌다. 1965년에 캘리포니아 알라메다 카운티에 거주하는 성인들을 대상으로 무작위 표본을 수집하였다. 약 7천명 표본 중, 9년 동안 죽은 682명의 사례를 확인하였다. 본래 자료에 4개의 사회적 연결망이 측정되어 포함되어 있었다. 결혼, 가까운 친구와 친척, 교회구성원, 공식적 · 비공식적인 조직이었다. 이들 4가지 요소는, 각각 독립적으로 사망률을 예측하였다. 이들 4개 모두 합친 사회관계망 지표는 많은 사회적인 접촉을 하는 사람이 가장 사망률이 낮다는 것을 보여주었다. 다양한 사회인구학적 · 위험요인을 통제해도 이 연관성은 같은 결론으로 나타났다. Berkman은 다음과 같이 결론을 내렸다. "사회적 공동체적 관계망의 부족이나 고립은 저항능력에 영향을 미치며 질병 일반에 대한 취약성을 높인다"(p. 3). 그녀의 결과는 완전히 건강생성의 관점과 일치한다. 사회적 관계망은 일반저항자원으로 볼 수 있다. 만일 관계망의 결핍과 고립이 그렇게 중요하다면, 이를 스트레스 유발요인으로 이해하는 것이 아주 적절하다고 주장할 수 있을 것이다. 그렇다면 우리는 고립자들의 사망률과 다른 모든 사람들의 사망률과 크게 다를 것이라고 또는 질적으로 다를 것이라고 예측할 수 있다. 그러나 질적 도약보다 선형적 상관관계를 찾아냈는데, 이는 사회적 관계망 자체가 일반저항자원이라는 것을 제시해준다. 사회관계망의 결핍만이 역으로 중요한 것이 아니라, 사회적 관계망 자체가 중요하다는 것을 보여준다(사회적 지지에 대한 문헌의 고찰을 위해서는 Cobb, 1976을 참조.).

마지막으로, 이 책의 서론에서 고찰한, 이스라엘 갱년기 여성에 대한 연구(Datan, Antonovsky & Maoz, 출판예정)에 대해서도 언급하고자 한다. 갱년기 적응의 민족적 차이에 대한 연구를 설계하면서, 우리는 현대주의-전통주의 연속과 성공적인 적응 간의 선형적 상관관계를 예측했었다. 가장 전통적인 여성(이스라엘 아랍농촌의 여성)이나 가장 현대적인 여성(유대계 이스라엘 여성, 중앙유럽 출신의 중간계층 도시 여성)이 가장 잘 적응하거나 가장 적응을 못하는 것으로 예측하고, 다양한 측정도구를 사용하여 조사하였다. 선형 상관관계 대신(전반적이고 필수적으로 과도하게 단순화된 용어로 결과를 요약하자면) 곡선형 관계를 발견하였다. 유럽 출신 여성들이 가장 적응을 잘 하였으며, 다음은 아랍여성이었다. 북아프리카, 터키 그리고 페르시아 여성들은 갱년기에 적응을 잘 못하였다. 우리가 제안할 수 있는 가장 강력한 설명은 사회관계망과 관련된 것이다. 유럽여성과 아랍여성의 삶은 내용, 양식, 역할, 위치, 규범, 맥락 등이 상당히 달랐다. 그러나 두 집단의 여성들에게 공통된 것은 상대적으로 안정된 사회적 관계망과 상대적으로 통합된 하위문화 속에서 산다는 것이었다.

인간의 상호관계라는 일반저항자원들을 다룬 많은 연구결과를 포괄하는 가장 적절한 개념은 헌신commitment이라고 제안하고자 한다. 질병생성의 관점은 그동안 소외라는 복잡한 개념에 대해 상당한 연구를 축적하여 왔다. 건강생성의 관점은 우리가 보다 더 헌신에 초점을 맞추도록 한다. (Antonovsky와 Antonovsky, 1974는 헌신이 소외–헌신의 연속선상의 다른 한쪽의 끝임에도 불구하고 제대로 연구되지 못했다고 제안하고 있다.)

완전히 다른 맥락에서, Kanter(1968)는 필자가 보기에 헌신에 대한 가장 적절한 이론적 분석이라고 보이는 것을 제공하고 있다. 그녀는 헌신을 "개인의 본성과 요구를 표현하는 것으로 보이는… 사회적으로 조직된 행동양상을 실천하는 데 개인적 관심이 애착을 가지도록 하는 과정"(p. 500)으로 정의하였다. 서로 관련되어 있지만, 분석적으로나 경험적으로 분리할 수 있는 3가지 종류의 헌신을 제시하였다. 지속헌신continuance commitment은 기본적으로 개인의 한 집단 내에 남아있는 것이 가치가 있다는 인지적 판단이다. 의식적이든 또는 의식적이지 않든, 이득과 손실의 균형을 맞추고, 잠정적으로 그러한 결론에 이른다. 결합헌신cohesive commitment은 애착을 의미하며, 사람이 자신의 집단이나 다른 구성원들과 정서적 유대를 느끼는 정도로 애착을 가진다. 상호인간관계에서 느끼는 정체성, 고립, 만족이 이 영역과 관련되어 있다. 조절헌신control commitment은 집단의 정당성, 집단규범의 도덕성, 일처리의 적합성, 권력구조, 목표, 이를 성취하는 수단에 대해 좋다-나쁘다의 연속선에서의 평가이다.

자신이 헌신하는 사회적 관계망과 결합되어 있는 정도는 중요한 일반저항자원이라고 생각한다. 필자는 이것이 매우 복잡하고 다면적인 개념이며, 조작적으로 정의하기가 결코 쉽지 않다는 것을 충분히 인식하고 있다. 또한 반드시 여기에 중요한 가정이 포함되어 있다는 것을 반드시 알아야 한다. 만일 내가 어떤 관계망과 구성원에게 깊이 헌신하고 있다면, 그 집단이나 사람은 필수적으로 나와 호혜적 관계라는 것을 의미하는가? 헌신은 일반저항자원으로서 작동하려면, 그러한 호혜적 관계가 아주 중요하다.

한 가지를 더 추가하고 싶은데, 그동안 많은 논의가 되었던 소외에 관한 것이다. 이스라엘 집단농장(kibbutz)에 대한 우리의 연구(Antonovsky & Antonovsky, 1974)에서, 소외-헌신에 있어서 1차 집단에 대한 것과 2차 집단에 대한 것을 구분하여야 한다고 지적했다. 자신의 가족, 친구, 일(직장)집단, 또는 다른 1차적 집단에는 강한 헌신을 하면서도 보다 큰 2차 집단인 지역, 노동조합, 사회계급, 국가에 대해서는 강한 소외를 경험하는 것을 모순으로 볼 필요는 없다. 1차 집단과 2차 집단은 반드시 분리하여 고려되어야 하는데, 소외에 대한 대부분의 측정도구에서는 이 둘을 분리하지 않는다. 즉, 이 부분의 제목이 보여주듯, 일상생활을 살아가면서 직면하는 일상적 사회 환경이 이 책의 주된 관심사이다.

거시적인 사회문화적 일반저항자원

1차 집단과 2차 집단을 구분하는 것은 마지막 형태의 일반저항자원을 고려하는 데 기여한다. 여기서 필자는 독자들에게 1931년에 Malinowski가 쓴 문화에 대한 고전적인 논문을 읽어보라고 권유하고 싶다. 그 논문은 필자가 여기에서 논의하고자 하는 문화와 관련된 근본적인 문제들을 보다 더 잘 다루고 있다. 따라서 먼저 이러한 근본적인 문제를 거시적 사회문화 차원에서 어떻게 건강생성모델과 일반저항자원이 관련되는지를 중심으로 요약하겠다.

핵심을 제시하면 Malinowski는 문화가 이 세상에서 우리 개개인의 위치를 알려준다고 말한다. 우리에게 의사소통할 언어(또는 이를 배우며), 역할세트, 규범세트가 주어지므로 우리가 이에 맞추어야 하며(안 맞출 수도 있겠지만), 주어진 세상 속에서 살아야 한다. 3장에서 필자는 어떤 요구(자극)에 사람이 자동적이고 쉽게 사용할 수 있는 대응체계를 갖추지 못했을 때 이를 스트레스 유발요인이라고 정의했다. 이러한 관점에서 보면 문화는 우리에게 세상에서의 위치를 제공하면서 동시에 역할요구에 대한 아주 광범위한 응답능력도 제공하는 것이다. 요구와 응답은 일상화되는데, 심리학적으로 말하면 내재화되는 것이고, 사회학적으로 말하면 제도화되는 것이다.

그렇다면, 사실 세상은 그렇게 진행되는데, 인생이 스트레스 유발요인으로 가득 차 있을 때 무슨 일이 일어나는가? 또는, 다르게 표현하자면, 문화가 일상적인 응답을 제공하는 데 실패한다면 무슨 일이 일어나는가? 모든 문화가 그러하듯이, 본질적으로 불가피하게 어느 정도 실패한다. 문화가 일반저항자원을 개인과 집단에게 제공해주는가? 이 질문이 여기에서는 가장 중요한 질문이다. Malinowski는 다음과 같이 대답한다. "그러나 많은 지식과 과학이 우리가 원하는 것을 얻도록 허락한다고 할지라도, 우연히 벌어지는 것까지 다 통제할 수는 없으며, 사고를 제거할 수도 없으며, 재해가 갑자기 일어나는 것을 예측할 수도 없으며, 사람들이 모든 현실적인 문제를 적절하게 해결할 수 있도록 만드는 것도 아니다…. 이러한 영역에서… 사람들은 특별한 형태의 의례적 행위를 발전시켰다. 인류학은 이를 마술이라고 부른다. … 그러나 마술이 가장 풍부하게 벌어지는 영역은, 야만적 사회에서와 마찬가지로 문명사회에서도, 건강영역이다."(pp. 634~636).

그러나 마술은 "종교와 구별된다. 종교는 가치를 창조하고 성취하려는 궁극적 목표가 뚜렷하지만, 마술의 행동은 상황에 따라 개별적 목표를 성취하는 수단으로서만 효과적이다." 그러나 우리의 용어로는 종교도 일반저항자원이다. "종교적 믿음과 의식은, 인간의 공공생활에서 신성한 승인을 통하여 의미 있는 행동과 사회적인 계약을 제공하며, 전통을 매개로 이를 관행화하여, 인간통합의 유대를 강화한다…. 종교는 도덕적인 면에서 인간의 삶을 신의 승인 하에서 이루어지는 것으로 믿게 만들고… 모든 문화에서 나타난다. 왜냐하면 앞을 내다보게 하는 지식이 운명을 극복하는 데 실패하기 때문이며, 또한 평생에 걸친 협동과 상호관심의 유대가 죽음과 해체에 대항하는 감성을 만들어내기 때문이다"(p. 642).

이런 관점에서 Malinowski가 한 것처럼 놀이, 세속적인 의례, 신화, 예술에 대해 논의할 수 있을 것이다. Malinowski가 문자 이전 사회를 연구하느라 언급하지 않았지만, 이데올로기와 철학도 이러한 관점에서 다룰 수 있다. 그러나 그럴 필요까지는 없다. 필자의 관점에서 핵심이 명확하기 때문이다. 연속선상의 한쪽 끝에서는, 문화가 그 구성원들에게, 그게 집단이건 개인이건, 명확하고, 안정되고, 통합적인 즉각적인 답을 제공한다. 죽음에 대해서는 비통해하는 방식을, 고통에 대해서는 설명을, 흉작에 대해서는 의례를, 지도자의 취임과 퇴임에 대해서는 정당한 과정을 제공한다. 다른 쪽 끝에는 혼란이 있다. 오직 혼란만 있고 현실에서 개인과 집단들에게 제공되는 답이 없다. 문화와 사회적인 구조에 의해 제공되는, 즉각적으로 사용가능한 답들은, 아마도 모든 일반저항자원에서 가장 강력한 것일 것이다.

스트레스 유발요인으로서의 일반저항자원의 부재

이 장에서 논의된 개념들을 통합하기에 앞서서, 일반저항자원의 근본적 특성을 파악하는 것이 중요하다. 줄곧, 나는 이들을 자원으로 생각해왔다. 즉, 나는 일반저항자원을, 개인이나 집단이 소유하여, 스트레스 유발요인을 회피하거나, 스트레스 유발요인에 의해 생성된 긴장을 해소하는데, 또는 이 둘다를 수행하는 것으로 생각해왔다. 따라서 일반저항자원은 개인이 소유하는 것이며, 동시에 개인을 특징짓는 것으로 여겨 왔다.

그러나 어떤 일반저항자원에 관련해서는 다른 시각으로 볼 수 있는 방법이 있다. 만일 어떤 사람에게 일반저항자원이 아주 적다면 무슨 일이 일어날까? 가능성 중 하나는 대체가능성이다. Merton(1968, pp. 86~91)은 우리에게 한 기능주의가 지니는 위험성을 경고해왔다. 이 기능주의에 따르면, 만일 X라는 결과가 A현상의 기능으로 인한 것이라면, 만일 X라는 결과를 유지하려면 반드시 A를 유지하여야 한다고 가정한다. 예를 들자면, 만일 사회적 단결이 단일종교에 의해 강화되었다면, 단일종교가 사회적 단결에 필수적이라고 보는 것이다. 이러한 논의는 일반저항자원의 대체가능성을 탐구하는 데에서 너무 벗어난 것처럼 보이지만, 잘 염두에 두고 있어야 한다. 현재의 맥락에서 이러한 질문의 의미는, 일반저항자원과 통합균형감의 관계가 고려된 뒤에 더욱 명확해질 것이다.

그러나 만약 긴장을 다루는 데 하나의 일반저항자원이 다른 것으로 대체될 수 있다고 가정하더라도, 어떤 일반저항자원의 부재가 스트레스 유발요인이 될 수 있다는 것에 주목해야 한다. 간단한 예로 돈을 들 수 있다. 분명히 돈으로 모든 것을 해결할 수는 없지만, 돈은 많은 문제해결에 도움이 된다. 그러나 돈이 없다는 것은 개인이 어떤 자원을 갖지 못하는 문제를 넘어선다. 돈이 없다는 것은 대부분 직접적으로나 간접적으로나 스트레스 유발요인이다. 만족을 위해 어떤 것을 살 수 있는 것이 불가능하게 된다. 더 나아가 돈이 없다는 것 자체로도 고통이며 또한 고통을 유발하는 원인이 된다. 그런 궁핍한 상황에 처해보지 않은 사람들은 이를 거의 느껴보지 못할 것이다.

7장에서는 이 책의 핵심모델에서 순환이란 특별한 문제를 다룰 것이다. 와해의 연속선상에서의 위치는 다른 변수들의 결과이기도 하지만, 또한 일반저항자원(해당 개인이 높은 수준에 있는 경우) 또는 스트레스 유발요인(해당 개인이 낮은 수준에 있는 경우)으로도 작동할 수 있다는 것이 명확해질 것이다.

이런 사례들을 기억하면서, 필자는 독자들에게 이 장에서 논의된 일반저항자원들의 부재가 가능한 스트레스 유발요인으로 생각해볼 것을 요청하고 싶다. 건강생성의 관점에 집중하느라, 여기에서 아직 이 문제를 논의하지 않았다. 그러나 이를 점검하지 않고 지나가는 것은 현실을 제대로 설명하지 못하는 것이 될 것이다.

음의 엔트로피 제공자로서의 일반저항자원

스트레스 유발요인으로서의 일반저항자원의 부재에 대한 검토는 이 장에서 고찰한 현상을 더 발전시킬 수 있는 길을 열어준다. 3장에서 필자는 인간이 존재하는 모든 곳에 스트레스 유발요인이 존재한다는 것은 열역학 제2법칙과 유사하다고 주장했다. 그것은 불가피하게 양의 엔트로피의 증가, 즉 무질서로 이어진다. 그러나 열역학 제2법칙이 폐쇄체계에서 논의되는 것이지만, 인간유기체는 이와 달리 개방체계이다. 어느 주어진 시점이나 또는 장기간동안 음의 엔트로피가 투입되면, 무질서를 향한 내적 경향을 상쇄시킬 수 있다. 이 개념을 아동기에 적용하는 것이 매우 유용한 통찰력을 제공한다는 생각이 들었다. 아동기에 외부환경으로부터 음의 엔트로피를 투입하는 것은, 또는 특히 여기에 적합한 Schrodinger(1968)의 생생한 표현을 사용하면, "환경에서 질서를 흡입하는 것은" 아동기 동안에 양의 엔트로피, 즉 무질서의 수준을 낮추는데 충분하다, 또는 충분할 것이다. 이것이 성장의 핵심이 아닌가? 언어의 능력이 증가하고, 근육통제의 능력이 증가하고, 인간관계의 능력이 증가하는 것은 아동이 점차 질서를 갖추는 것으로 볼 수 있겠다고 생각하였다.

이러한 용어로 생각해보면, 내적인 또는 외적인 환경에서 생성된, 스트레스 유발요인을 엔트로피와 같은 것으로 볼 수 있지 않을까? 즉, 스트레스 유발요인을 체계의 불안정성을 높이는 것으로 볼 수 있다. 그렇다면, 일반저항자원도, 이것도 내적인 또는 외적인 환경에서 생성되지만, 음의 엔트로피로 볼 수 있지 않을까? 즉, 체계의 불안정성을 낮추는 것으로 볼 수 있다.

만일 일반저항자원을 체계에 음의 엔트로피를 투입하는 것으로 설명할 수 있다면, 표 4-1의 지도식-설명은 수정될 필요가 있다. 사실, 이러한 지도식-설명은 가능한 일반저항자원 전체를 포괄적으로 고려하기 위한 체계를 제공하는 데 유용하다. 지도식-설명은 심리학자들이 다른 모든 것을 무시하고 자아정체성만 생각하는 것을 막아준다. 또한 사회학자와 인류학자들이 유전학이나 면역학을 간과하는 경향이 있다는 점을 상기시켜 준다. 또한 생물학자들에게도 사회과학자들이 기여한 부분을 상기하도록 해준다. 그러나 결국 이장에서 일반저항자원을 논의에 포함시킨 것은 직관적이었지만, 자료가 일반저항자원과 긴장관리에 상관관계가 있다는 것을 보여줬다면, 경험적으로 검증될 수 있는 것이다. 지도식 설명으로는 주어진 현상이나 특징이 일반저항자원인지를 결정할 수 없다.

이 문제를 다른 방식으로 설명하자면, 지도식-설명은 선택규칙을 제공하지 않는다. 이미 긴장관리와 경험적 상관관계가 있어야 일반저항자원으로 포함시킨다고 기준을 제시하였기 때문에 이것은 동의어반복에 불과하다. 이러한 기준으로는 일반저항자원이 긴장관리를 촉진한다는 가설을 검증할 수 없다. 이러한 방식은 왜 어떤 현상이 다양한 스트레스 유발요인과 싸우는데 효과적인지를 설명해주지 않는다.

우리는 이 문제를 음의 엔트로피 개념틀에 맞게 지도식-설명을 수정하여 해결할 수 있다. 따라서 일반저항자원은 무수한 자극을 이해하도록 만드는 다양하고 지속적인 광범위한 경험을 제공하는, 또한 한

쪽에서 생성한 자극이 왜곡 없이 대상자에게 전달된다는 인식을 촉진시키는, 개인, 1차 집단, 하위문화, 사회의 신체적, 생화학적 등등의(표 4-1 참조) 특징, 현상, 또는 관계이다. 정보이론에서, 이해를 하게 된다는 것은, 잡음이 아니라 정보를 제공한다는 것을 의미한다. Thomas(1974, pp. 22~25)에 따르면, 여기에 음악을 포함할 수 있다. Thomas는 다음과 같이 기술하였다. "우리가 다중으로 모이게 되면, 우리가 서로에게 보내는 소리가, 보다 더 무작위적인, 우연적, 일시적인 소리가 되어 잡음이 된다. 이로부터 의미 있는 신호를 찾아내는 것이 어려워진다…. 아무런 의미 없는 잡음으로부터 벗어나려면 음악으로 만들어져야 한다…. 음악을 만들고 들으려는 욕구는 인류에게 보편적으로 나타나는 욕구이다."

일반저항자원에 대한 이런 정의는 일반저항자원을 파악하기 위한 기준을 제공하는 것을 넘어선다. 통합적 개념, 통일된 주제를 제공함으로써, 믿을 수 없을 정도로 복잡한 스트레스연구에 하나의 해결책을 제시해준다. 상호작용의 관점에서 이 분야를 고찰해온 Chan(1977)은, 우리의 용어로는 긴장관리와 관련되는 것으로 보이는, 아주 다양한 인간내적, 인간 상호적, 상황적 변수들을 언급하고 있다. 필자는 아무리 복잡한 방법론적 통계적 수단을 사용한다고 하더라도 Chan이 제시한 문제를 해결할 수는 없을 것이라고 생각한다. "인간-상황의 상호작용에서 나타나는 수많은 흥미로운 복잡함을 풀어내는 것(Chan, p. 100)"은 방법론적 통계적 수단이 아니라 보다 적절한 이론구성으로 접근해야 가능해진다.

일반저항자원의 의의

이제 우리는 일반저항자원의 의의를 구성하는 데 결정적인 단계를 밟을 수 있게 되었다. 삶이 우리에게 제공하는 일반저항자원의 정도는 우리가 우리 주변 어디에나 영향을 미치는 성향을, 필자의 용어로는 강력한 통합균형감을, 어느 정도 가지는지 결정하는 핵심요소이다.

생물학적 상황을 분석하면서, 가능한 정보이론을 사용하여 추론한 논문에서 Rapoport(1968)는 그가 친근하게 맥시Maxie라고 부르는 맥스웰의 악마Maxwell's Demon에 대하여 논의하였다. 맥시는 "아주 작은 능력이 있는 존재여서, 자신이 지나가는 길에 있는 모든 분자를 추적할 수 있다." 그는 "100% 효율성을 가지고 체계 속으로 정보를 보낸다(음의 엔트로피)." 통합균형감을 지닌 사람은 맥시와 같다고 말하고 싶다. 물론 어떤 인간이나 집단이 맥시와 같은 이론적 효율성을 조금이나마 성취할 수 있을지는 상상하기 어렵다. 하지만, 이에 근접하여 현실화되는 정도가 긴장이 어느 정도까지 관리되는지의 효율성을 보여주는 것으로 생각할 수 있다.

chapter 5

통합균형감으로 세상을 인식하기

이제 앞에서 암시적으로나 명시적으로 말한 내용들을 모두 통합하여 공식적으로 개념을 정의할 때가 되었다. 이 개념은 편안함(건강)/불편함(질병)의 연속선상에서의 이동을 설명하는 핵심 변수이다. 통합균형감sense of coherence이 그 개념이며 우리 의식 전반을 포괄하는 사고방식이다. 이 사고방식은 자신의 내·외적 환경은 예측이 가능한 것이며, 또한 세상일들이 어느 정도 기대한대로 이루어질 가능성이 아주 높다는 것을 일반적으로 그리고 지속적으로 확신하는 역동적인 감성이다. 필자가 이 개념을 발표할 때마다 많은 사람들은 즉각적이고 직관적인 반응을 하였다. "나는 당신이 무엇에 대해 말하는지 아주 잘 알고 있다." 이 개념이 발표된 특별한 문화적 맥락에서, 이것은 자주 "나는 나를 잘 통제하고 있다(역주: I am in control, '평정을 잃지 않다'라고도 번역할 수 있으나 여러 곳의 통제개념 논의와 연관되어 있어 이 곳에서는 통제라는 단어를 넣어 번역하였다.)"라는 의미로 받아들여졌고, 내적 통제능력과 연결되어 이해되었다. 이런 문화적 편견은 뒤에서 상세하게 논의하겠다. 일단 이러한 오해를 극복하게 되면, 이 개념이 사람들에게 아주 잘 이해된다는 것을 발견했다.

그렇게 되는 이유 중의 하나는 자신의 생생한 경험에서 이를 파악할 수 있기 때문이다. 자신의 경험에서 그리고 독서를 통하여 강력한 통합균형감을 가진 사람들과 통합균형감이 아주 약한 사람들을 다 경험해봤기 때문이다. Thomas Mann의 저서 『마의 산(The magic Mountain)』에서 Mynheer Peeperkorn에 대한 생생한 묘사는 강력한 통합균형감을 지닌 사람을 잘 보여준다. 『카라마조프 형제들』이란 소설에서 Dostoevsky는 양극단의 모습을 극적으로 보여주고 있다. Ivan Karamazov와 Dmitri Karamazov 형제 각각의 통합균형감은 각자의 방식으로 Alyosha의 그것과 비교하면 극단적으로 낮다. 여기에서 적절한, 가장 뛰어난 문헌적 사례는 Job에 대한 것으로, 한 극단에서 다른 극단으로 이동하는 사례를 보여주고 있다.

그러나 설명적인 가설-창출형 도구로서 고안된 개념으로서 처음부터 매우 잘 받아들여졌지만 해야 할 일은 많았다. 개념의 모든 측면을 분석하고 가능한 오해를 해소하고 각 용어들의 함의를 명확하게 하는 것이 중요하다.

개념정의와 분석

정의된 대로, 통합균형감은, 명시적이고 명백하게, 세상과 그 속에서 살아가는 자신의 삶을 바라보는 전반적이고 지속적인 방식이다. 그것은 지각적, 인지적, 그리고 정서적 요소를 가지고 있다. 그것의 지시대상은 이런저런 삶의 영역도 아니고, 이런저런 문제나 상황도 아니고, 이런저런 시기도 아니고, 또는 우리의 용어로, 이런저런 스트레스 유발요인도 아니다. 통합균형감은 개인의 기본인성구조의 핵심요소이다. 또한 하위문화, 문화, 또는 역사적 시기가 결합되어 나타난 것이다.

통합균형감은 고저가 없다는 것을 의미하지 않는다. 특별한 경험, 구체적인 상황, 구체적인 성패는 개인의 통합균형감에 일시적이고 작은 변화를 야기할 것이다(사실상, 개별적 환경에서 나타나는 특별한 변화에 영향을 받지 않는다는 것은 내가 뒤에 가짜 통합균형감이라고 부르는 것을 보여줄 것이다.). 그러나 그러한 변화들은 연속선상에서 안정된 위치를 중심으로 일어난다.

개념정의에서 역동적이라는 말은 작은 파동을 넘어서는 것들을 고려하게 만들어준다. 통합균형감이라는 용어의 원천에 대해 아래에서 논의하면서 그 의미가 더욱 명확해질 것이라고 나는 생각한다. 유전자나 또는 아동기 초기의 경험이 통합균형감을 영원히 결정한다는 식으로 나는 이해하고 있지 않다. 통합균형감은 아동기뿐만 아니라 생애 전체에 걸쳐서 계속 형성되고, 검증되고, 강화되고, 수정되는 것이다.

예를 들어보자. 질병생성의 관점은, 특히 의사들이 이러한 관점에 따라, 통합균형감이 악화되는 역동적인 패턴을 잘 밝혀준다. 그래서 정신과 의사는 신경증환자가 찾아오면 어떻게 그 또는 그녀가 지속적으로 불행하게 실패하는 쪽으로 행동을 해왔는지를 찾아내려고 한다. 정신과 의사는 이러한 신경증적 패턴의 원천을 찾아내는 데 노력을 집중한다. 그 과정에서 정신과 의사가 환자의 이러한 경험이 어떻게 통합균형감을 약화시켜왔는지를 찾아냈어도 이에 주목하지 않는다. 그러나 건강생성의 관점을 가지고 있다면, 환자가 통합균형감을 강화시켜 건강강화에 성공하도록, 목표지향적 행동을 하도록 같이 노력할 것이다.

개인의 구조적 상황,–즉 결혼, 직업, 거주지 등과 같은–의 급진적인 변화가 개인의 현실적 균형감을 크게 바꾸는 데 영향을 미칠 수 있다. 그러나 추가하자면, 개인의 통합균형감은, 그것이 강하거나 또는 약하거나, 해당 개인이 자신의 구조적 상황에 그대로 있을지 또는 이를 바꿀 것인지를 결정하는 데 중요한 역할을 한다. 위의 사례에 입각하여 다시 살펴보면, 약한 통합균형감을 지닌 신경증 환자는 정신과 치료라는 "위험"을 회피하려고 할 수 있다. 이런 점에서 고려하면, 개인은 자신의 통합균형감의 수준을 유지하는 선택을 하려는 경향이 있다.

똑같은 역동적인 접근이 인생의 다른 영역에도 적용될 수 있다. 만일 어떤 영역의 경험이 통합균형감을 강화하고 반면 다른 영역의 경험은 통합균형감을 약화시킨다면, 강한 통합균형감을 지닌 사람은 악화시키는 것을 제거하거나 개선하려고 할 것이고, 약한 통합균형감을 가진 사람은 점점 악화시키는 방향으로 더 빠져들 것이다. 이러한 방식으로 악순환 쪽으로 비중을 둘 것이다. 그리고 이런 방식으로, 일관성과 보편성, 안정성과 지속성을 향한 역동적이지만 변함없이 움직이는 경향이 있다.

안정성과 지속성은 이 문제의 핵심을 다룰 수 있도록 해준다. 강한 통합균형감은 개인의 내외적 환경을 예측이 가능하고 이해가 가능한 것으로 생각하는 성향을 포함한다. 자주 사용되었고 앞으로도 사용될 이미지가 있는데, 여기에서는 개인에게 부과된 자극이 이해가 가능한 것으로 간주되면, 정보나 음악으로 간주된다. 그러나 즉각적인 반응보다 더 중요한 것은, 자극이 계속 의미가 있을 거라는 일반적인 기대이다. 이러한 사고방식이 개인에게 세상이 어떻게 보이는지를 결정한다. 자극을 수용하는 것 자체는 세상과의 상호관계에서 한쪽 측면에 불과할 뿐이다. 또 중요한 것은 개인이 보낸 자극이 크게 왜곡되지 않고 수용될 것이라는 믿음이다. 따라서 개인에게 세상은 형식과 구조를 가지고 있으며 또한 균형이 잡힌 것이고 이해가 가능한 것이다. 자주 접하는 상황을 생각해보자. 잡음이라고 인식되는 자극을 받았다고 생각해보자. 강한 통합균형감을 가진 사람은 문제가 외부에서 발생했다고 생각한다. 의미가 없는 자극이 외부에서 발생한 것이다. 그러나 외부인이나 이민자라면, 주변 사람들이 모두 자신이 모르는 언어로 말하는 상황에서, 장애가 외부의 사람들에 있는 것이 아니라 자신에게 있다는 것을 매우 잘 안다.

만약 사람들이 주변에서 무엇이 진행되는지를 이해하고 있고, 또한 세상이 예측가능하게 흘러간다고 생각한다고 해서, 결과가 아직 모든 욕구를 충족시키는 것은 아니다. 약한 통합균형감을 가진 사람에게는 실제로 일들이 잘못된 방향으로 흘러갈 것 같다고 생각하는 경향이 있다. 세상 일들이 이해가 되지 않고 예측불가능하다고 생각하면, 욕구가 충족될 것이라고 기대하기가 어려울 것이다. 욕구가 충족되어도 순전히 운이 좋거나 우연이라고 생각한다. 지푸라기라도 잡으려 할 것이다. 그런 사람은 사적인(문화적으로 일상화되거나 관례화되지 않은) 마술에 의존하려 할 것이다. 그러나 그렇다고 해도 별다른 희망은 없다. 강한 통합균형감을 가진 사람은 현실을 꽤 잘 파악하여, 자신이 생애에 걸쳐 발전시켜온 대항수단을 어떻게 사용하면 좀 더 바람직한 결과를 이끌 수 있을까 그리고 그러한 가능성이 얼마나 될까를 판단할 것이다. 이런 사람은 고정된 신념 속에 갇혀 있지 않다. 이러한 맥락에서 "합리적으로 기대할 수 있는"이라는 문구가 통합균형감의 개념정의에 포함된 것이다. Malinowski(1931)의 트로브리안드 어부는, 망망대해로 고기잡이 나가기에 앞서서 모든 적절한 의례를 다 실행하지만, 이러한 의례가 안전과 풍어를 보장하는 것은 아니라는 점을 아주 잘 알고 있다.

다른 방법으로 생각해보자. 강한 통합균형감은 자신의 삶의 모든 것이 축복을 받았다거나 자신이 하는 일은 모두 행운이 깃들어 있다는 감성과 같은 것이 아니다. 그 반대가 오히려 사실일 것이다. 오히려 인생은 매우 복잡하고, 갈등이 많고, 온갖 것들이 엉키는 것으로 간주될 것이며, 목표달성은 많은 노력이 이루어져야 가능한 것으로 간주될 것이다. 더구나, 인생은 실패와 좌절을 포함한다는 것을 잘 인식하고 있을 것이며, 여기에서 중요한 것은 대체로 일들이 잘 풀릴 것이라는 믿음이나 확신을 가지는 것이다. 세상 일들이 할리우드식 해피엔딩으로 끝나는 것과 다르다. "합리적으로 기대할 수 있는"이라는 문구가 포함된 이유이다. 현실감각이 중요한 이유이다. 따라서 강한 통합균형감에는 제대로 된 현실적인 판단능력이 포함되어 있다.

무엇이 좌절, 실패, 고통에도 불구하고 강한 통합균형감을 유지하도록 해주는가? 또는 좌절, 실패, 고통을 극복하게 만드는가? 여기에서 이와 관련하여 합법칙성lawfulness이라는 또 하나의 중요한 개념을 소개하고자 한다. 성경에서 욥은 비참한 고통 때문에 완전히 무너진 것도 아니고, 자신이 지닌 모든 것들을 빼앗겨서 완전히 무너진 것도 아니다. 전능함이 없을 때가 아니라, 운명이 변덕스럽게 변할 때, 사건이 제멋대로 진행될 때, 그리고 아무런 합법칙성이 없을 때, 통합균형감도 완전히 무너진다. 프란츠 카프카의 『성(Castle)』이 잘 묘사하고 있듯이, 현대 전체주의의 끔찍한 광기가 이러한 방식으로 작동한다.

예측성과 합법칙성에 대한 생각은 통합균형감에서 인지적 측면을 지나치게 강조하는 것일 수도 있다. 합법칙성에 대한 믿음은 법칙의 논리를 이해하는 지적능력을 요구하는 것은 아니다. 심지어 정통파 유대인은 그런 시도를 배교행위로 간주한다. 스피노자가 법칙의 논리를 이성적으로 이해하고자 한다고 제명까지 했을 정도이다. 정서적 열망이나 지적인 과제는 신의 법칙을 알기 위함이다. 행동의 임무는 신의 법칙에 순종하는 것이다. 정당의 일반 구성원들까지 역사의 법칙을 이해할 필요는 없다. 이것은 지도자들의 영역이다. 신이나 정당에 대한 믿음을 유지하는 것으로도 강한 통합균형감을 유지하는데 충분하다. 그런 믿음은 적어도 매우 효과적으로 모든 것을 이해가능한 것으로 만들어준다. 이러한 믿음이 와해되면 통합균형감도 사라진다. 기존에 알고 있던 모든 합법칙성을 위반한 대학살(홀로코스트Holocaust)은, 유태교 신자들에게 가장 고통스러운 문제를 제기하였다. 유명한 6명의 전 공산당원들이 어떻게 공산당과 결별하게 되었는지를 분석한 Crossman(1950)의 연구가 이와 비슷한 사례를 보여준다.

우리는 이제 통합균형감에 대한 정의를 명확하게 하기 위한 마지막 단계에 이르렀다. 필자가 "통제감"이라는 널리 사용되는 단어를 채택하지 않은 이유와 관련하여 매우 중요한 부분이다. "통제감"이라는 단어를 사용하지 않은 것은 이 단어가 "나는 나를 잘 통제하고 있다."를 의미하는 것으로 널리 받아들여지고 그렇게 사용되고 있기 때문이다. 개념화는 불필요한 문화적 편견을 반영한다. 이 문제는 뒤에서 논의할 것이다. 통합균형감은, 이제 분명해졌을 것이라 믿지만, 내가 나를 잘 통제한다는 의미를 포함하고 있지 않다. 통합균형감은 개인을 자신의 일상경험이나 자신의 운명을 형성하는 과정에 참여하는 것으로 본다. 온갖 노력으로 613개의 율법을 지키는 정통유태교도는 전혀 수동적이지 않다. 신의 은총이 자신의 신실한 노력의 결과로서 주어진다는 칼뱅파 교도들은 매우 능동적으로 실천하는 것이다. 그렇다고 이것이 자신들이 결과에 결정적인 영향을 미친다는 것을 의미하는 것은 아니다.

여기에서 핵심적인 이슈는 그러한 결과를 결정하는 권력이 우리 손안에 있는지 아니면 외부에 있는지가 아니다. 여기에서 중요한 것은 권력이 어디에 위치해야 정당한 것으로 받아들이는가이다. 정당하게 권력이 부여된 곳은 아마도 자신일 수도 있고, 가부장일 수도 있고, 족장일 수도 있고, 지도자일 수도 있고, 공적인 당국일 수도 있고, 정당일 수도 있고, 역사일 수도 있고, 신일 수도 있다. 정당성이 있어야 결국 개인이 그것을 받아들이고 그러한 권위로 문제들을 해결해나갈 것으로 받아들이게 된다. 그래서 강한 통합균형감은 스스로를 잘 통제하지 않는다고 위험에 처하지 않는다.

몇몇 사례의 역사

통합균형감이 무엇을 의미하는가를 더 적절하게 전달하기 위해, 필자는 3개의 사례를 선택하였다. 그중 2개는 건강은 우연하게 성취되는 것이 아니라는 것과 직접 연결되어 있다. 그러나 이 이슈가 6장과 7장에서 세밀하게 탐구되므로, 여기에서 자세하게 다루지는 않겠다. 먼저

Norman Cousins(1976)의 사례로부터 시작해보자.[1)]

1964년 8월, 나는 미열이 있는 상태로 해외여행에서 집에 돌아왔다…. 나는 병원에 입원하여 검사를 받게 되었는데… 몇 개의 검사는 병원의 임상적 판단에 따라 추가로 받는 것처럼 보였다…. 나는 검사실 직원들을 거절하였으며, 내 병실 문 앞에 3일에 한 번씩만 채혈을 하겠다는 글을 붙여놓았다.

나는 병원이 중환자를 위한 장소가 아니라는 확신을 신속하게 가지게 되었다. 왜냐하면 청결도 열악하였고…, 때때로 방사선 촬영장비도 제멋대로 사용하였으며, 누구에게나 안정제나 강력한 진통제를 주는 것 같았고, 환자보다 의료진의 편리를 위해 그런 것처럼 보였다…. 병원의 일상적인 규칙이 환자들이 필요로 하는 것보다 우선이었고… 아마 병원에서 가장 심각한 실패는 영양을 제대로 공급해주지 못하는 것이었다.

나의 의사는… 환자의 입장에서 생각할 줄 아는 의사였다…. 우리는 20년 이상 가까운 친구였다…. 우리는 의학잡지에 실린 논문을 가지고 토론하였다…. 그는 나에게 솔직하게 대했고 이를 편하게 생각하였다…. Hitzig 박사는 전문가들을 불렀다…. 그는 나와 솔직하게 터놓고 이야기하였고, 전문의 중의 하나가 내가 살 확률은 1/500이라고 말했다는 것을 전해줬다.

이러한 상황이 나로 하여금 많은 생각을 하도록 하였다. 그때까지는, 나는 의사들이 내 병에 대하여 걱정하고 있을 때 그런가보다 하고 거의 신경을 쓰지 않았었다. 그러나 이제 나는 행동을 취해야 한다는 충동을 느꼈다…. 나는 수동적 성격보다는 더 나은 무언가를 해야겠다고 생각했다…. 나는 질병이 진행되기 직전에 일어난 사건들이 어떻게 진행되었는가를 열심히

1) Norman Cousins의 The New England Journal of Medicine, 1976, Vol. 295, pp. 1458–1463에서 인용.

생각했다…. 나는 탄화수소에 노출된 것은 아닌지를 의심했다…. 개인적 알레르기, …아드레날린이 소진된 상태… 그래서 내가 독성에 노출되었을 때 더 취약했나? [원인이 될 수도 있다]… 모스크바에서의 우리의 마지막 저녁은… 거의 완전하게 좌절된 운동….

이런 가설(아드레날 호르몬이 소진되었을 때 디젤과 제트오염물질에 노출되었다는)이 사실이라고 가정하고, …Walter Cannon의 유명한 책 『몸의 지혜(The Wisdom of Body)』에서 항상성이라고 이름붙인 것을 나는 회복해야 했다…. 나는 Hans Selye의 고전적 저서인 『삶의 스트레스(The Stress of Life)』를 읽은 것을 기억했다…. 만일 부정적인 감정이 몸 안에서 부정적인 화학적 변화를 일으킨다면, 긍정적인 감정은 긍정적인 화학적 변화를 일으키지 않을까?… 나의 감정에 대한 상당한 정도의 조절은 건강생성적인 생리적 효과를 가져 올 것이다…. 내 마음 속에서 건강생성적 감정을 체계적으로 추구하기 위한 계획이 생기기 시작했다…. 실험을 위한 두 가지 전제조건은… 약물처방이 어느 정도 독성이 있을 수도 있고 (그렇지 않을 수도 있고)… (그리고) 삶에 대해 어떻게 해서든 더 긍정적으로 보게 만드는 장소를 찾아야 할 것 같았다.

Hitzig 박사의 도움으로 우리는 알레르기 검사를 했고, 내가 투약을 받은 거의 모든 약물에 대해 매우 민감한 반응을 보인다는 것을 알게 되었다…. 내 몸이 그렇게 오랫동안 진통제로 처방받아 독성으로 가득 차게 되었기 때문에 내 몸에서 긍정적인 화학적 변화를 기대하는 것은 비합리적이었다. 나는 의학잡지 「토요리뷰(Saturday Review)」에서 일하는 내 보조연구원을 통하여 해당 잡지에서 관련 의학자료를 찾도록 하였다…. 의료의 역사에서 득보다는 해가 더 많다는 것으로 인정되기 전에 오랜 세월동안 사용되었던 의료처치와 약물들에 대한 사례가 가득하다…. 나는 과학이 발달한 20세기 후반을 살아가는 것이, 불필요하거나 위험한 약물과 의료처지에 대항하는 보호를 자동적으로 제공하는 것이 아니라는 사실을 깨달았다.

통증은 몸의 마술의 한 부분이다…. 나는 기본 욕구를 충족하는 데 진전이 있다는 것을 알았을 때는 통증을 참을 수 있었다…. 결체조직의 지속적인 와해를 저지하는 몸의 능력… 나는 비타민 C의 유용성에 관해 읽었던 한 의학논문을 기억했다…. 그것이 염증을 완화시켜주지 않을까?

나는 Hitzig 박사와 이런 생각에 대해 논의하고자 하였다. 그는 주의 깊게 경청했다…. 가장 중요한 것은 내가 말한 모든 것을 계속 믿는 것이라고 그는 말했다. 그는 나의 흥분을 같이 공유하였다…. 그리고 이를 같이 연구하자는 제안을 좋아했다.

우리가 퇴원에 대한 절차를 다 끝내기도 전에, 우리는 몸의 화학적 작용을 증강하는 요인으로서 긍정적 감정의 적극적 실천을 위한 프로그램을 부분적으로 시작하였다…. 나는 즐거운 영화를 관람하는 것으로 시작하는 것이 좋겠다고 생각했다…. 간호사는 영화상영을 위해 프로젝트를 사용하는 방법을 배웠다…. 그래서 우리는 웃기는 영화를 보기 직전과 몇 시간 후의 적혈구 침강속도를 측정했다.

이제 내가 호텔 방으로 옮기기 위한 모든 준비가 끝났다…. 평온한 기분이 좋았다…. 나는 Hitzig 박사가 이 (비타민 C) 주제에 대해 완전히 열린 마음이라는 것을 알았다…. 위험은 감수할 만한 가치가 있다고 보였다…. 우리가 옳은 길을 가고 있는 것이리라.

나는 끝까지 잘 해낼 것이라는 데 의심의 여지가 없었다. 2주 후에 아내는 나를 푸에르토리코에 데리고 갔다. 햇볕을 실컷 즐길 수 있었다…. 나는 내 모든 질병이 순식간에 사라진 것처럼 보이지 않게 하려고 노력했다…. 그러나 나는 「토요리뷰」에서 다시 정상근무를 할 수 있었다…. 완전히 회복되었나? 해가 갈수록 몸의 움직임 좋아졌다…. 나는 테니스 공이나 골프 공을 (치고)… 승마를 하고… 토카타와 D단조의 푸가를 연주했다…. 나는 목을 이제 완전히 돌릴 수 있었다.

어떤 결론은: …살고자 하는 의지는 이론적인 추상이 아니라 생리적 현실이다…. 나는 좋은 의사를 만나서 참 운이 좋았다. 그는 의사의 가장 중요한 역할이 환자의 삶에 대한 열망을 최대한 부추기고, 질병을 극복하기 위

한 모든 육체적 정신적 자원을 동원하려는 의지를 자극하는 것이라는 것을 알고 있었다. Hitzig 박사는… 환자가 스스로 더 나은 것을 할 수 있다고 믿었을 때, 거대하고 때로는 위험할 수도 있는 의료장비를 옆으로 제껴둘 수 있었다…. 내 질병을 순치시키고 아마도 정복하는데 내 의사가 한 핵심역할은, 이러한 총체적인 과정에서 내가 그의 존경받는 동료라는 것을 내가 믿게 부추겨 왔다는 것이다.

빠르게 읽어봐도 이 사례에서 5가지 현저한 특징을 찾아낼 수 있다. 첫째, Cousins는 병원조직의 효율성, 위생의 수준, 영양, 의료장비의 사용, 환자에 대한 관심에 있어서 이미 병원을 심하게 비판할 준비가 되어 있었다. 둘째, 획기적인 환자–의사 관계를 보여주었다. 그들은 오랫동안 친구였다. 의사는 환자를 전문가와 연결시켜주었고, 진실되었고, 환자의 적극적인 성향을 지지하였으며, "나의 희열을 공유하며… 서로 동반자라는 생각을 좋아했다." 셋째, 아마 가장 핵심적인 것으로 보이는데, 환자라고 하기에는 특이한 Cousins 스스로 택한 역할을 주목해야 한다. 그는 스스로 행동에 돌입하고, 치료적 결정을 스스로 내렸으며, 선도적으로 과정을 이끌었으며, 문헌을 고찰하고 자료를 수집하는 데 동참하였으며, 가설을 만들었다. "우리는 적혈구 침강속도를 측정했다." 넷째, 우리는 Cousins의 비환자적 역할이 중요하다고 본다. 그는 의학적 논문을 잘 알고 있었다. 그는 자신을 위해 연구하는 보조자를 가질 수 있었다. 그는 호텔에 "입원하여 지내는" 값을 지불할 수 있었다. 그리고 마지막으로 우리는 통증에 대한 그의 태도와 "위험을 감수할 가치가 있다."는 생각을 찾아낼 수 있다.

Cousins의 경험은 아주 귀중한 사례라고 생각한다. 그는 삶에의 의지를 언급하였지만, 이뿐만 아니라 아주 강한 통합균형감에 의해 형성된 총체적 행동패턴을 보여주었다. 이는 아주 구체적인 사회구조와 문화적 환경 속에서 작동하였다. 더 중요하게, 소련으로의 불행한 여행을 하기 전까지, 이러한 전반적 의식성향이 분명하게 Cousins의 특성이었다. 필자는 그의 통합균형감이 행복한 결과를 가져왔다고 주장하는 것도 아니고, 또한 그의 발병을 막지 못했다고 주장하는 것이 아니다.

이번에는 Sigmund Freud의 사례를 살펴보자. Max Schur(1972)는 1928년부터 1939년 Freud가 죽을 때까지 Freud의 개인 의사였다. 그에 따르면, "이 연구의 목적은, 높은 스트레스와 위험의 상황이 질병으로 발전하는 것을 막기 위해 Freud가 점진적으로 발전시킨 여러 대응책을 찾아내고, 또한 부정denial에 의존하지 않고 완전 숙달에 이르기 위해 Freud가 사용한 방법을 찾아내는 것이다"(p. 40). Schur의 연구는 우리에게 매우 적절한 연구이다. 특히 Freud의 인생기 전반기 중에서도 가장 심각하고 힘든 그리고 건강하지 못했던 기간(1892~1899년)에 대한 논의가 특별히 우리의 관심을 끈다(2장과 3장 참조). 한편으로, Freud는 36살 무렵 상대적인 빈곤과 상당한 중책을 맡은 상황에서 그의 학문적 세계와 그의 과거와 완전한 단절상황에 처했다. 모두에게 알려진 상태였으며 세상에서 가장 혼란스러운 상황으로 (가장 혐오스럽게도 비엔나로) 추락했다. 그러나 다른 한편으로는, 그의 아내 Martha의 사랑과 Fliess의 우정 그리고 극도로 강한 통합균형감을 가지고 있었다.

Cousins이 쓴 글과는 다르게, Schur의 글에서는 여기에 적절한 간단한 요약을 찾기 어려웠다. 그래서 필자는 핵심을 전달할 수 있는 대체물을 선택하였다. Jones가 원래 쓴 『프로이드(Freud)』를 축약본으로 출간한 Lionel Trilling의 책(1961) 서론에 쓴 내용을 사용하겠다.[2)]

> Freud의 인생이 우리에게 흥미로운 세 번째 이유는 다음과 같다…. Freud 인생 그 자체의 형태와 스타일… Freud의 인생과 그의 업적 사이에 우리가 인식한 조화… 그의 업적은 방대하고, 질서정연하고, 용기있고, 의도가 매우 거대하다. 그의 인생 또한 이것보다 더 줄여 말할 수 없다.
>
> Freud는 명백하게 공개적으로 천재이고자 하였다…. 그의 가족과 문화 둘 다의 성취에 헌신하였다. 전통적 교육이 제시하는 윤리에 의해 이러한 헌신은 더욱 강화되었다…. 영웅적인 영국 청교도주의가 준엄함, 불굴의 용기, 명예와 같은 고대의 이상적 공공미덕과 결합되었다. 아주 사적이지만 어떻게 그러한 삶을 살아야 하는지에 대한 엄격한 관념이 결합되었다.
>
> Freud의 지적성취는 동시에 도덕적인 성취로 간주되어야 한다. 나는 2가지를 마음에 두고 이렇게 말했다. 하나는 중년기 남성의 용기와 관련되어 있다. 가족을 어떻게 책임져야 하는지의 전통적 관념의 무게가 더욱 무거운 중년기라는 시기에, 자신의 전문분야에서 지도자들이 모두 반대하는 이론을 제기하였다. 자신의 경력을 위태롭게 할 수 있는 상황이었다….
>
> Freud의 성취가 도덕적 성격을 띄고 있다고 주장하면서 내가 말하고자 하는 것이 또 있다. Freud 자신의 지적 재능에 대한 생각에서 잘 드러난다. 이러한 재능에 그는 전혀 만족하지 못했다…. "나는 결코 과학자가 아니며,

2) 다음은 Lionel Trilling와 Steven Marcus가 편집하고 축약한 Ernest Jones의 『The Life and Work of Sigmund Freud』라는 책에 Lionel Trilling이 쓴 서문으로부터 인용하였다(1961, Basic Books). Ernest Jones의 원본은 원래 3권으로 출간되었다.

관찰자도 아니고, 실험자도 아니며, 사상가도 아니다. 나는 성격적으로 탐험가이다…. 호기심, 용기, 끈기를 가지고 있다."…

Freud의 말년은 가장 힘든 시기였다. 그가 인생에서 높은 이상을 추구하였고, 즐거움을 잘 즐길 줄도 알았지만, 그는 인간존재를 뒤틀린 아이러니가 가득한 상태로 여겼다. 그런데 이제 일련의 사건에 의해 인간존재의 잔인하고 비합리적인 특성이 무서운 힘을 가지고 그에게 나타났다. 가장 귀중한 두 협조자의 변절… 그리고 죽음의 그림자 - (친구와 후원자)… 그의 예쁜 딸 Sophie,… Sophie의 아들 Heinz (프로이드가 특별히 사랑했던 아이였다)… 1923년에 그는 턱에 암이 있다는 것을 알았다. (그는) 33회 수술을 받았다…. 16년간 그는 통증으로 시달렸다…. 그가 착용한 보철은 아프고 낯선 것이었고, 얼굴 형태도 발음도 이상해졌다…. 그는 물론 이러한 고통에 대항해 그를 도와 줄 종교적 신념을 가지고 있지 않았다. 또한 그는 "철학"이라는 약제도 가지고 있지 못했다. 그는 욥처럼 옹고집이어서 위로의 말도 거부하였다. 오히려 더 고집이 세서 다른 사람을 비난하는 일도 하지 못했다. 사실 그대로였다. 인간 삶은 침침하고, 비합리적이고, 불쾌한 것이다. 어떤 것도 그의 판단을 바꾸지 못했다…. 그러나 그를 와해시킬 수 없고 어떤 것도 그를 멈추게 할 수 없었다. 그는 가끔 스스로 위축되었다고 말히지만, 사실은 그렇지 않았다. 그는 자주 관심이 없다고 말했지만, 연구는 계속되었다. 『문명과 불만(Civilization and its Discontents)』은… 그가 73세 때 펴냈다. 그가 83세에 사망할 때, 그는 『정신분석의 개요(Outlines of Psychoanalysis)』를 집필하고 있었다. 그는 죽기 전 한 달 전까지 환자를 진찰하였다….

이러한 영웅적인 자존감은 확실히… 그의 도덕적인 존재의 핵심이다. 그의 마지막 시기에 암진단이 처음 내려졌을 때, 그의 친구들이 이를 감추고 그에게 말하지 말자고 했다는 말을 듣고, 그는 "무슨 권리로?"라고 외치며, 눈시울이 뜨거워졌다…. 아주 심한 통증을 겪은 말년에, 그는 통증약도 먹지 않았고 단지 최후 순간에만 아스피린 처방만 받았다. 생애 마지막 순간에 가까워지자 그는 그의 세상을 "무관심의 바다에 떠 있는 작은 통증섬"이라고 말했다. 그는 뚜렷하게 생각할 수 없는 고통 속에서 생각하기를 좋아한다고 말했다. 오로지 그는 자신이 너무 오래 살았다는 확신을 느꼈을 때, 그가 자면서 죽음으로 넘어가기 위해 진정제를 요청하였다.

모든 논평은 군더더기일 뿐이다.

필자가 주장한 바와 같이, 통합균형감은 개인과 마찬가지로 집단에게도 적용되는 개념이다. 가장 놀라운 서술 중 하나는 Brinton(1965)의 혁명 직전 시기 영국, 미국, 프랑스, 러시아를 특징짓는 유사성에 대한 분석에서 발견할 수 있다. Brinton(pp. 53~59)의 혁명 직전 지배계급과 혁명 후의 새로운 지배계급의 지배와 신념에 대한 비교에서, 집단에서 각각 나타나는 약한 통합균형감과 강한 통합균형감을 찾아낼 수 있다.[3)]

모든 4개의 사회에서 지배계급이라고 불릴 수 있는 집단은 분열되어 있고 능력이 부족하다…. (초기에는 이들이) 극적인 삶을 이끌어왔고, 극적인 스캔들이 일어나며, 패션을 유행시키며, 부와 지위와 적어도 명예를 가지고, 지배를 하는 사람들이었다…. 인구의 대부분인 하층과 중간층은… 정말로

---

3) Crane Brinton의 『혁명의 해부(The Anatomy of Revolution)』(1965, Prentice-Hall, Inc)에서 승인을 받아 전재하였다.

이들의 지배를 받아들이는 것처럼 보였다…. 꼭대기의 지배층을 쫓아내기보다는 이러한 지배층으로 상승하기를 꿈 꾼다.

(혁명 바로 이전에) 이들 사회의 지배계급들은… 자신들의 기능을 수행하는 데 성공하지 못한 것처럼 보인다…. 군사적인 미덕, 기존 사고체계와 행위체계에 대한 존경, 타협하여 해결하려는 의지, 필요하다면 혁신적으로 바꾸려는 생각들이 아마 성공적인 지배계급이 필요로 하는 특징이다.

그러나 지배계급에서 많은 수의 그리고 영향력 있는 구성원들이 스스로가 부당하게 권력을 차지했다고 믿기 시작할 때, 신성한 정의의 눈으로 봤을 때 모든 사람은 동등한 형제라고 생각할 때, 자신들의 신념이 현실에 부적합하다고 생각할 때, 또는 나중에 어떻게 되든 무슨 상관이냐고 생각할 때, 이들 지배계급은 심각한 공격에 성공적으로 저항하지 못하게 될 것이다…. (그들의) 타락이 반드시 "도덕적" 타락은 아니지만… Lafayette는 미덕을 가진 사람이라고 하더라도 그의 특성들은 Pompadour 그리고 Bubarry보다 통치를 위한 프랑스 지배계급으로서는 부적절한 것이었다.

러시아인들은 우리에게 더욱 전형적인 사례를 보여준다…. 1917년 이전에 몇 십년동안 러시아의 귀족들은 인생의 허무를 한탄하는 습관에 빠져 있었고, 러시아는 후진적이며, 슬라브족의 환경이 열악하다고 한탄하고 있었다…. (그들은) 자신들의 특권이 오래 지속되지 못할 것이라는 불안감을 가지고 있었다. 그들 중 많은 사람은, 톨스토이처럼, 반대편으로 갔다. 다른 사람들은 자유주의자가 되거나, 여러 가지 양보를 하거나 또는 여기 저기에서 후퇴하는 양상을 보였다….

정치권력을 장악한 지배계급의 분파들은 폭력을 사용하였으나, 그것조차도 산발적으로 그리고 비효율적으로 사용하였다…. (그들) 상당수는 이러한 폭력의 사용을 수치스럽게 생각하였고, 그러다보니 더 비윤리적으로 폭력을 사용했다.

우리가 논의하는 대상들 중에서, 아마 어느 곳도 프랑스보다 지배계급의 와해에 수반되는 것들을 잘 보여주는 곳은 없을 것이다. 지배계급의 상당수의 구성원들이 불만족한 집단이나 피지배계급의 대의명분에 동조하게 되었다. 지배층이 능동적으로 피지배층에 동조하고 함께 하게 되었다…. 상층계급에서 급진적인 혁명분자들이 나타나는 것은 한 가지 증상에 불과하다…. 사회적 혼란 속에서 이들의 숫자가 상당수에 이르러야 하고, 눈에 띄어야 한다. 그들이나, 방관자나 냉소적인 사람들은 지배계급에 다음과 같은 분위기를 만든다…. 피로, 의심, 인간적인 희망, 무책임이 혼재되는 상황에 이른다.

아마 미국을 제외하고, 구체제의 지배계급들은 현저하게 분열되어 있었으며, 지배계급의 기능을 제대로 수행하기에는 이미 낡은 집단이 되었다. 상당수는 새로운 지식계급으로 변신하고, 상당수는 기존체제로부터 벗어났다…. 일부는 미래에 대한 희망보다는 현재 상황이 지겨워서 반란집단에 가담하기도 했다. 다른 사람들은 유약해지거나, 무관심해지거나, 냉소적이 되었다…. 많은 사람들이, 또는 대다수가, 지배계급에 반드시 필요한 지위를 유지하거나 또는 스스로에 대한 단순한 믿음을 유지하고 있었다. 그러나 상층계급의 삶의 분위기는 이러한 방식으로 유지되지 못하였다. 지배계급의 진지한 미덕, 지배계급 스스로부터 또는 다른 도전으로부터 지배계급을 지켜주는 모든 복합적인 가치 판단의 총체가 이미 낡아 빠진 상태가 되었다.

혁명 이전 기간에 어떻게 지배계급이 와해되었는가에 대한 Briton의 분석에서, 현재 우리가 논의하는 맥락에 적용할 수 있는, 4개의 중요한 추론을 합리적으로 도출할 수 있다. 첫째, 지배계급을 고찰하면서 가장 명확하게 보이는 것으로서, 강한 통합균형감이 어떤 사회집단에서든 중요하다는 것이다. 그것이 평범한 가족, 이웃, 시, 지역, 국가 등 어디에서든 마찬가지이다. 또한 지역의 자원봉사단체나 종말론적 종교운동집단에서도 마찬가지이다. 그리고 부상하는 집단에서나 지배

집단에서도 마찬가지이다. 둘째, Briton이 말 한 대로, 문제는 강한 통합균형감을 지닌 개인의 수가 집단 내에 얼마나 많은가가 아니라, 집단의 분위기를 누가 만드는가가 중요하다. 동시에 강한 통합균형감을 지닌 집단 내에서는 개별적 구성원의 이반은 제한적이고 우연적이어서, 오히려 이반하는 사람들이 취약한 사람으로 간주된다. 이반이 필연적이고, 지속적이고, 슬프지만 어쩔 수 없는 것으로 받아들여진다면, 통합균형감이 와해되고 있는 증상을 보여주는 것이다. 셋째, 강한 통합균형감을 가진 집단의 문화가 무엇이든, 목표에 대한 강한 헌신이 이루어지며(그러한 헌신이 흐릿할지라도), 이러한 목표를 성취하는 수단에 대한 강한 헌신이 나타난다. 이러한 수단은 정당한 것으로 받아들여질 뿐만 아니라 도덕적 실천으로 받아들여진다. 마지막으로 미래는 다음과 같이 필연적인 것으로 인식된다. 지배계급에게는 안정적으로 지속될 것으로 인식되고, 중하층에게는 복종하고 받아들일 만한 것으로 간주된다.

통합균형감의 원천들

4장에서 필자는 "우리 삶이 우리에게 일반저항자원을 제공하는 정도가, 필자가 강한 통합균형감이라고 부르는, 전반적이고 포괄적인 의식성향을 가지는 정도를 결정하는 중요한 요소"라고 주장했다. 4장에서 논의된 일반저항자원은 기본적으로 직관적이지만 체계적인 방식으로 검토되었다. 4장 끝에 이르러서야 이러한 일반저항자원 모두가 공통적으로 지닌 특성은 무엇인가라는 귀납적 질문을 제기하였다. 우리는 이제 일반저항자원과 통합균형감 사이의 관계를 검토할 수 있게 되었다.

이 시점에서, 이제 통합균형감의 개념을 정의하고 명확하게 함으로써, 우리는 더 진전되고 중요한 한걸음을 내디딜 수 있다. 4장의 일반저항자원에 대한 논의에서는 상당 부분 일반저항자원의 원천에 대한 질문을 제기하지 않았다. 이제까지의 논의를 다시 살펴보면, 사람들은 물질적, 인간적, 인지적, 사회적 등의 자원들을 획득할 때, 거의 우연에 의존하는 것처럼 추론될 수도 있을 것이다. 그러나 이것은 사실이 아니다. 어떤 개인이나 어떤 집단이 다른 사람 또는 다른 집단보다 더 강한 통합균형감을 가지는 것은 우연에 의존하지 않는다. 특별한 사회구조적 그리고 문화역사적 상황들이, 강한 통합균형감을 생성하는 경험을 강화하고 그러한 발전을 가능하게 하는 것으로 보인다.

이러한 측면에서, Engel과 그의 동료인 Seligman, Wertheim, Kohn, Rose Coser, Kardiner의 연구를 살펴보자. 이들의 연구는 필자가 일반내성자원과 통합균형감의 개념을 명확하게 하는데 도움을 주었으며, 건강생성모델을 발전시키는 다양한 단계에서 이들의 연구를 참고하였다. 다양한 접근법의 유사성, 병렬성, 차별성을 고찰하여, 가장 중요한 질문의 핵심에 다다를 수 있었다. 강한 통합균형감을 발전시키고, 강화하고, 유지하기 위해, 이에 필요한 일반저항자원을 제공하는데 어떤 조건들이 핵심적인 역할을 하는가?

심리적 원천

로체스터대학교에서 수행된 Engel과 동료들의 연구가 심신의학 분야(이 명칭은 불행하게도 Engel과 동료의 업적을 제대로 드러내지 못하는 명칭이지만)의 발전에 중요한 기여를 하였다. 질병생성의 관점에 따라서 연구하면서, 이들은 포기증후군giving-up syndrome의 핵심적인 개념을 발전시켰다. 이것의 의미는 그들이 가장 잘 요약하였다(Sweeney, Tinling, and Schmale, 1970, p. 378).

> 아주 높은 가치가 부여되는 만족에 대해 현실적이고 위협적이고 상징적인 상실을 경험할 때 나타나는, "포기"에 대한 정서적 반응은 신체적 증상이나 정신적 질병의 시작이나 악화로 이어진다…. (즉, 포기는) 개인이나 환경에 잠재되어 있는 질병이나 그러한 성향을 드러나게 하거나 촉진하여 현실화한다…. (그것은) 자신감 상실, 객관적인 관계의 혼란, 동기약화, 그리고 이러한 상태가 지속될 것이라는 생각을 포함한다…. "포기"의 반작용은 두 개의 현상학적으로 뚜렷이 구분되는 하위범주로 분리될 수 있다. 그것은 무력감helplessness과 절망감hopelessness이라는 용어로 가장 잘 기술될 수 있다. 이 두 정서는 서로 다른 발전적 함의를 지닌 것으로 설명되었다. 무력감은 외부적인 사건이나 실체에 의해 발생하는 상실감으로, 혼자 남겨지거나 또는 방치되는 느낌이다…. 절망감은… 개인이 혼자서 그러한 상실에 책임이 있다고 느끼며 그러나 누구도 이를 극복하기 위해 할 수 있는 것이 없다고 느끼는 것이다.

이어서 Schmale(1972)은 포기증후군과 이의 기원을 밝혀내기 위해 수행된 광범위한 논문을 검토하였다. 같은 해에 Engel과 Schmale은 포기증후군을 유기체의 생물학적 적응과정에 연결시키기 위한 노력을 적극 수행하여, 기본개념을 재구성하였다. 그들은 보존-후퇴라는 개념을 "인간의 행동과 심리적 경험에 반영"되는 "생존에 기여하는 생물학적 기본소질"로 제안하였다. 포기란 "보존-후퇴 기전이 활성화된 사람에게서 나타나는 내적인 경험"으로 간주되었다(1972, p. 72). 간단하게 요약하면 다음과 같다. 모든 유기체들은 정기적으로 또는 우연한 기회에, 비선호적인 상황의 환경에서 직면하게 되고, 이러한 상황에서는 적극적인 반응보다는 후퇴가 더 상황에 적응적이며 "핵심 생존기능"으로 작동하게 된다(p. 64). "극복하기에는 너무 강력한 투입(과잉)"으로 평가하거나 또는 "공급물이 없어 투입이 부족한 상태(과소)"로 상황을 평가하게 된다(pp. 68~69). 이러한 상황에서는, 대응활동이 결실을 거둘 수 없기 때문에 희소자원의 낭비로 간주된다. 우리는 생물학적으로 대응활동과 후퇴활동의 두 가지 반응기제로 무장되어 있다고 볼 수 있다. 그러나 동면방식으로 반응하는 것은 위험을 수반한다. 이전에 복구, 재생, 성장을 위해 투입한 공급물의 활동도 멈추게 된다.

후퇴를 지배적인 행동양식으로 습관화한 사람은, 기존의 투입물들이 빠르게 소진될 때, 환경으로부터 지속적으로 자양분을 획득하는 것이 불가능하다. 통합균형감이라는 개념과의 유사성이 꽤 명확하다(그렇지만 후퇴의 개념은 질병생성의 관점이다). 우리의 용어로 보면, 후퇴는 주변 환경이 내보내는 정보에 접근할 수 없거나, 접근능력이 현저하게 사라진 의식성향으로 볼 수 있다. 다른 말로 표현하면 잠재적으로 존재하거나 또는 발전할 수 있는 일반내성자원을 활용하기가 불가능한 상태, 즉 무능력상태가 된다.

보존-후퇴 반응양식은 반복되는 경험을 통하여 전형적, 습관적, 또는 지배적 증후군으로 이어질 수 있다. 특히 초기 6년간의 경험이 아주 중요한데, 이때 무력감과 절망감을 통제하는 데 실패하거나, 언제 적절하게 포기해야 하는지를 배우지 못하거나, 대응활동과 후퇴 사이의 균형을 이루는 성향을 내면화하지 못하게 되면, 그런 증후군이 나타날 수 있다(Schmale, 1972). 그 결과로 보존-후퇴와 연관된 특정 의식성향이 전 생애에 걸쳐 나타나게 되는데, 이를 우리의 용어로 표현하면 약한 통합균형감이다(이러한 이론은 Bowlby, 1977의 연구주제인 애착이론과 밀접하게 관련되어 있다.)

Engel과 그 동료들의 연구와 Seligman(1975)의 연구는 상당히 유사하다. Seligman은 실험심리학자이고 심리적 학습이론과 관련하여 자신의 모델을 개발하였다. 그에 따르면, "무력감은 심리적 상태로, 상황을 통제할 수 없는 경우가 자주 발생할 때 나타나는 성향이다."(p. 9). 그는 무력감을 결정하는 두 가지 중요한 요소를 제시했다. 첫째, 자극에 대해 자발적 방식이 아니라 고착된 방식으로 반응한다. 자발적 방식은 반응 이후 나타날 상과 벌을 고려해 반응을 정하는 것이므로 상황에 따라 반응이 달라질 수 있는 방식이다. 둘째, 더 중요한 것으로, 어떻게 행동하든 결과에 아무런 영향이 없을 것으로 생각한다. 학습된 무력감은 "성공과 실패는 자신의 적극적인 행동과 아무런 관련 없이 정해질 것이라는 인지적 사고성향을 낳는다."(p. 38). 동기수준에서, 이러한 사고성향은 "대응을 시도하기 어렵게 만든다."(p. 36). "포기로부터 놀랄만한 결과로 이어진다." 학습된 무력감은 정서적으로 처음에는 공포-저항 단계가 나타나지만 바로 무력감-우울 단계로 진입한다.

Seligman은, 실패 자체가 중요한 것이 아니라, "재강화하려는 능력의 상실"이 중요하다고 명시적으로 강조하였다. 당사자가 어떻게 노력하든, 결과와 그것이 긍정적인 것이라 할지라도, 아무런 관련이 없다고 생각하는 것이다. 통합균형감에 대한 논의와 Seligman의 연구의 유사성은, 안전신호와 관련된 피드백작용에 대한 그의 논의에서 더욱 명확하다(p. 121). 예측성이 안전신호에 의해 가능해졌다. 물론 그 신호는 바람직하지 못한 결과를 예측할 수 있다. 그러나 미래를 예측할 수 있어, 적어도 우리 용어로는, 잡음이 아니라 정보가 제공되는 것이다.

Seligman은 학습된 무력감이 아동초기에 그리고 이후에 지속되는, 반응과 결과가 서로 관계없다는, 경험에 기반한 것이라고 주장한다. René Spitz의 모성애결핍에 대한 연구를 언급하면서, Seligman은 자극 자체의 결핍이 아니라 행동과 결과 사이의 불일치가 문제라고 주장하였다. 그는 이러한 결핍이 필연적인 결과를 낳는 것은 아니라고 주장하였다. 반대로 그는 만약 아동이 행동을 통하여 이러한 자극을 정복하게 되었다면, 불안과 좌절을 극복하는 아동의 경험이 학습된 무력감이 생성되는 것을 막는 방어기제의 역할을 한다고 설명하였다. 어떤 이유에서든지 아동이 자신의 행동이 아무런 영향을 미치지 못한다는 것을 계속 경험하게 되면, 결국 자신의 행동이 아무런 의미가 없다고 학습하게 될 것이다.

Seligman의 연구에서 두 가지 핵심이 강조되어야 한다. 첫째, 그가 명확하게 말하지 않았지만 그는 필수적인 것으로 간주한 것으로 볼 수 있다. 만일 학습된 무력감을 막으려면, 먼저 자신을 둘러싼 환경이, 거기에서 발신되는 정보가 무엇이든, 질서가 있으며, 일관성이 있으며, 이해될 수 있는 것으로 받아들여져야 한다. 만일 어떤 일이 벌어질지 전혀 예측할 수 없다면, 어떻게 행동해야 할지도 전혀 감을 잡을 수 없게 된다. 그러나 Seligman이 이런 견해를 명확하게 표현한 것은 아니다. 한편으로 그는 상황의존성을 강조하였고, 다른 한편으로는 극복경험이 필수적이라는 것이다. "객관적으로 통제해본 경험이 통제할 수 있다는 지각의 발달에 필수적이다"(p. 138). 통제의 문제는 또 다른 이슈를 제기한다. Seligman의 많은 연구는 내적인 통제소재라는 개념에 집중하고 있다. 이 개념은, 나중에 다시 논의하겠지만, 완전히 불필요하고 혼란을 일으키는 편향된 개념이다.

필자는 Wertheim(1975, 1978)의 연구에 대해 여기서 언급하고자 한다. 그녀는 초기아동발달을 자세히 분석하여 새롭게 개념화하여, 그녀가 자율성과 역량competence이라고 부른 능력을 이해하는데 커다란 기여를 하였다. 그녀가 설명한 것을 보면, 통합균형감과 이들 개념 사이에 유사한 점이 많다.[4] 그녀의 출발점은 다음과 같은 가정이다. 자궁 내의 경험에서부터, 항상 "하기(능동적)-겪기(수동적으로 경험하기)"의 이분법이 "인간-중요한 타자" 체계와 "인간-신체환경"(자신의 신체를 포함한) 체계를 특징짓는다. "생애 전반에 걸쳐 작동하는 인간의 '힘'과 환경의 '힘' 사이의 적절한 역동적 균형을 적응적으로 최적의 인간-환경 체계로 특징지을 수 있다"(p. 2). 서로 유사한, 상호작용하며, 역동적인 과정인 자율성과 역량의 문제에서, Wertheim은 "나이, 성, 문화에 적절한 통제력"을 언급하고 있다. 즉, 자율성과 역량 사이의 적절성은 오로지 맥락에 따라 판단할 수 있다. 그러한 판단은 "객관적으로도 또는 주관적으로도 이루어질 수 있다…. 객관적인 경우, 자율성과 역량은 특정한 사회문화적 그리고/또는 임상적 기준에 의해 판단될 수 있다. 주관적인 경우, 자율성과 역량에 대한 개인의 주관적인 감각을 매개하는 중요변수인 지각과정을 점검해야 한다"(p. 2).

필자가 여기에서 Wertheim의 연구를 언급한 이유는, 그녀가 "자율

4) 사적인 편지에서 Wertheim은 다음과 같이 썼다. "자율성과 역량의 개념은 당신의 '통합균형감'과 비슷한 방향의 노력이다. 제가 궁극적으로 도달하려고 하는 목표는 '인간'이 되는 능력, 또는 '인간생성'을 개념적으로 정립하는 것이다…. 이러한 맥락에서 '인간생성'이 '건강생성'의 충분조건은 아니지만 필수조건인지, 또는 둘이 단순히 같은 과정의 다른 측면인지 질문할 필요가 있다."

성과 역량의 기원, 최적 발달조건, 이어지는 발달과정"에 대한 답을 가지고 있기 때문이 아니라(p. 6), 그녀가 다른 어떤 학자보다도 이러한 답을 찾는 데 중요한 점들을 강조하고 있기 때문이다. 첫째, 그녀는 발달을 이해하는데, 상호작용적 틀을 주장하고 있다. 산다는 것은 지속적으로 관련된 다른 사람이나 환경과 타협점을 찾고 또 찾는 과정이라고 보았다. 둘째, 그녀는 그런 사람과 환경은 체계를 형성한다고 강조하여, 개인들 사이의 작용–반작용 양상에 초점을 맞추지 않았다. 셋째, 그녀는 "하기–겪기"에서의 균형 그리고 "나이, 성, 문화에 적절한 통제력"을 언급함으로써, 통합균형감을 "내가 통제하고 있다"와 일치시키는 잘못을 피하는 길을 열었다.

비록 Wertheim이 생애 전 과정에서 자율성과 통제력을 지속적으로 재생한다고 언급하였지만, 그녀의 세밀한 분석은 초기(주로 아주 이른 시기의) 아동–환경 체계에서의 상호작용에 초점을 맞추고 있다. 어쨌든 우리는 그녀의 연구와 Engel과 Seligman의 연구로부터, 자율성과 역량에 촛점을 맞춰 자녀양육패턴이 지니는 중요성도, 보존–후퇴 반응에서 적절한 균형이 필요하다는 것도 그리고 포기증후군과 무력감에 대한 반대편 성향도 이해하게 되었다. 이들은 모두 강한 통합균형감을 이해하는 데 커다란 도움을 준다. 하지만 이들 어느 누구도 어떠한 사회적 조건이 그러한 자녀양육을 어떻게 강화하거나 약화시키는가를 점검하지 않았다. 또한 초기에 형성된 그러한 발달방향을 성인의 생애과정에서 어떠한 사회적 조건들이 강화 또는 약화시키는가를 간단히 언급하는 이상의 논의를 하지 않았다. 그래서 자녀양육양상은 사회문화적 진공상태에서 작동한다고 오해할 수도 있다.

사회-구조적 원천

사회문화적 차원과의 연계를 논의하기 위해 Melvin Kohn의 연구를 살펴보자. 그가 주로 연구한 3가지 연구영역은 서로 다른 것처럼 보인다: 사회계급과 조현병, 부모가치관과 자녀양육 방식, 직장생활의 구조적 조건. Kohn 자신이 이 세 분야를 명시적으로 연결하였지만, 그의 연구를 아는 모든 사람들이 이러한 긴밀한 연관성을 알고 있는 것은 아니다. 통합균형감의 원천에 대한 질문이 이들 세 영역이 밀접하게 연결되어 있음을 보여줄 것이다.

Kohn의 조현병에 대한 연구(1968, 1973, 1976a)로부터 출발해보자. 사회계급과 조현병에 대한 50개가 넘는 연구의 거의 모두는 가장 낮은 사회계급에서 가장 높은 조현병이 나타나고 있음을 보여준다. 그는 이를 설명하기 위한 인과적 모델을 제안했다. 그는 유전적인 성향, 사회적으로 결정된 높은 수준의 스트레스 유발요인들, 그리고 사회적으로 조건화된 의식성향의 인지-감성체계의 세 영역이 연결되어 나타나는 것이라고 설명했다. 여기에서는 특히 인지-감성체계에 주목하고자 한다. 조현병에서 원인으로 Kohn이 제안한 의식성향체계는 거의 정확하게 약한 통합균형감(1976a, pp. 179~180)의 핵심과 일치한다. "(조현병은) 공포와 불신 그리고 그가 통제할 수 없는, 때로는 그가 이해할 수 없는, 외부적 힘에 의해 자신의 운명이 결정된다는 믿음으로 특징된다…. 절대권력에의 순응에 기반한 사고성향은, 사회현실이 너무 단순하고 무서워서, 개인이 자신에게 주어질 수도 있는 선택지를 사용하여 영향을 미치는 것이 불가능하다고 생각한다. 너무 이렇게 고착되어, 스트레스를 주는 문제적 상황을 극복하려는 노력을 제다로 하지 못한다. 이러한 상황을 극복하려면 보다 큰 복잡한 사회현상을 이해하고, 미묘한 흐름을 분석하고, 이에 대처하는 유연한 능력을 필요로 한다."

Kohn은 "사회적 현실에 대한 특정한 인식체계"를 설명하였다. 상당히 많은 증거가 지지하는 그의 가설은 다음과 같다. "낮은 사회계급 위치에 있는 사람들이 살아가면서 경험하는 제약적 조건들이" 이러한 인식성향을 내재화하는데 가장 크게 기여하고 있다. 같은 방식으로, 그는 다른 사회계급의 사람들도 이들이 살아가면서 부딪치는 사회적 조건들이 이들의, 하층계급과 다른, 인식성향에 크게 영향을 미치고 있음을 보여주었다.

상대적으로 하층계급이 살아가면서 경험하는 조건들은 무엇일까? 여기에서 우리는 반드시 빈곤의 조건과 특정 역사적 시기의 빈곤을 구분해야 한다. Kohn이 기술하고 있는, 대체로 정당하고 안정된 사회구조에서 빈곤은 "봉건주의에서 자본주의로 변화하는 시기에, 또는 급격한 기술변화가 나타난 시기에, (또는)… 제국주의적 정복에 의해… (또는) 부족사회로부터 벗어나는 시기에서처럼, 사회체계가 완전히 교체되거나 또는 총체적으로 와해되고 있는, 분열된 사회체계에서 나타나는" 빈곤과는 다른 사회현실의 인식을 보여줄 것이다(Lewis, 1970, p. 69). Lewis가 "빈곤자의 사회의 주요 제도에의 효과적인 참여와 통합이 결여되어 있는 것이 빈곤문화의 가장 중요한 특징의 하나"라고 말 할 때, Lewis는 문제의 핵심을 잘 지적한 것이다(p. 70). 빈곤계급이 사회적 제도나 기관으로부터 격리된 것이 아니다. 그러나 그러한 기관과의 경험을 반복할수록, 무력감, 자의성, 당혹감을 느끼게 되며, 어떻게 되든 결국 이들은 희생양이 된다. 이것이 사회현실에 대한 이들의 경험이며, 이들이 쌓아온 사회 이미지이다. 더구나 이러한 이미지는 가난한 사람들이 법, 군대, 공공복지와 같은 사회기관에 대규모로 참여한다고 해도 거의 약화되지 않는다. (Holmes-Rahe의 생애변화 측정도구를 사용한 흥미로운 관련 연구는 Justice & Duncan, 1976을 참조. 이들은 아동학대를 하는 부모들의 삶을 서술했다. 이들 부모를 반복적으로 강타하는 지속적 위기에서 "모든 변화의 예측불가능성"이 핵심변수의 하나라고 제시하였다. 이들은 이러한 생애경험이 어떠한 의식성향체계를 발전시키는지를 묻지는 않았다.)

빈민층으로부터 일반내성자원을 박탈하고 통합균형감을 약화시키는 조건들을 이해하는 것이 중요하지만, 질병생성의 관점은 이러한 현상을 제대로 이해하는 데 제약이 된다고 필자는 믿는다. 또한 질병생성의 관점은, 그러한 나쁜 조건에도 불구하고, 건강하게 살아가는 사람들이 왜 그렇게 살 수 있는지를 묻지 못하게 한다. Kohn의 연구를 반추하면, 우리는 앞으로 더 전진할 수 있다. 서양의 대다수 사람들에게 일상생활은 예측불가능하거나 혼란스러운 세계가 아니다. 최하층에게만 그렇다. 사실, Kohn의 대조적인 권위순응/자기주도 의식성향에 대한 연구는 대체로 최하층을 배제하고 있다. 사회계급과 양육태도에 대한 연구에서 Kohn은 다음과 같이 적고 있다(1969, p. 189). "상층계급 의식성향에서 핵심은 자신의 결정과 행동이 영향을 미칠 것이라는 기대감이다…. 자기주도-자신의 판단에 근거하여 행동하거나, 내적인 역동성이나 외적인 결과를 모두 고려하며, 사고가 개방적이며, 다른 사람을 신뢰하며, 개인적으로 도덕적 기준을 가지고 있으며, 이에 책임지는-는, 삶의 실제 조건들이 상당한 행동의 자유를 제공하며, 운명을 자신이 어느 정도 통제할 수 있다고 믿을 수 있어야 가능하다…. 자기주도는, 요약하자면, 사회 계층에서 더 좋은 상황에 있는 사람들에게 가능한 기회와 경험이 있어야 가능한 것이다."

그러한 기회와 경험에 대한 실제적 조사를 위해 Kohn은 사람들의 직업에 대해 연구했다. 이러한 직업은 우리에게 고정된, 제도화된, 내면화된 일상적 역할을 제공한다. 이러한 역할은 우리의 다른 어느 것보다 많은 시간과 에너지를 차지한다. 또한 우리에게 사회적 지위나 모습을 제공한다, 교사, 경영진, 가정주부, 기술자 또는 청소부를 상상해보라. 이런 일상이 우리의 인식성향을 어떻게 구성하는지를 Kohn은 어떻게 접근하였을까?

업무의 실질적인 복잡성이 Kohn의 핵심 변수였다. "업무에서 실제적으로 얼마나 복잡한 사고를 하고 독립적으로 판단을 하는지의 정도" (p. 1)를 그는 강조했다. (Kohn의 연구에 대한 요약과 인용은 아직 출간되지 않은 논문으로부터 이루어졌다−Kohn, forthcoming. 이 주제에 대한 발표된 연구로는 Kohn, 1976b, 1969; Kohn and Schooler, 1978을 참조.) Kohn의 관심은 "업무가 자신에 대한 감각과 타자에 대한 의식성향에 미치는 영향"에 있었다(p. 3). Kohn이 업무의 객관적 조건과 그러한 조건이 인성에 미치는 영향에 관심을 두었고 그러한 조건에 대한 인식에 관심을 두지 않았다는 것이 중요하다. "실제적으로 복잡한 업무는, 그 성격 자체로서도, 많은 결정을 내릴 것을 요구하며 또한 이러한 결정을 내릴 때 아직 명확하지 않은 또는 명백하게 모순되는 만일의 상황들을 고려하여야 한다…. (복잡성)은 이러한 업무를 경험할 때 가장 중요한 부분이다. 직업과 관련된 어떤 조건들보다도 복잡성이 이런 경험에 의미를 부여한다"(pp. 8~9).

필자가 아는 가장 뛰어난 경험적 연구의 하나에서, Kohn은 (남성에 대해, 최근에는 최근 고용된 여성에 대해) 개인의 업무가 요구하는 실질적 복잡성은 "심리적 기능의 다양한 측면에 강력한 독자적인 영향을 미친다. 우리가 연구했던 직업의 다른 어느 (주관적, 객관적) 측면보다 훨씬 강력한 관계를 보여준다"(p. 10). 또한 이어지는 연구에서 "업무의 실질적 복잡성은… 심리적 기능에 인과적 영향을 미친다"는 것을 보여주었다(p. 10). 인성은 개인이 어떠한 직업으로 가는지에 영향을 미치거나 개인이 자신의 일을 어떻게 구성하는지에 영향을 미친다는 것을 Kohn은 부정하지 않았다. 그의 연구는 적어도 "사춘기 이후나 초기 성인 이후… (또는) 인생 중반에 이르기까지, 인지적 과정은 환경의 영향에 둔감하지 않다"(p. 15)는 것을 보여주었다.

비록 Kohn의 연구가 실질적 복잡성과 지능적 유연성 간의 인과관계를 제시하는 데까지 이르지는 못했지만, Kohn은 자신이 개인 업므의 실질적 복잡성이 "가치, 자아개념, 사회적 의식성향"(p. 17), 특히 므력증, 무규범성, 자기소외감과 인과적으로 관련되어 있다는 것을 강력하게 보여주는 사례를 제시하였다고 생각하였다. 이 부분이 특히 우리의 관심사와 유사하다. Kohn은 다음과 같이 말했다(pp. 18~20). "그러므로 복잡한 업무를 수행하는 사람은 직장에서 지적인 기량을 발휘해야 하며 또한 직장 밖의 생활에서도 마찬가지이다. 그들은 새로운 경험에 더 개방적이다. 그들은 자기주도를 더 높게 평가하게 된다…. (복잡한 업무는) 자신이 세상에서 직면하는 문제들은 해결가능하고 관리가능하다는 생각을 더욱 강화한다…. 자기주도에 더욱 가치를 부여하고, 비일상적인 생각에의 관용을 강화한다." Kohn의 관심과 밀접하게 관련된 논문에서 Coser(1975)는 "복잡한 역할과 차별화된 역할"이 의식성향에 어떻게 영향을 미치는가를 분석하였다. (Kohn은 실질적 복잡성을 강조하고, 복잡성을 사람과 연결시킴으로써 업무의 조건을 강조하였지만, 이는 실질적 복잡성의 한 가지 유형에 불과하다는 것을 꼭 언급해야겠다. Coser도 복잡성을 사람과 연결시켰지만, 개념화에서 주어진 역할을 더 강조하였다. 주어진 역할을 중요시하고 다른 유형의 실질적 복잡성은 부차적인 것으로 다루었다. 통합균형감의 원천을 찾는 이 부분을 위해서는 둘 다 고려되어야 한다.) 비록 Coser의 주된 초점이 소외 중에서 자기소외감에 또는 긍정적으로 말하면 자기인식에 주어졌지만, 그녀는 "혁신, 유연성, 성찰, 자기주도… 그리고 공감"의 사회적으로 구조화된 전제조건들을 다루고 있다. 그녀(p. 259)가 말한 바와 같이, "계층적으로 분화된 사회구조에서 개인은 분절되어 참여하게 된다. 자신의 역할과 생각을 결합하거나 또는 거리를 두도록 훈련받는다. 이에 따라 개인화의 정도가 차별적으로 진행되며 또한 합리성과 유연성에도 차이가 나타난다…. 주어진 복잡한 역할과 차별화된 역할이 개인성에 제한을 가하는 것이 아니다. 오히려 개인성의 구조적 전제조건이다."

필자는 여기서 Kohn과 Coser의 연구에 집중하였다. 왜냐하면 그들은 누구보다도 우리가 관심을 가지고 있는 의식성향과 관련하여 사회적으로 구조화된 조건들에 관심을 기울여왔다. 특히 다른 어느 것보다도 더 사회계급에 의해 규정되는 사회조직체계에 내재되어 있는 구조적 조건에 관심을 두었다. 물론 사회계급만이 중요한 것은 아니지만. 특정 종류의 직업에서 일하기(Kohn) 또는 특정 종류의 역할을 차지하기(Coser)는 세상을 복잡한 것으로 생각하게 만든다. 즉, 대안과 선택지를 제공하고, 다른 방식으로 세상을 이해할 수 있도록 하고, 나름대로의 합리성을 허용하고, 계획을 촉진하고, 개인이 자유롭게 행동할 수 있는 여지를 준다. 어떤 사람들에게, 자신들이 사회적으로 속한 위치가 다르고 그러한 경험을 훨씬 많이 할 수 있어서, 그러한 여지가 훨씬 많다. 시간이 지나면, 이들은 이러한 복잡한 방식으로 세상을 보게 된다.

마지막으로 간단하게 부모가치관과 자녀양육 방식에 대한 Kohn (1969)의 연구를 간단하게 다시 언급하고자 한다. 부모들은 자신이 가진 기대의 틀에 따라 자녀가 성장하기를 바란다. 인생의 다른 영역과 비교할 때, 자녀양육은 부모가 커다란 권력을 행사할 수 있는 곳이다. 부모들은 규칙을 설정하며, 이러한 규칙들을 강제하는 상당한 수단을 가지고 있다. Kohn은 특별히 자기주도/순응의 측면에 관심을 가졌다. 넓게 보면 이것은 조현병에 대한 그의 연구에서 설명된, 사회적 하층계급의 일반적 의식성향에 대한 Kohn의 개념화와 일치하는 것이다. Kohn은 사회계급구조를 잘 파악하고 있다. 그는 모든 사회에서 개인의 사회계급이 개인의 일상생존을 결정하는 핵심 변수 중 하나라는 것을 알고 있다. 사회계급에 대한 관심으로 그는 다음과 같은 질문을 제기하였다. 세상을 바라보는 방식을 주조하는 사회계급의 성원권은 어떻게 작동하는가? 그는 직업을 사회계급의 중요한 요소로 보았고, 따라서 직업의 실질적 복잡성이라는 개념을 도출하였다. Kohn의 총괄적 주제는 기술할 수 있다. 아주 복잡한 업무(Coser의 업무에 따른 복잡한 역할)에 종사하게 되면, 복잡성과 유연성, 대안과 자기주도, 의미, 일관성, 선택, 문제들을 관리할 수 있고 해결할 수 있다는 감각의 의식성향을 발전시키게 된다. 이러한 의식성향은 다른 어느 곳보다도 어떻게 자녀를 양육하는가에 영향을 미친다. 따라서 부모의 이러한 의식성향은 자녀세대로 이어진다. 자녀들도 이제 이러한 의식성향을 통하여 자신의 삶을 살아가고 대안을 선택한다(예를 들어, 직업을 선택할 때, 아주 복잡한 업무의 직업을 쉽게 선택할 수 있게 된다).

필자는 자유롭게 Kohn의 자기주도/순응 의식성향에 대한 개념을 통합균형감의 개념과 연결시켜 설명하였는데, 너무 멀리 나간 것 같다. 왜냐하면 이 두 개념이 모순적이지는 않지만, 근본적인 차이가 있기 때문이다. 자기주도는 어떤 사회문화적 맥락에서 강한 통합균형감과 함께 한다. 여러 선택지가 있고 여기에서 선택하는 것은 합리적인 극복을 촉진한다. 대안의 존재는 실패의 가능성도 있지만, 다른 선택을 시도해볼 수 있게 한다. 자기주도는 다양한 방식으로 일처리 하는 것을 승인하는 사회에서 살아야 가능하다. 더 나아가, 만약 세계를 이해가능한 것으로 간주한다면, 자기주도는 상당한 정도로 애매모호함을 용인하는 사회에서 가능한 것이다. 자기주도가 거의 칭찬받지 못하는 사회에서는, 실제적 복잡성과 애매함의 관용은 통합균형감에 해로운 것으로 간주될 것이다. 강한 통합균형감의 원천에 대한 탐구에서 Kohn이 기여하는 바는 두 가지이다. 일반이론 수준에서, 그는 어떻게 사회구조가 의식성향을 형성하는지를 보여주었다. 특히, 그가 연구한 서구사회에서, 하나의 구체적인 경로를 매우 세밀하게 설명하였다.

다른 문화적 경로를 검토하기에 앞서서, Kohn과 Coser의 연구에서 나타나는 내재적인 단점은 아니지만 근본적인 단점을 살펴보자. 우리의 관심과도 밀접하게 관련되어 있다. 복잡성에 대한 그들의 논의에서, 세상을 예측가능하고 이해가능한 것으로 보는 의식성향에 높은 복잡성이 크게 기여한다고 보았다. 그러나 이렇게 되는데 필요한 두 가지

조건을 제대로 다루지 못했다. 첫째, 복잡성이 너무 압도적이지 않아야 한다. 선택지도 어느 정도 제한되어 있어야 한다. 관련 요소들의 수도 이해가능한 범위 안에 있어야 한다. 둘째, 첫째와 관련된 것으로 개인이 사용할 수 있는 자원은, 적어도 상당기간 동안, 개인이 직면한 문제를 상당히 성공적으로 해결하는 데 기여하여야 한다.

극복에서 나타나는 성별 차이에 대한 문헌을 고찰하면서, Shalit (1977)은 성공적인 극복에 가장 강력하게 기여하는 실천방식(서로 다른 개념들을 우선순위를 매겨 제공하여 쉽게 실천할 수 있게 하는 것)을 발견하였다. 따라서 그는 수술 전 환자들에게 너무 많은 정보를 제공하는 것은 극복을 방해하는 것이며, 선택적으로 제공하는 것이 실천을 더 쉽게 할 수 있게 하고, 인지적 통제능력을 강화시켜주며, 따라서 극복에 더 기여한다고 주장하였다.

업무복잡성이 강한 통합균형감의 발전을 촉진하는 데 필요한 두 번째 전제조건을 보여주는 연구가 있다. 스웨덴의 제재소 노동자들에 대한 한 연구가 이를 잘 보여주고 있다. Kohn은 업무복잡성과 노동자의 업무과정에 대한 통제 사이에 높은 상관관계가 있다는 것을 발견하였다. 그러나 스웨덴 연구의 저자들은 이것은 사실이 아닌 상황을 기술하고 있다. Frankenhauser와 Gardell(1976, p. 44)은 제재소 업무의 객관적인 특징을 기술하면서, 그것은 "노동자들에게 숙련되고 경제적으로 중요한 결정을 하도록 요구하는 것"을 포함한다고 설명했다. 이것은 특징은 적어도 Kohn의 업무복잡성과 관련된 특징으로 보인다. 그러나 제재소 노동자들은 반드시 "기계가 작동하는 속도에 맞추어" 결정을 내려야 한다. 따라서 이들 노동자들은 너무 많은 업무복잡성(양적 과잉)과 "작업 과정에 대한 개인적 통제력이 너무 낮은 상황"(질적 과소)에 처하게 된다. 이들의 연구가 보여주듯이, 이렇게 이중적으로 제한된 상황에서는 개인의 업무경험이 일반내성자원으로 발전하지 못한다.[5)]

문화적-역사적 원천

Kohn과 Coser의 연구에 대한 검토는, 일반저항자원을 형성하는데, 자녀양육에 대한 심리학적 접근을 넘어서 사회적 구조에서의 위치도 중요하게 고려하도록 만들었다. 물론 여기에서 일반저항자원은 사회집단 또는 개인에 대한 사회적 범주에 따른 원초적인 유형화된 일반저항자원이다. Kohn의 연구는 또한 성인과 아동, 사회적 측면과 심리적 측면이 연계되어 있다는 것을 보여주었다. 우리는 이제 문화적 그리고 역사적 차원을 횡단하면서 살펴보려고 한다. 여기에서 다루고자 하는 것은 어떤 문화적 역사적 상황은 강한 통합균형감을 촉진한다는 것이다.

비록 30년 전의 연구지만, 기본인성구조의 발달에 대한 Kardiner (1939, 1945)의 개념적 연구는 아직도 매우 가치가 있다. "어느 사회에서든 기본인성의 유형은 사람들이 공동으로 가진 초기 경험 결과로 사회구성원들 대다수가 공유하는 인성구성체이다. 이것은 개인의 성격총체에 관한 것이 아니라, 성격 중 투사체계… 즉, 개인 인성구성체의 토대인 가치-태도체계와 같은 부분에 관한 것이다"(1945, p. viii).

---

5) 독자들은 이 부분에서 여성들의 언급은 거의 이루어지지 않고 남성들을 주대상으로 하고 있다는 점을 알게 되었을 것이다. 업무복잡성과 업무과정의 통제에 대한 이론은 그 핵심역할활동이 노동자, 주부, 연금수혜자, 죄수, 환자, 학생이든 누구에게나 적용될 수 있다. 불행하게도 남성근로자에 대한 연구가 압도적이다. 예외적인 사례로 필자가 아는 것은 이러한 분석과 관련하여 주부의 상황을 분석한 연구이다(Oakley, 1975). Goffman(1961)의 총체적 기관(역주: 수용소나 감옥이나 고아원처럼 외부로부터 고립되어 장기간 거주하는 폐쇄적 기관)에 대한 연구도 관련된 연구로 볼 수 있다. 하지만 질병생성의 관점을 유지하고 있다.

Kardiner와 그 동료들은, 주로 문자이전 사회를 연구했지만, 통합균형감의 원천에 대한 이슈를 명확하게 하는 데 유용한 이론적 모델을 발전시켰다. 간단하게 그리고 아주 단순화해서, Kardiner의 모델에서 주어진 자연환경을 자의적으로 출발점으로 삼아 논의해보자. 사람들은 주어진 환경 속에 살면서 문화와 사회구조를 형성한다. 사회적 존재로서 근본적인 문제들을 해결하는 응답체계를 만든 것이다. 이런 응답에는 원초적인 가족구조와 자녀양육패턴이 포함된다. 사회에서 제도적 행동적 수준의 통합적 균형이 잘 이루어지면, 아동은 사회조직과 문화에 적절하고 잘 맞는 특정한 방향으로 사회화된다. 기본인성구조에는 체계의 위계가 존재한다. 이 위계는 심연의 무의식적 투사체계들, 학습된 체계들, 경험적 현실체계들로 구성된다. 이러한 모든 체계들을 횡단하는 것이 가치체계이고 이데올로기이다(p. 34).

이러한 이상형의 이론모델을 구축한 다음, Kardiner는 몇 개의 구체적인 사회에 이 이론모델을 적용하였다. 그의 근본적 관심은 두 가지였는데, 이것은 우리의 논의에도 중요한 것이다. 첫째, 주어진 사회에서 나타나는 기본인성구조의 내용은 무엇인가? 인류학자와 함께 공동연구를 하면서, 그는 인간에게 고정된 인간본성이 있다는 생각을 부정하였다. 각 문화는 자체적으로 비교적 안정된 인간본성을 발전시킨다. 우리 관점에서 보면, 그의 이러한 주장은 어떤 인간본성–서로 다른 기본인성구조라는 의미에서–이 강한 통합균형감과 더 일치하는가라는 중요한 질문을 제기한다. 필자는 더 나아가, 통합균형감이 기본인성구조의 핵심성분이라고 주장하고자 한다.

Comanche족과 Tanala족 문화에 대한 Kardiner의 세밀한 분석(p. 99)은 크게 대조적인 문화양상을 보여주고 있다. Comanche족 문화에서 집단유대는 개인의 자아강도, 분절적 이해관계의 부재, 긴장의 직접적 표현 금지, 복종 없이 완전한 협동에 기초하고 있다. Tanala족에서의 집단유대는 복종과 수동성, 고정된 지위, 분절된 이해관계, 강자에 의한 약자보호로 구축되어 있다. 두 문화는 근본적으로 서로 다르지만, 이들은 모두 개인에게 강한 통합균형감을 생성시킨다. 왜냐하면 모두 문화가 제시하는 것이 뚜렷하고 일관성이 있으며, 세상을 의미있는 것으로 이해하게 만들고, 그 안에서 개인이 평생동안 일관된 경험을 하기 때문이다. 이러한 문화들은 Kardiner의 책을 가득 채우고 있는 Alorese족의 문화와 크게 대조된다. Alorese 문화의 핵심은 다음과 같이 요약될 수 있다(pp. 228ff.). "애정결핍, 불신, 낮은 열망, 알 수 없는 공격패턴, 강한 애착의 부족, 다양한 방어기제와 이에 대한 민감성, 억압된 약탈성향, … 정부 또는 지위라고 불릴 수 있는 것의 전적인 부재, … 체계화의 완전한 결여." 이 문화는 확실하게 구성원이 상당한 일반저항자원을 축적하는 것을 불가능하게 할 것으로 보인다.

Kardiner의 두 번째 핵심 관심은 우리 논의에 더 관련이 있다. 모든 인간은 변화하는 세상에서 산다. 기후변화와 지형적 조건의 변화 때문에 벼를 밭에 직파해서 쌀을 생산하는 방법이 불가능하게 되자 모든 Tanala족의 문화는 근본적으로 변하게 되었다. "Tanala 문화가 특정 조건에서는 강한 안정성을 보여주었지만, 환경이 변하면서 새로운 생계경제로의 변화가 상호적대감을 크게 높였고 사회도 크게 불안정하게 되었다"(p. 418). 여기서 우리에게 중요한 것은 초기에 언급한 이슈(어떤 문화는 다른 문화보다 강한 통합균형감에 "더 좋다"라는 것)가 아니라, 근본적인 변화와 불안정은, 본질적으로, 강한 통합균형감에 좋은 영향을 주지 못한다는 것이다.

이 연구의 마지막 부분과 미국 흑인에 대한 연구(Kardiner & Ovesey, 1951)에서, Kardiner는 복합사회에 그의 개념을 적용고자 하였다. 역사적인 관점에서, 자본주의적 산업사회의 출현을 다루면서, Kardiner는 그런 사회가 "요구하는" 특정한 기본인성구조가 있다고 주장하면서 이 경우 칼뱅주의Calvinism가 이를 가장 잘 보여준다고 생각하였다. 상당히 매력적인 주제이지만, 칼뱅주의 기본인성구조나 또는 이것이 어떻게 강한 통합균형감과 관련되어 있는지를 연구하는 것은 이 책의 목적에서 너무 멀리 벗어나는 것이다. Fromm(1941)은 여기서 논의하는 것보다 훨씬 뛰어난 설명을 제공하였다. 사회적 성격이란 그의 개념은, Kardiner의 기본인성구조보다 더, 통합균형감의 문화적-역사적 원천을 분석하는 데 유용한 개념적 틀을 제공하고 있다. 이 맥락에서 Erikson(1958)의 논의가 유용하다. 그는 다음과 같이 말했다(p. 263). "질서를 만들어내는 인간의 능력에 답이 있다. 질서를 통해 자녀에게 잘 훈련된 정신과 관용적인 마음을 제공하며, 자녀들이 긍정적으로 상호작용할 수 있는 세상을 제공해준다."

Kardiner 연구(Fromm과 Erikson의 연구와 마찬가지로)가 우리의 연구에서 지니는 중요성은, 그가 우리에게 통합균형감을 이해하는 데 필요한 역사적 그리고 비교문화적 관점을 제시해주고 있는 것이다. 그는 우리에게 두 가지 근본적인 질문을 제기한다. 우리가 연구하고자 하는 특정 사회나 하위문화가 강한 통합균형감을 지닌 기본인성구조를 어느 정도나 가지고 있는가? 또한 이것과 마찬가지로 중요한 것으로, 어느 정도까지 세상에 대한 명확한 이미지를 문화적으로 제공하는가? 여기에서 내용이 중요한 것이 아니라 명확한 것이 중요하다.

특히 이 마지막 부분을 아무리 강조해도 지나치지 않다. 예측성과 이해가능성은 우리가 검토하는 모든 접근법에서 가장 핵심적인 주제이다. 이들은 일반저항자원의 발달을 위한 충분조건은 아니라 필수조건이다. 이를 넘어서, 몇 가지 추가적인 조건들을 구체화해보자. 앞에서 길게 논의한 내용에서 뚜렷해진 것은 특정한 사회조건들이, 강한 통합균형감에 필수적인, 일반저항자원을 축적하는 데 기여하는 경험을 지속적으로 제공해준다는 것이다. 그것이 특정한 자녀양육패턴일 수도 있고, 사회조직이 지닌 특정한 하위문화적 또는 문화적 패턴일 수도 있다. 강력한 사회구조, 돈, 명확한 자아정체성, 유연한 대처 방식, 사회적지지 등을 포함한다. 반복적으로 우리의 일생 경험을 통하여, 이러한 일반저항자원은 우리의 내부적인 환경이나 외부적인 환경을 의미 있고, 예측가능하고, 질서가 잡힌 것으로 이해하게 만들어 준다. 우리가 세상을 이렇게 이해하게 되면, 우리는 이제 항상은 아니지만 대부분의 경우 성공적으로 문제를 해결해 나갈 수 있다고 합리적으로 기대할 수 있게 된다. 그래서 우리는 "내(우리)가 극복할 수 있다."라는 생각을 핵심으로 하는 의식성향을 발달시킬 수 있게 된다.

현재 지식은 강한 통합균형감을 생성하는 조건이 무엇인지를 정확하게 파악하여 제시할 수 있을 정도까지 발전하지는 못했다. 개인과 집단 수준 모두에서 보다 자세한 연구가 이루어질 필요가 있다. 그러나 나는 여기서 제시한 개념틀은 어떤 연구질문을 제기하여야 하는지를 잘 알려준다고 생각한다. 연구질문을 어떻게 하느냐가 연구가 의미있는 결과를 성취하기 위해 아주 중요하다. 사례를 하나 예로 들어보자. Engel의 포기증후군에서부터 Kardiner의 칼뱅주의 연구에 이르기까지, 우리가 검토했던 모든 연구들이 공유하는 실질적인 주제는, 자신의 운명을 형성하는 데 지속적으로 참여하는 경험이었다. 어떻게 그런 참여가 일반저항자원과 연결되어 있는가? 그리고 또한 통합균형감에 연결되어 있는가?

편견의 위험성

이 마지막 지적은, 여기저기서 다루기는 했지만, 제대로 탐색하지 않은, 가장 중요한 이슈로 우리를 이끈다. Rotter(1966)가 통제소재locus of control 개념에 대한 단행본을 발표한 이후, 이 개념에 대한 중요한 연구들이 많이 나타났다. 연구의 대부분은 Lefcout의 책(1976)에서 잘 검토되고 있으며, 또한 최근 연구들은 Perlmuter와 Monty(1977)의 논문이 잘 정리하고 있다. 통합균형감의 개념과 유사한 점이 있고, 이 책을 읽는 많은 독자들도 이들 연구를 잘 알고 있다고 생각하기 때문에, 필자는 두 개념 사이의 근본적인 차이점을 먼저 설명하고자 한다. (필자와 Perlmuter와 Monty 사이에 오고간 편지들을 참조, Antonovsky, 1978).

Rotter가 근본적으로 구별하는 것은 내적 통제소재와 외적 통제소재의 구분이다. 통제소재가 외적으로 존재한다고 믿는 사람들은 다음과 같은 생각을 가지고 있다. "외부가 결정적인 영향을 미친다는 전반적인 의식성향을 가지고 있다…. 보상과 벌은 개인의 행동의 결과로 나타나는 것이 아니라, 운명, 행운, 기회, 또는 권력자와 같이 개인의 통제력 외부에 존재하는 힘이 작동하여 나타난 결과이다"(Naditch, p. 111). 반면에 통제소재가 개인 내부에 있다고 믿는 사람은 자신의 운명은 자신이 결정한다고 믿는다. 산업혁명 이후, 또는 아마 더 적절할 수도 있는, 종교혁명 이후, 서구사회에서는 자율적 개인의 모델을 계속적으로

부추기고 격찬하여 왔다. 따라서 서구사회에서는 통합균형감, 통제감, 내적 통제소재를 같은 것으로 이해하는 강력한 서구중심적 사고가 존재한다. 이러한 이데올로기적 패러다임이 우리의 삶을 지배하고 있으며, 우리의 학문을 이러한 방향으로 이끌고 있다.

필자가 주장하는 바를, Seligman(1975, 1장)이 통제가능성이라는 개념을 정의하기 위해 제시한 첫 번째 사례를 통하여 살펴보자. 그는 거의 확실하게 미국 교외에 거주하는 주부의 자신감 있는 행동을 기술하고 있다. 그녀의 5살짜리 딸이 다리를 깊이 베여서 고통을 받는 응급 상황에서 어떻게 유연하고 적절하게 이를 처리하는가를 기술하였다. 상처가 생긴 날 밤, 딸의 체온은 오르고 다리가 부어 있었다. 병원응급실에 갔지만 오랫동안 방치되었으며 한없이 기다리며 무력감을 느껴야 했다. 이러한 상태가 지속되자 어머니는 완전히 다른 심리상태가 되었다. Seligman은 이 일화를 통하여 서로 밀접하게 관련된 능동적 반응과 반응-결과 독립성이라는 두 개념을 설명하였다. 통제감은 가능한 대체물 중에서 개인이 자유롭게 선택하는 자유와 그리고 역동적인 상황의 결과가 자신의 선택에 완전히 의존한다는 인식과 밀접하게 관련되어 있다고, Seligman은 확실하게 믿고 있다.

따라서 가정주부의 집안에서의 경험을 분석하면서, Seligman은 강한 통합균형감(또는 Rotter의 용어로 내적 통제소재)을 예측할 것이다. 그 어머니는 "응급처치에 대한 어설픈 지식을 가진 자신감 있는 부모"로서 껴안아 주고, 잘 나을 거라고 따뜻하게 말해주고, 상처를 씻어주고, 혈액순환을 확실하게 해주고, 딸에게 자신의 어린 시절의 비슷한 경험을 이야기해주면서 소독약을 발라주었다. 그녀의 통제감은 그녀의 행동결과에 달려 있다. "어린 딸이 다시 행복해하고 피가 멈추고" 나서야, 잘 통제하고 있다고 느꼈다. 여기에서 Seligman의 강조점은 이런 상황에서 그 어머니가 단번에 혼자서 딸의 상처를 잘 진단하고 적절한 치료를 하였다는 것이다. 그러나 이와 대조적으로 병원에서는 "그녀의 대부분의 행동이 소용없었다. 병원 의료진은 그녀의 고통에 무관심했으며, 입원서류를 잃어버렸고, 그녀가 설명을 요구해도 무시했다. 치료에 대한 요구를 방치했으며, 그녀의 딸은 어머니와 관계없이 회복되었다. 사건의 과정들은 통제불가능했다. 결과는 그녀의 능동적 반응과는 관계없이 나타났다."

Seligman은 개인의 능동적 반응에 달려 있는 바람직한 결과와 그리고 비록 개인의 능동적 반응에 달려 있지 않지만, 개인을 혼란스럽게 하거나 당황스럽게 하지 않는 것의 차이를 구분하는 데 실패하였다. 결과가 바람직하지 않더라도 개인을 혼란스럽게 하거나 당황스럽게 하지 않는 것도 개인의 능동적 반응에 달려 있는 바람직한 결과와 마찬가지로 강한 통합균형감으로 이어진다.

어머니가 응급실에서의 긍정적인 경험을 가지고 있다고 가정해 보자. 아이의 치료를 시작한 후에 입원서류가 작성되었으며, 서류를 잃어버리지 않았다고 가정해보자. 간호사나 의사가 여러 차례 와서, 어머니에게 정보를 잘 알려주고, 어머니와 논의하고, 확신을 필요로 하는 환자처럼 어머니를 대우하고, 그녀의 요구에 잘 응대해주었다고 가정해보자. 다시 말하면, 어머니가 모든 것이 잘 통제되고 있다고, 그녀도 일을 통제하는 것은 아니지만 그러한 진행의 일부였다고, 그녀가 개입할 필요가 전혀 없이 긍정적인 결과가 나타날 것이라고 어머니가 느낄 수 있도록 모든 일이 진행되었다고 가정해보자. 이러한 상황에서는 그녀의 통제감이 높은 것처럼 보이는 것은 아닐까?

우리는 이제 통제를 역사적 · 문화적 맥락에서 점검할 수 있다. 이 책의 저자와 대부분의 독자들은, Seligman과 그의 교외지역 어머니처럼, 우리가 직접적으로 통제하지 못하는, 즉 우리의 행동이 직접 결과를 생성하지 못하는 상황은 어떤 경우든 의심하도록 사회화되었다. 서구의 개신교 윤리는 우리가 타인에 의존하면 안 된다고 가르친다. 극단적으로 보면, 가족도, 친구도, 목사도 아니다. 자비와 도움을 주는 존재는 신이 아니다. 결국 나다.

물론, 이것은 이상적인 모델이다. 현실에서 어느 누구도 그런 신념에 근거한 존재로서 살아간다는 것은 불가능하다. 고독한 존재는 견딜 수 없다. 그래서 우리는 타협을 한다. 우리는 타협을 하며 살아왔다. 이 문장의 두 가지 함의를 명확하게 드러내보자. 첫째, 필자는 우리의 서구문화가 다양한 영역의 다양한 상황에서 '내가 통제해야 한다'는 생각을 아주 강하게 가지고 있다고 할지라도, 전문가에게 통제권을 기꺼이 위임하는 것이 가능하다. 또한 그렇게 위임하는 것이 우리의 통합균형감을 침해하는 것은 아니라고 생각한다. 둘째, 첫째와 반대되지만 필자는 둘 다 진실이라고 믿는다. 항상 지속적으로 "내가 통제해야 한다."고 주장하는 우리 문화의 근본적인 성격 때문에, 우리는 다른 사람에게 통제권을 넘겨주거나 또는 그렇게 하도록 강요당할 때, 우리는 결코 편안하지 못하며 양가감정을 가지게 된다. 필자는 뒤에서 가짜 통합균형감을 논의할 때, 이러한 긴장과 양가감정의 함의를 논의할 것이다. 현재로서는, 우리의 전형적인 계급 문화에서도, 통제하는 것과 통제당하는 것 사이에 커다란 구분이 존재한다는 사실에 주목하고자 한다.

우리가 다른 문화와 비교해보면, 이러한 구분이 더욱 분명하게 드러나며, 서구의 문화적 편견도 더욱 현저하게 드러난다. 비서구의 가치성향과 서구 산업사회의 주도적인 가치성향을 대조해보면, 두 가지 이슈가 있다. 첫째, 위에서 주장한 대로 "내가 통제한다." 대 "모든 것이 통제되고 있다"의 이슈가 있다. 둘째, 대안과 선택이 어느 정도나 가능한지의 이슈가 있다. 많은 사회에서 신이 또는 소수의 권력자가 세상을 통제한다고 믿는 것이 통합균형감을 와해시키지도 않고 오히려 더 강화한다. 앞에서 지적한 바와 같이, 여기에서 핵심적인 질문은 통제권을 지닌 신이나 사람들이 정당한 권력을 가지고 있고 나를 위해서 권력을 행사한다고 정말 믿는가이다. 이러한 공식은, 자신의 운명이 신이나 타인에 의해 결정되지만, 이들 결정권자와 내가 공동운명체라는 공동정체성을 가지도록 한다. 운명예정설을 철저히 믿는 칼뱅교의 신자를 생각해보자. 신이 자신의 운명을 이미 결정했다고 믿는 사람들은 Rotter의 척도에서 어떤 점수를 받을까? 칼뱅교도의 삶(또는 과학적 기독교도나 정통 유태교도의 삶)에 익숙한 사람은 모순처럼 보이는 답을 제시할 것이다. 필자는 이러한 모순을 이들이 사용하는 '참여participation'라는 단어에서 발견한다. 만일 인생에서 예정된 자신의 구제를 자신에게 예정된 옳은 일들을 함으로써 미리 확인할 기회가 제공된다면, 그 사람은 강한 통합균형감을 가질 수 있을 것이다. 신이나 숙명이 전혀 없고, 오로지 알 수 없는 혼돈이 있을 때, 개인의 유일한 희망은 내부적 통제소재, 즉 스스로 결정한다고 생각하는 것이다. 강한 통합균형감으로 가는 길은 문화에 따라 다양하다.

강한 통합균형감에 필수적인 요소로서 대안의 존재라는 이슈는 문화적 편견이 지니는 위험의 두 번째 측면과 관련되어 있다. 필자는 앞에서 과잉의 위험을 다룰 때, 이 이슈를 다루었다. 따라서 여기에서는 간단히 다루고자 한다. Bensman과 Rosenberg는 다음과 같이 말했다

(1963, p. 187). "흔히 자율성 또는 자발성으로도 불리며 많은 철학자들과 심리학자들이 긍정적 의미를 부여한, 실제적 자유와 개인통합성은 자주 무력감을 낳는다." 여러 해 동안 미국을 떠나 있는 필자에게는 미국 TV 광고를 시청하거나 슈퍼마켓에 쇼핑하러 가는 것이 신선하게 느껴지지만, 미국사람들에게는 이미 익숙해서 지루한 것이다. 선택지가 많으면 무엇을 통제할 수 있다는 감각보다 혼란스러워 어떻게 할 수 없다는 감각을 줄 수 있다. 물론 신이 강력하지 않은 또는 적절성을 상실한 문화에서는, 선택지의 존재가 강한 통합균형감의 필수성분이라는 것을 물론 언급해야겠다.

통제소재와 관련하여 문화적 편견의, 누군가는 이를 이념적 편견으로 표현하겠지만, 문제를 제기하였으니, 이와 같은 식으로 통합균형감에 대해서도 문제를 제기하는 것이 적절하다고 생각한다. 이러한 문화적 편견과 관련하여 두 가지의 주요한 추론이 가능하다. 첫째, 강한 통합균형감이 유지되는 것은 그것 자체로 좋은 것이다. 둘째, 자녀양육패턴이든, 사회구조든, 또는 문화이든, 안정성과 예측성의 조건을 강조하는 것은 내재적으로 보수적인 것으로 보인다. 그렇지만 이런 추론 모두 부정된다.

필자는 강한 통합균형감은 건강생성적이라고 가정했다. 일단 자료들이 이 가설을 지지하고 있으며, 건강은 누구에게나 좋은 것이라고 가정해보자. 그러나 건강은 단지 한 가지 가치일 뿐이다. 건강분야의 많은 전문가들은 건강이 최고의 가치라고 생각할 것이다. 이러한 편견은 의료전문가들이 다른 가치를 무시하게 하며, 건강과 다른 가치 사이에 결코 어떤 갈등도 없다고 분별없이 믿으며, 개인이 어떠한 대가를 치르더라도 건강을 유지하는 것만큼 좋은 것은 없다고 생각한다. (노동에 참가하는 여성이 증가하면서 나타나는 건강에의 함의를 위해서는 Lewis와 Lewis, 1977의 분석을 참조.) 필자는 이것을 더 명확하게 하고자 한다. 필자의 논제가 지지를 받고, 강한 통합균형감이 건강에 좋기 때문에 가치 있는 것으로 평가된다고 할지라도, 통합균형감이 그것 자체로서 좋은 것으로 칭찬받을 수 있는 것은 아니다. 강한 통합균형감을 지닌 사람들이, 많은 사람들이 둔감하고, 불쾌하고, 경박하고, 착취적인 얼간이로 생각하는 사람이 될 가능성도 충분히 있다. 좋은 예로, 조지 버나드 쇼가 『바바라 소령(Major Barbara)』에서 언더쉐프트Undershaft를 묘사한 장면을 생각해보자. 앞에서 Brinton을 인용한 내용과 밀접하게 관련되어 있다. 사실상, 역사적 사례에서 강한 통합균형감을 가진 사회집단은 아마 절정기에 있는 지배계급일 것이다.

이념적 편견에 대한 두 번째 비판은 매우 심각한 것이다. 필자는 사회적 봉기, 급격한 사회적 변화나 개인적 변화 그리고 심한 갈등은 강한 통합균형감을 와해시킨다는 입장을 가지고 있다. 이 입장을 필연적으로 보수적이라고 평가하는 것은 3가지 근거에서 반박될 수 있다. 첫째, 사회적 갈등이 통합균형감에 부정적으로만 작용하는 것은 아니다. 갈등을 통해 삶의 의미를 더욱 명확하게 하여 하위집단이 더욱 뿌리를 내리고 토대를 튼튼히 할 수 있게 할 것이다(Coser, 1956, 참조). 둘째, 만일 통합균형감이 약화되는 대가를 지불하더라도, 다른 이유에서 갈등과 이동성은 선호될 수 있다. (자발적인 이민자로서, 필자는 다른 입장을 택하기 어렵다.) 셋째, 필자는 어느 정도의 반복적인 도전과 이를 성공적으로 해결하는 경험은 개인의 통합균형감을 강화시킨다고 생각한다. 도전과 해결이 삶을 이해불가능하게 만드는 것이 아니다. 특히 변화에 관용적인 사회에서는 사회구성원들이 질서있는 변화와 어느 정도의 애매함을 수용하도록 사회화되어 있다. 또한 도전을 성공적으로 해결하는 구조적인 조건들을 마련해 두고 있다. (자율성과 역량을 문화가 나이, 성, 기타 기준에 따라 딱 맞게 부여한 것으로 보는 입장의 보수적 성향의 고찰은 Wertheim, 1974를 참조.)

좀 더 직설적으로 이 문제를 살펴보자. 강한 통합균형감은 공포와 철권통치(또는 유사한 개인적 통치)에 기반한 독재정권이나 권위주의와 양립할 수 없다. 규범이 없는 자유방임주의, "각자 자신의 일만 하는 것"과도 부합되지 않는다. 하지만 다양한 다른 형태의 사회적 개인적 질서와는 상당히 양립가능하다. 합법적인 보수정치체계나 역동적이고 민주적인 합의정치체계와 양립가능하다. 반복하자면, 강한 통합균형감으로 향하는 다양한 사회문화적 방향들이 있다.

통합균형감의 조작화

만일 통합균형감이 내적으로나 표면적으로 타당성을 가지고 있고, 이론적으로도 강력한 조사도구로서의 가능성을 보여주는 개념이라면, 다음 단계에 해야 할 일은 이 개념을 조작화하는 일이다. 이 문제가 얼마나 중요한지를 여기에서 설명하고, 이 문제 자체를 자세하게 다루는 것은 다음 장에서 하고자 한다. 세 가지 중요한 점을 아래에 순서대로 설명하였다.

첫째, 이 단계에서는 특정 방법론에 의존해야 할 필요가 없다. 사실, 이는 불행한 일일 수도 있다. 개념은 현실을 조사하는 체계적인 도구가 되기 전에 많은 검토를 해야 한다. 설문지, 초점집단 인터뷰, 관찰, 정보제공의 사용이 이 단계에서는 다 사용되어 개념을 점검한다. 물론, 궁극적으로, 개념이 유용하다고 인정되면, 구체적이고 조작적으로 개념을 정의하기 위한 노력이 필수적이다. 그러나 이러한 조작화가 미숙하게 이루어질 수도 있다.

둘째, 필자는 줄곧 강한 통합균형감과 약한 통합균형감에 대해 언급해왔다. 편리성을 위해 그렇게 사용하였지만, 이러한 이분법은 잘못된 것이다. 그러나 "통합균형감의 연속선상에서 강한(또는 약한) 쪽의 끝을 향해 위치하는"이라고 쓰면 매우 어색한 표현이 될 것이다. 필자는, 독자들이 건강과 관련해서와 마찬가지로, 통합균형감도 연속선의 개념으로 사용하고 있다는 점을 이해할 것이라고 믿는다. 이 개념을 사용하고자 하는 연구자들은 이 개념이 양봉분포(양쪽에 최고점이 분포하는)의 형태가 아니라 정규분포의 형태(종형태)를 가정하고 있다는 점을 알 것이다. 이와 관련하여, Rotter는 통제소재가 연속선을 의미한다고 주장하였지만, 대부분의 연구들은 측정도구를 이분구조로 만들어 사용했다는 점을 주목해야 한다.

마지막으로 연속선에 대한 필자의 고집은 우리로 하여금 가짜 통합균형감이라고 부르는 현상을 점검하도록 한다. 연속선의 강한 쪽 끝을 향하는 사람들의 연구에 집중하는 건강생성적 관점은 특히 이러한 위험에 빠지기 쉽다. Lefcourt(1976, 11장)는 통제소재 측정에서 극히 내적으로 분류된 사람들이 과대망상이나 편집증 경향을 보여준다고 제시했다. 필자는 이런 가짜 현상이 나타나는 핵심적인 이유는 너무 경직되게 접근하기 때문이라고 생각한다. 모든 문제에 답이 있다고 주장할 때, 도전이나 의심이 허용되지 않을 때, 변화하는 환경에 적응하는 유연성이 없을 때, 누군가 모든 것을 통제한다거나 이해한다고 주장할 때, 슬픔을 부정할 때, 그리고 압도되지 않으면서 통제불가능한 것을 인정하는 능력이 없을 때, 우리는 가짜 통합균형감에 직면하고 있다는 것을 인식해야 한다.

chapter 6

통합균형감과 건강의 관계

지금까지 우리는 불가피하게 이슈를 단편적으로 다루어왔다. 초기부터 건강생성으로 문제를 설정한 후, 우리는 건강을 종속변수로 간주하여 한 쪽으로 밀어두고, 스트레스 유발요인, 일반저항자원, 통합균형감의 개념을 먼저 명확하게 하였다. 그러나 총체적 건강생성모델을 7장에서 설명하기 전에, 먼저 다루어야 할 중요한 질문이 있다. 통합균형감의 연속선상의 위치와 편안함(건강)/불편함(질병)의 연속선상의 위치 사이의 관계에 대한 근거와 증거는 무엇인가? 결국, 이 연속선은 이러한 관계를 찾기 위한 노력의 시발점이었다. 건강생성적인 질문을 제기하자 이에 대한 답을 찾게 되었고 통합균형감을 그 답으로 추정하게 되었다. 이러한 답이 얼마나 의미가 있는지를 검증하려면 상당한 연구를 실행하여야 한다. 이러한 연구의 결과를 예측하기 위해서나 가능한 결실을 판단하기 위해서는, 현재 사용가능한 자료들을 점검해볼 필요가 있다.

우리가 통합균형감과 건강과의 관계에 대한 증거를 조사하는 데에

2가지의 근본적인 문제가 있다. 첫째, 통합균형감의 개념이 조작화되지 않아서 현실에서 가설을 검증할 정도의 명확한 자료들이 수집되어 있지 않다. 다른 목적으로 수집된 자료들을 검토할 수밖에 없다. 기존의 자료들을 재해석함으로써 통합균형감이 이전의 연구자들이 제안한 개념들보다 현실을 더 적절하게 설명하는지 또는 더 효율적으로 설명하는지를 점검할 수밖에 없다. 그러한 재해석은 한계가 있기 때문에 더 의심하고 검토해야 한다. 필자 가설에 맞는 자료만 예민하게 찾아내서 사용할 수도 있다. 또한 모순된 자료를 무시할 수도 있다. 필자가 여기에서 말할 수 있는 것은 의도적으로 그렇게 하지 않았다는 것이다. 또한 연관될 수 있는 모든 자료를 검토했다고 말하기도 어렵다.

두 번째 문제는 대다수의 자료가 질병생성의 관점에서 수집되었다는 것이다. 더욱 심각하고 구체적인 문제는, 거의 대부분의 사망률 자료가 몇몇 특정질병을 토대로 되어 있다는 것이다. 건강을 어떻게 정의하든, 건강한 인구집단의 비율에 대한 연구는 거의 없다. 우리가 접근할 수 있는 자료는, B집단에서보다 A집단에서 관상동맥질환의 비율이 더 높은데, A집단의 암에 걸린 비율이 B집단보다 더 낮게 나타날 수도 있다는 식의 자료이다.

따라서 아래에서 "근거"라고 논의한 것들은 가설의 가능성을 일단 받아들일만한 것으로 생각했다는 뜻이다. 자신감이 없다는 뜻으로 받아들이지 않기를 바란다. 필자는 통합균형감이 폭넓고 다양한 자료를 이해하는 데 커다란 도움을 주는 강력한 개념이라고 충분히 인식하고 있다. 하지만 정말 그런지는 지금부터 아주 엄격하게 검증하고자 한다.

어느 정도 직접적인 증거

5장에서, Kohn(1968, 1973, 1976a)의 연구들이 사회계급과 조현병과의 관련성에 대한 많은 연구들을 전체적으로 검토했음을 언급하였다. 그는 가장 낮은 사회계층의 삶의 조건들이 사회적 실재를 제한되고 경직된 개념으로 인식하게 만든다고 주장하였다. 강한 스트레스 유발요인과 유전적 소질의 이러한 의식성향과 상호작용이 최하층에서 나타나는 높은 조현병 발병률의 많은 부분을 설명해준다고 설명했다. 필자는 아주 약한 통합균형감이 Kohn이 서술한 이러한 의식성향과 정확하게 같은 것이라고 제안했다. 즉, 필자가 아주 약한 통합균형감으로 설명했던 것과 조현병을 가진 환자가 세상을 바라보는 방식은 동의어 반복이 의심될 정도로 그 언어적 내용이 아주 유사하다. 또는 이렇게도 말할 수 있겠다. 아주 약한 통합균형감은 조현병에서는 잘 드러나지만, 다른 질병에서는 그렇지 않다.

그러나 Engel과 동료들의 연구에서는 이와 다른 흐름을 보여주고 있다. 20년 넘게 통합균형감과 유사한 개념을 연구해온 이들은 다음과 같은 결론에 이르렀다(Schmale, 1972, p.23). “포기과정은 모든 범주의 질병에 앞서서 나타났다. 신체질병에서는 감염질병이나 대사질병에서부터 퇴행성 질병이나 종양에 이르기까지, 그리고 신경정신병에서는 급성 뇌증후군과 조현병에서 심리신경장애와 우울증 증후군에 이르기까지 모든 질병에 앞서서 나타났다.”

통합균형감과 건강상태의 관계에 대한 가장 직접적인 지지는 아마도 통합균형감에 대한 개념을 구축하는 데 도움을 준 자료들로부터 나왔다(Antonovsky & Hoham, 1978). 우리는 이스라엘 중간 규모의 도시들에 있는 건강센터 중 7곳의 명단에서 40세에서 49세 사이의 이스라엘 남녀 389명을 선택하여 면담하였다. 그 지역 인구의 약 85%가 건강센터를 운영하는 건강보험기금에 속해 있었다. 종속변수인 건강상태는 2장에서 언급한 와해연속선의, 근본적으로는 후기모델과 거의 유사한, 초기 모델에 근거한 것이었다. 일반저항자원의 다양한 측정도구는 대체로 폐쇄된 설문지로 구성되었다. 유연성, 자아존중감, 다양한 사회적 지지, 물질적인 자원 등을 포함하고 있다.

일반저항자원 중 흥미로운 주제의 하나가 극복능력이다. 무력감과 절망감에 대한 Engel과 Schmale의 고찰로부터 도출한 개념이다. 조작적으로 한 개의 질문으로 구성된 4개의 항목과 7개의 대상을 포함한 한 개의 항목으로 구성하였다.[1] 하나하나 아주 세밀하게 분석하여 이를 자료의 전체구조와 연결시켜 조사하고 난 후에 비로소 현상을 사뭇 다른 방식으로 다룰 수 있다는 것을 깨달았다. 건강과 다른 변수들 간의 상관관계보다 건강측정치와의 상관관계가 훨씬 높았을 뿐만 아니라, 결과를 구조적으로 분석하여 보니 극복능력이 건강과 다양한 다른 자원들 사이에서 중재역할을 한다는 것을 깨닫게 되었다. 7개 대상을 포함한 항목의 결과로 나온 값과 건강측정치와의 상관관계는 0.49였다.

---

1) 원래 이스라엘에서 사용하여 히브리어로 작성한 것이다. (1) 귀하는 얼마나 자주 해결할 수 없는 문제에 직면합니까? (아주 자주, 자주, 가끔, 드물게 또는 없다), (2) 귀하는 직면한 문제를 해결하는 데 얼마나 성공적이라고 생각합니까? (항상 또는 거의 항상, 대체로, 가끔, 성공이 드물거나 또는 항상 실패한다), (3) 자녀에게 주고 싶은데 주지 못한다고 느끼는 경우가 얼마나 됩니까? (아주 자주, 자주, 가끔, 드물게 또는 없다), (4) 3번과 같은 질문인데 대상만 남편이나 아내로 바꾸어 질문함, (5) 지난 몇 개월 사이에 움쩍달싹할 수 없다고 느끼는 상황에 빠졌다고, 다시 말하면 너무 기분 나쁜 일이 귀하나 가까운 사람에게 벌어졌는데 아무 것도 할 수 없다는 무력감을 느낀 적이 있습니까? 다음 대상에 예 아니오로 답하시오. (a) 친구나 지인, (b) 남편/아내, (c) 자녀, (d) 돈 문제, (e) 직장 (또는 자신이 맡고 있는 중요한 역할), (f) 당신이나 가까운 사람의 건강, (g) 기타(어떤 것인지 적고 예, 아니오로 적어주세요.)

자녀와 관련된 질문만이 상관관계가 0.40 이하로 나왔다. 다른 항목들과 건강과의 상관관계는 그리 높지 않았지만, 건강 중 삶의 만족도 지수와는 높은 상관관계를 보여주었다. 삶의 만족도는 우리가 2장에서 웰빙(well-being)의 다른 측면이라고 말했던 것이다.

간접적 증거

통합균형감과 건강 사이의 관계를 보여주는 간접적 증거인 연구와 자료는 5개로 구분할 수 있다. 그들은 사회구조적 영역, 문화적 영역, 심리적 영역, 상황 연구, 동물연구 영역이다. 각 영역에서 기본적인 논지는 똑같다. 즉, 각각의 독립변수들이 통합균형감의 차원과 관련된 생활경험들을 제공하며, 따라서 건강과 질병과 관련된 경험을 제공하는 것이다.

사회구조적 변수

사회계급과 질병의 관계에 대한 문헌은 아주 많다. 필자의 연구도 사회계급이 전반적인 사망률, 기대수명, 심혈관계 유병율과 사망률, 그리고 신생아 사망률과 관련되어 있음을 보여주었다(Antonovsky, 1967a, 1967b, 1968; Antonovsky & Bernstein, 1977). 감염질환에 대한 연구도 사회계급과 관련되어 있음이 잘 알려졌다. Syme와 Berkman(1976)은 폭넓고 다양하고 정확하게 자료를 고찰하면서 "요약하면, 낮은 계층의 사람들은 거의 모든 질병에서 높은 유병율과 사망률을 보인다."라고 언급하였다(p. 2). 이들이 왜 그렇게 질병에 취약한지에 대한 설명이 필요하다. 그들은 "사람들이 일상생활의 문제에 대처하는 일상적인 방식"에 초점을 맞추어야 한다고 주장했다(p. 5). 이는 명백하게 통합균형감의 관점과 비슷한 접근이다. 하층계급 생활의 핵심적 특징이 약한 통합균형감이라고 전제한다면, 이들 연구가 통합균형감과 건강상태 사이의 관계를 보여주는 것이라고 받아들이는 것이 합리적이다.

Berkman의 박사학위 논문(1977, 또한 인쇄 중인 문헌도 참조)은 관련 문헌에 대한 가장 귀중한 리뷰논문이다. 문헌들을 검토한 후, 그녀는 다음과 같이 썼다. "그러므로 미망인, 이주하는 사람뿐 아니라 가난하거나 특정지역에서 왔거나 특정 민족의 집단에 속한 사람들은 많은 질병에 있어서 평균치보다 더 높은 유병률과 사망률을 보여준다…. 학자들은 이런 집단이 공동으로 갖고 있는, 건강에 부정적인 영향을 미치는, 어떤 특징들이 있다고 생각하고 이를 찾아내려고 노력하고 있다"(p. 18). Berkman은 가난한 자, 흑인, 미망인, 사회적으로나 지리적으로 자주 이동하는 사람들, 원 주거지에서 밀려난 노인들, 그리고 그들이 살고 있는 일반공동체 사람들과 다른 특성을 가지고 있는 사람들의 공통점은 그들이 모두 "지속적이고 효과적인 사회유대를 유지하는 능력을" 사회구조적으로 강력하게 제약당하는 상황에 처해 있다고 주장한다(p. 19).

1965년에 수집된 30세부터 69세 사이의 약 7천여 명의 표본에서 얻은 설문자료를 사용하여, 그리고 그 후 9년 동안 응답자 중 사망자 682명의 자료를 사용하여, Berkman은 그녀의 가설이 강하게 지지되고 있음을 발견하였다. 그녀의 사회네트워크 지표는, 다양한 다른 위험요인과 별도로, 사망률과 밀접하게 관련되어 있음을 보여주었다. 여기서 이점에 대해 아주 상세하게 다룰 수는 없지만, 몇 가지 결과들은 이곳 맥락에서 다룰만한 가치를 지니고 있다. 50세에서 59세의 남성들을 살펴본 결과, 높은 사회네트워크 점수를 가진 가장 낮은 사회경제적 계층이 낮은 사회네트워크 점수를 가진 가장 높은 사회경제적 계층보다 사망률이 더 낮게 나타났다. 40세에서 49세 사이의 여성에서는 높은 사회네트워크 점수를 가진 가장 낮은 사회경제적 계층이 낮은 사회네트워크 점수를 가진 가장 높은 사회경제적 계층과 함께 가장 낮은 사망률을 보여주었다(pp. 147~148). Berkman의 이론적 현실적 초점은 가장 낮은 사회네트워크 점수를 가진 사람들에게 맞추어져 있었지만, 그녀의 자료는 선형상관관계를 보여주고 있다. 즉, 사회네트워크 지수가 높으면 사망률은 더 낮아진다(pp. 291~292).

어떤 사회적 접촉이 건강에 중요한 영향을 미치는가를 논의하면서, Berkman은 사회적 접촉에서 일상생활에서의 구체적인 지지, 긍정적으로 평가해주는 지지, 정서적인 지지가 중요하다고 주장했다(p. 229). 이러한 개념보다 통합균형감이라는 개념이 사망률의 차이를 더 강력하게 그리고 더 잘 설명해준다고 주장하는 것이 내게는 더 합리적으로 보인다. 한편으로 강한 통합균형감은 사회적 지지에 의해 촉진되며(그러나 이주, 빈곤, 흑인이라는 특징은 이를 약화시킨다), 또 한편으로는 개인이 스트레스 유발요인을 극복하는 데 필요한 구체적이고, 긍정적인 평가와 정서적 지지를 동원할 수 있도록 해준다.

이와 같은 논리는 1959년부터 1961년까지 미국에서 사망률과 결혼여부에 대한 Gove(1973)의 연구에도 적용될 수 있다. 그는 "나이를 통제하여 비교해보면, 결혼하지 않은 사람들의 사망률은 결혼한 사람들의 사망률보다 높았고, 기혼자와 비혼자 사이의 사망률 차이는 여성보다 남성에게서 더 크다"(p. 61)는 사실을 명확하게 보여주었다. 다음과 같은 경우에 그러한 차이는 더욱 컸다. "개인의 심리적 상태가 (1) 자살, 살인, 사고사에 직접적인 역할을 하는 경우, (2) 자주 사망으로 연결되는 술중독과 같은 행동에 직접 연관되어 있는 경우, (3) 장기간의 세심한 치료를 기꺼이 이겨내고 극복하려는 의지가 필요한 경우"(p.61). 만일 결혼한 상태가 보호를 제공한다면, 특히 남성에게는, 이러한 구조적인 변수는 강한 통합균형감을 촉진하는 것은 아닐까?

통합균형감이 사회-구조적 변수들을 통해 건강상태에 영향을 미친다는 가장 흥미로운 간접적인 증거는 부두교 사망 현상에서 찾아볼 수 있다. 인간의 무력감이 죽음에 미치는 영향을 검토하기 위해 Seligman(1975, pp. 175~188)은 Cannon의 주술적 사망에 대한 사례로부터 2차 세계대전 기간 필리핀 전투에서 일본군의 포로가 된 미군수용소에서의 사망률에 이르기까지 보고서들을 분석하였다. 모든 사례의 공통점은 사람들의 사회적 정체성이 심각하게 와해되었고, 와해되게 사회적 정체감을 벗겼고, 안정에 대한 기대가 심하게 파괴되었다. Seligman은 특히, 사회구조가 존재에 정당성을 부여하는데, 사회구조가 한 개인의 존재를 부정하거나 몰락을 당연시하게 되면, 비인간으로 규정되어 생존하기 힘들다고 주장하였다.

사회적 규범에 맞는 역할의 점유, 즉 지위통합의 정도가 강한 통합균형감에 기여할 것이다. 방법론적인 검토이지만 현재 우리가 관심을 갖고 있는 주제와도 관련되는데, Dodge와 Martin(1970)은 지위통합이 스트레스성 질환과 어떻게 관련되어 있는지에 대한 많은 근거들을 검토하였다. 이들은 개인보다 개인을 둘러싼 환경에 초점을 맞추고 있다. 만성질환 사망률과 지위통합에 대한 136개의 상관계수들 중 89%는, 예측한대로, 부정적인 상관관계를 보여주었다.

Jacobs와 Ostfeld(1977, p. 344)는 특히 사별과 관련된 사회구조적 변화에 대한 문헌을 검토하였다. 이들은 "부부사별로 고통을 받는 사람의 사망위험도는… 약 50% 정도까지 높게 나타난다."고 결론을 내리게 되었다. 이들은 Parkes(1971)의 사회심리적 전이psychosocial transitions는 개념을 이 현상의 분석에 적용하고, 이 개념을 Engel과 Schmale(1972)의 보존-위축반응과 연결하였다. 8개의 연구에 적용한 결과, "사별한 사람, 특히 남성의 높은 사망률이 뚜렷하게 나타난다…. 사망위험이 높아지는 기간은… 2년을 넘지 않는다"(p. 349). 전반적인 결과에서 특히 2가지 지점을 잘 살펴보아야 한다. 서양문화에서 배우자가 죽었을 때 과부의 통합균형감은 홀아비의 통합균형감보다 덜 취약하다고 필자는 생각한다. 나아가, 만일 개인이 자신의 통합균형감에 대한 심각한 충격에도 살아남았다면, 이전 수준으로의 회복은 상대적으로 짧은 시간에 이루어질 것이다.

사회구조적 요인에 대한 고찰에서, 이제 우리는 John Cassel과 그 동료들의 연구(Cassel, 1974, 1976; Kaplan, Cassel & Gore, 1977; Nuckolls, Cassel & Kaplan, 1972)로 방향을 돌려보자. Cassel에 따르면 "아주 유사한 사회적 상황이 결핵이나 조현병이나 알콜중독자나 다양한 사고의 희생자나 자살자에게 나타난다. 이런 모든 사람들은 사회에서 모두가 주변적인 사람으로 간주된다. 그들은 다양한 이유로… 의미있는 사회적 접촉을 하기가 어렵게 된다"(1974, p. 474). 그는 나중에 "망가진 관계, … 이들의 다양한 행동은 예측가능한 반응을 이끌어내지 못하며… 이들의 이러한 행동은 부적절한 것으로 간주되며… 이들은 적절한 반응을 끌어낼 수 없어 이들의 행동이 의도된 결과로 이어지지 못한다(pp. 476~477)"고 말했다. 이러한 명제들은 동물연구에서 도출된 것들이다(아래에서 논의할 것이다). Cassel은 이러한 관점을 도시지역으로 이주한 Zulu족의 높아진 혈압을 설명하는데, 이주자들의 관상동맥질환에 대한 Syme의 연구에 적용하였다. 또한 자신이 연구한 도시화의 정도에 따라 달라지는 심장질병, 1, 2세대 공장노동자의 건강상태의 차이 그리고 정신장애와 뇌졸중을 설명하기 위해 이러한 관점을 도입하였다.

Cassel에 의해 요약되었고 Nuckolls, Cassel과 Kaplan(1972, p. 438)에 의해 상세하게 발전된 연구에서, 사회심리적 자산을 측정하는 "임신점수에 따른 적응 잠재력"이라는 개념을 사용하였다. 이 연구에서 본 논의에 아주 흥미로운 연구결과가 나왔다. "인생사적 변화가 도래할 때, 높은 사회심리적 자산을 가진 여성들의 임신합병증의 비율은 낮은 사회심리적 자산을 가진 여성들의 임신합병증 비율의 1/3에 불과하였다." 이를 필자의 방식으로 표현하면 다음과 같다. 긴장으로 이어지는 스트레스 유발요인이 높은 수준으로 주어질 때, 강한 통합균형감(사회심리적 자산, 사회적 지지)은 임신으로 인한 합병증을 예방하도록 작동한다. 이 자료를 가지고 다시 계산한 결과, 스트레스 유발요인이 높은 통합균형감을 가진 사람에게는 오히려 건강생성적인 기여를 한다. 이러한 해석이 건강생성적인 가설에 더 정확하게 맞는 것이다.

Kaplan, Cassel과 Gore(1977)의 논문은 사회적 지지에 대한 가설을 명확하게 하려는 시도이며, 관련 문헌들을 검토하여 사회적 지지가 생의학적 사건들에 어떠한 영향을 미치는지 파악하고자 하였다. 이들은 스트레스 유발요인이 개인 "자신의 행동이 의도한 결과를 가져올 것이라는 의미있는 정보를 얻을 수 없는 상황"을 포함한다고 생각하였다. 예를 들어 사회적 지지와 같은 보호적 요소들이 스트레스 유발요인과 상호작용하여, "생화학적 질병요소들이 신체에서 질병을 일으키는데 상당한 영향을 미치는 것"으로 보았다 (p. 48). 사회적 지지에 대한 통찰력 있고 아주 유용한 분석을 행하였으나 안타깝게도 저자들은 질문을 끝까지 추구하지는 못했으며, 다음과 같은 질문도 제기하지 않았다. 왜 사회적 지지가 건강상태에 관련되는가? 이들은 스트레스 유발요인을 설명하면서 거의 답을 제시하고 있다. 사회적 지지는 개인이 의미있는 정보를 확보하는 능력을 제고한다. 필자의 용어로 말하면 사회적 지지가 통합균형감을 제고한다(사회적 지지에 대한 추가적인 문헌검토는 Cobb, 1976을 참조).

여기서 다루고자 하는 이 부분의 마지막 연구는 "사회환경의 차원들"에 대한 Kiritz와 Moos(1974)의 고찰이다. 이들이 인용한 내용 대부분은 단기간의 생리적 변화를 언급하고 있다. 예를 들어, 신생아의 성장지연과 질병에 대한 감염성, 고혈압, 위궤양, 관상동맥질환, 류마티스성 관절염, 그리고 노인들에서의 사망과 관련된 사망률에 대한 연구도 포함하고 있다. 이 책의 내용과 가장 관련이 있는 것은 사회적 상황의 차원을 기본적으로 세 개의 유형으로 나눠 체계적으로 개념화한 부분이다. 관계 차원은 참여, 소속, 동료와의 우대, 감정표현을 포함한다. 인성-발달 차원은 자율성, 실천적 의식성향, 책임감 그리고 체계의 유지와 변화 차원은 질서, 명확성, 통제, 업무압력, 혁신을 포함한다. 이러한 제목 하에, 저자들은 구체적인 사회적 환경에서 이러한 차원이 높은가 낮은가가 건강과 어떻게 연관되는가를 검토하였다. 다시 강조하지만, 이러한 연구결과는 이들 세 가지 차원으로 설명하는 것을 통합균형감이라는 전체를 총괄하는 개념적 틀로 설명하는 것으로 해석해도 잘 맞는다는 것이다. 이들은, 항공교통관제사들이 막중한 책임감과 극도로 신속하게 파악하고 결정해야 하는 압박감으로 인해 대조집단과 비교하여 고혈압과 위궤양이 더 빨리 나타나며 또한 더 높은 비율로 나타난다는 연구를 인용하고 있다(Cobb & Rose, 1973). 이러한 발견은, 필자의 관점에서 보면, 통합균형감과 거의 직접적으로 연결되어 있다. 관제사는 이러한 자극으로 인해 문제를 제대로 처리할 수 없을까봐 굉장한 두려움을 느끼며, 재난으로 이어질 가능성을 염려하며 업무를 처리하게 된다.

문화적 변수

사회구조와 문화적 변수 간에는 상당한 중복이 나타난다. 위에서 거론된 많은 연구들(Berkman, Dodge, Martin & Cassel)은 통합균형감을 훼손하는 사회적 구조에서의 위치나 이러한 방향으로 작동하는 문화적 환경에서의 위치를 구분할 필요성을 느끼지 못한다. 사실, 주로 분석적인 이유에서 이 둘을 구분한 것이다. 그렇지만 문화적 변수에 초점을 맞춰서 연구를 검토해보는 것이 유용할 것이다.

첫째, 우리는 정보입력 과부하라는 문화양상으로 성격지울 수 있는 도시환경을 고려하는 연구로 방향을 돌려보자. 추측에 의존하지 않는 연구들은 대부분 실험실에서의 동물을 대상으로 한 연구이다. 또는 종속변수로서 명확한 병리적 측면을 보여주지는 못하는 경우가 많지만, 어떤 결과들은 소음, 과밀 등이 밀접하게 고혈압과 관계가 있다는 것을 보여준다. Ostfeld와 D'Atri(1975)가 기술한 대로, 도시문화와 관련된 연구에서 다루어야 할 중요한 변수는, "자신의 사회적 · 물리적 환경을 자신이 원하는 방식으로 구조화할 수 없다는, 무능력"이다. 사실상, 도시환경의 물리적 요인들보다 사회심리적 환경이 건강에 더 핵심적인 변수라는 것이 여러 협동연구에서 드러났다(Hinkle & Loring, 1977, 특히 Hinkle에 의한 논문과 Kasl에 의한 논문 참조). 수백편의 연구를 검토한 후, Kasl은 "주거환경이 건강에 직접 영향을 미친다는 직접효과에 대한 증거는 없다."는 과도하게 단순화된 주장을 수용하지 않았다. 그는 그런 직접효과의 증거가 어느 정도 나타난다고 보았다. 그럼에도 불구하고, 그는 환경과 건강 간의 상호작용에 훨씬 복합적인 관계가 있다고 주장했다. 따라서 더 유용한 모델은 "통합적인 개념"을 사용하여, "개인과 환경의 상호적응성"을 더 잘 드러낼 수 있어야 한다고 주장하였다(1977, p. 108).

문화적 부조화, 또는 다른 문화로의 이동이나 변화, 또는 다른 저자들에 의해 다양한 용어로 불렸던 기존 문화와의 불일치 상황에 놓이게 된 경우–모두 통합균형감과 명백히 관련된 것들이다–에 질병률이 높아진다는 많은 직접적인 증거는 Wolff가 편집한 책에서도 보고되고 있다(Wolff & Goodell, 1968). 이들은 아메리카 인디언 부족이 "본질적으로는 같은 물리적 환경이지만, 원래의 고향에서 몇 km 떨어진 보호구역으로 옮겨지는 경우, 사회적으로 기존 조직이 무너져 전혀 다른 사회적 환경에서 살게 되며, 결과적으로 결핵으로 인해 사망률이 끔찍할 정도로 증가하였다."라고 썼다(p. 8). 요하네스버그의 외곽인 시골환경에서 도시환경으로 이동했던 Bantu 원주민에 대해서도 유사한 결과가 보고되었다(p. 193). 물리적 · 사회적 환경의 근본적인 변화와 연관된 질병과 사망에 대한 세 번째 사례로, 그들은 미국 군대에서 바라크(막사) 생활을 시작하면서 퍼진 수막구균성 뇌수막염에 대한 역학연구를 설명하고 있다(p. 193).

그들이 제시한 사례에서 가장 적절한 사례는, 이미 널리 알려진 사례지만, 뉴욕시에 거주하는 100명의 중국계 이민자에 대한 연구를 소개한 내용이다. Hinkle과 Wolff(1957)는 지속적으로 건강한 사람과 일관되게 상당한 정도로 계속 아픈 사람을 구분해낼 수 있었다. Wolff와 Goodell(pp. 204~205)은 이 연구를 다음과 같이 요약하였다. "중국 이주민은 모두 빠르게 변화하는 문화, 기존 사회패턴의 반복적인 교란 그리고 여러 번의 이주를 경험하였다…. 이들 중에 가장 건강한 집단은 자신의 삶의 패턴이 그렇게 반복적으로 교란되었음에도 이를 좀 더 쉽게 수용할 수 있었던 사람들이다. 그러한 변화와 교란이 삶에서 벌어질 수 있는 기대가능한 정상적인 일이라고 생각하였기 때문이다…. Hinkle과 Wolff는… 개인이 자신의 능력으로 대처할 수 없는 과도한 일이 벌어졌다고 생각하는 상황에 처할 때 건강이 약화되는 것으로 보인다고 추론하였다."

위의 사례는, 어떤 이유에서든, 사람들이 힘들고 복잡한 자극이 쏟아져도 이를 전체 맥락에서 어떤 의미가 있다고 어떻게든 생각하는 사람들이 높은 건강수준을 유지하는 것 같다는 가설에 일치한다고 보는 것이 합리적이다. 그러므로 이러한 증거는 문화적 교란과

변동이 통합균형감을 약화시키고 건강을 약화시키지만, 일부 사람들은 이러한 환경 속에서도 통합균형감을 잘 유지한다는 것을 보여주고 있다. 이러한 상황에서 핵심적인 일반저항자원은, 내가 언급했던, 합리적이고, 유연하고, 통찰력있는 극복전략이라고 제시하고자 한다.

Hinkle과 Wolff의 코넬대 인간생태 연구프로그램에서 수행한 관련 연구들을 검토하고 미국 전화국 노동자들, 관리자들, 헝가리 난민들, 또 다른 연구들을 종합적으로 검토하여 Hinkle(1974)은 다음과 같은 결론을 내렸다. "만일 문화변동, 사회변동, 인간관계 변동이 행동, 습관, 영양, 병원균에의 노출, 또는 개인 환경의 물리적 특성에서 상당한 변화를 일으키지 않는다면, 이러한 변동이 건강에 미치는 영향은 이러한 변동의 성격, 강도, 지속성, 또는 중요성만으로 설명할 수는 없다(p. 42)." Hinkle은 그러한 변동에 직면하고도 질병에 걸리지 않은 많은 사람들을 연구하였다. 그의 설명을 요약하면 다음과 같다. 어떤 "심리적 특성들은… 그들을 어느 정도 인생경험의 악영향으로부터 "단절시켜 보호하도록" 돕는 역할을 한다(p. 40)." 그러한 심리적 특성의 핵심은 강한 통합균형감이라고 필자는 주장한다.

1960년대 초, Cassel 연구팀은 빠르게 도시화와 산업화가 진행되는 지역에서 1세대와 2세대 공장노동자와 주민에 대한 여러 연구들을 수행했다(Cassel, Patrick & Jenkins, 1960; Cassle & Tyroler, 1961; Tyroler & Cassel, 1964). 그들은 연구에서의 발견을 토대로, 문화무질서가 건강에 심각한 영향을 미친다는 가설을 먼저 공식화하였는데, 이는 통합균형감의 관점과 잘 일치한다. 그들은 “위기에 처한 집단의 문화가 새로운 사회적 상황에서의 기대나 요구와 크게 달라 부조화가 심해지면, 급속한 문화변동은 건강을 악화시키는 경향이 있다”라고 썼다(Tyroler & Cassel, 1964, p. 167). 불행하게도 그들은 이러한 생각이 너무 급진적인 것이라고 생각하여, 결론에서는 좀 더 의학적 모델에 맞는 방식으로 후퇴하였다. 따라서 “도시화에 따라서 나타나는 나쁜 영향들… (예를 들어) 식사, 신체활동 수준, 흡연, 업무 마감시간의 압박 등에” 초점을 맞추었다(p. 175). 10년이 지나서야 Cassel이 의학모델에서 벗어난 이러한 초기 성찰을 표현할 수 있게 되었다(Cassel, 1974).

마지막으로 이러한 접근의 첫 번째 연구를 언급하고자 한다. 미국의 징집된 해군들과 일반인에 대한 연구에서, Ruesch(1948, p. 91)는 다음과 같은 사실을 발견하였다. “궤양이 있는 사람들 중 문화변동에 직면하고 있는 경우가 아주 많았다…. 이러한 결과는 문화접변이나 사회이동이 궤양소지자에게 아주 중요한 영향을 미치는 스트레스 유발요인이라는 것을 보여준다.”

심리적 변수

Rotter(1966)가 통제소재라는 개념을 발표한 이래, 이 심리적 변수에 대해 수행된 많은 연구(Lefcourt, 1976에 의해 검토되었음)들은 통합균형감과 밀접하게 관련되어 있다. 그러나 대부분의 연구들은 통제소재가 문제해결이나 다른 행동의 측정과 관련하여, 또는 신체적 변수들에 어떠한 영향을 미치는지에 집중하였고, 또한 이러한 연구들은 실험실 상황에서 이루어졌다. 건강에 대한 더 직접적인 측정은 동물연구수준에 국한되었다.

외적통제소재와, Seligman의 용어로는 학습된 무력감과 우울증의 임상적 실체 간의 명확한 연결을 수립하기 위한 시도는 Seligman의 책(1975)이 출판되고서야 시작되었다. 5장에서 Seligman의 책을 다루며 그 내용이 통합균형감과 밀접한 관련이 있음을 보여주었다. 학습된 무기력과 우울증 간의 관계를 분석하는 데 집중한 Seligman의 책 5장을 논의하기 위해 여기서 다시 언급하고자 한다. 구체적인 증거를 제공하고 있지는 않지만, 그는 두 변수에 공통된 6개의 특성에 대해 신중하고 체계적인 분석을 제공하고 있다. 이러한 공통된 특성은 두 변수가 사실상 관련되어 있다는 합리적인 증거를 제공한다. 이러한 관점에서, 우울증과 사회구조적 변수들을 연결시키는 방식으로, Pearlin과 Johnson의 연구(1977; Pearlin, 1975)를 반드시 주목해야 한다. 연구를 검토한 결과, (홀로 사는 사람들의) "장기적이고 구조적인 삶의 조건"이 우울증과 밀접한 관련이 있다고 주장했다. Seligman의 가설도 이러한 맥락에서 잘 이해될 것이다.

Frank(1975)는 "건강한 평형상태를 회복하는데 환자들이 지닌 자율적 치유력"이 중요하다고 강조한다. 그가 건강-질병의 이분법적인 모델을 기반으로 활동을 했고, 임상가로서 또한 이론가로서 우선적으로 회복에 초점을 맞춰왔음에도 불구하고, 그의 "미래에 대한 희망찬 믿음"에 대한 연구는 불명확한 삶의 의지라는 개념보다 우리를 더 나아갈 수 있게 해준다. 위에서 언급한 여러 연구들에 더해, Frank는 통합균형감과 건강의 관련성에 직접적인 의미를 지닌 다른 연구들도 설명하고 있다. 예를 들면, 그는 기대한 회복이 나타나지 않은 주혈흡충병을 가진 군인집단에 대해 썼다.

면담을 통해서, 이러한 군인들은 "와해적 정신상태"의 특징을 보인다고 썼다. 즉, 애매모호함, 자신들의 복지에 대해 아무도 관심을 갖지 않는다는 생각, 믿을 만한 정보의 부족, 마음을 동요시키는 루머들, 생존에 심각한 영향을 미친다고 생각하는 위협들이 '붕괴적 정신상태'를 자극하고 있다고 주장하였다.

Frank가 인용한 다른 연구들은 편도제거수술 이전에 제공된 정보, 브루셀라병과 독감으로부터의 회복, 망막박리에서의 치유속도 등을 포함하고 있다. Frank는 이러한 모든 것에서 환자의 심리적 상태가 회복과 밀접한 인과적 관계가 있다는 것을 제시했다. 높은 수준의, 미래에 대한 희망찬 믿음을 지닌 환자는 잘 낫는다. 그는 신앙치료사나 플라시보의 기적적인 치료효과에 대해서도 검토하고 있지만, 우리에게 중요한 것은 그가 이러한 자료를 해석하는 방식이다. 그는 의사가 다음과 같은 이유에서 환자의 미래에 대한 희망찬 믿음을 촉진할 수 있어야 한다고 주장했다. "의사는 환자에게서 자녀가 좋은 부모에게서 느끼는 신뢰와 의지의 태도를 적극 자극하여야 한다…. 의사의 치료는 의사와 환자 모두에게서 작동하는 사회적 세계관을 확인하고 표현하는 이론에 의해 인증된다…. 공유된 세계관은 인생에서 무엇이 의미가 있는지를 알려주며 또한 집단 소속감을 강화시켜준다"(p. 52). 필자는 위에 나타난 Frank의 가정들, 의사–환자 관계에 대한 그의 가정이나 그가 제시한 매우 조작적인 접근 모두에 대해 심각한 의구심을 가지고 있다. 이 문제는 8장에서 다루겠다. 여기에서는 Frank가 검토한 연구들이 통합균형감 개념과 명확한 유사성을 가지고 있다고 생각하는 것이 타당하게 보인다는 점을 지적하는 것으로 충분하다.

Frank는 또한 암환자에 관하여 Bahnson과 Leshan의, 문제가 있는, 연구도 언급하고 있다. Leshan의 연구(1978; 비판적 고찰은 Medawar, 1977 참조)는 심리적 요인들이 암에 작용하는 인과적 역할에 대한 과학적인 증거로 인용하기는 어려우나, 이 논문의 이론적인 접근은 중요한 시사점을 가지고 있다. 심리치료사인 그는 70여 명의 암환자들을 치료한 내용을 보고하고 있다. 그는 이러한 환자들에게서 중요한 의미를 지닌 관계들을 상실하고(Engel의 포기와 비교할 필요가 있다), 이어서 살아야 할 이유를 상실하며, 삶의 방향이나 목표가 없는 것에 계속 충격을 받았다. 그는 "그들은 세상에서 자신들의 삶이 의지할 만한 어떤 것도 없다고 느낀다…. 고립되어 있고 어떤 것과도 연관되지 못한다고 느낀다"고 적었다. 그는 이러한 세계관이 질병에 앞서서 나타난다고 주장했다. Bahnson과 Leshan(1966, 1974)는 암환자는, 대조집단보다, 더 우울, 불안, 적대감과 같은 불쾌한 정서를 부정하거나 억누르는 성향을 보여준다고 주장했다.

아마도 통합균형감의 개념과 밀접한 관련성을 지닌 가장 흥미롭고 잘 알려진 연구는 Ray Rosenman과 Meyer Friedman의 관상동맥질환과 A타입 행동양상 간의 관계에 대한 연구일 것이다(Mathews et al., 1977, 광범위한 연구들이 존재하지만 여기에서의 논의에서는 하나만 언급하는 것도 적절하다고 생각하였다). 이 연구는 "경쟁적이고 성취중심적이며, 마감을 지켜야 하는 일들이 많고… 다른 사람들이 느리게 일하면 참지를 못하고, 일을 빠른 속도로 처리하도록 진행하며, 쉽게 적대감을 느끼고 공격적이 되는" 사람들이 더 높은 관상동맥질환 유병율과 발병률을 갖는다는 증거를 충분히 보여주고 있다(p. 489).

보다 보편적인 A타입 양상의 핵심 요인을 찾아내기 위해, 124명의 관상동맥질환이 없는 대조집단과 62명의 관상동맥질환자 사례를 가지고 세밀한 연구가 수행되었다. 모두 1960년과 1961년에 캘리포니아에서 수행된 대규모의 전향적 연구에서 선정된 사람들이다. 자료는 모든 응답자들이 관상동맥질환이 없었을 때 수집되었다. 37개의 내용 항목, 3개의 대화양식 항목, 4개의 임상적-판단 항목에 대한 초기응답을 토대로 이들을 A타입 또는 B타입를 분류하였다. 요인분석을 했더니 이 44항목은 5개의 집단으로 귀결되었다. 그들은 경쟁충동, 과거성취, 조급함, 직장 외 성취, 그리고 속도 등이었다. 오로지 경쟁충동과 조급함 점수가 대조집단에 비해 환자집단에서 유의미하게 높은 점수를 보였다.

현재 서양사회가 직면하고 있는 중요한 만성질환이며 이에 대한 심각한 연구가 많이 축적되어 있어, 이 연구를 좀 더 세밀하게 설명하였다. 필자가 제시하고자 하는 핵심 질문은 다음과 같다. A타입 행동양상의 무엇이 기존의 위험요인(흡연, 고혈압, 콜레스테롤)보다 더 근본적으로 관상동맥질환과 연관되어 있는가? Mathews 등의 논의를 고려하여 최선을 다해 인용해보겠다. "조급함과 적대감이 동반된 높은 충동수준은, 계속 확대되는 목표와 성취 추구라는 A타입의 특징적 경향에서 잘 드러난다…. 그들은 변화하려고 노력하지만, 그들이 끝내야 할 일들과 아직 달성하지 못한 목표에 더 불안감을 느끼는 스스로의 모습을 발견하고서는 더 충동적인 과거 행동으로 돌아가게 된다…. 불안감이 높아지면서 자제력을 더 상실하게 된다…. A타입는 자신의 환경 이해능력과 통제감에 대한 위협에 대처하는 반응양식으로 해석될 수 있을 것이다"(p. 496).

불행하게도, 저자들은 A타입 양상에 대해 서술이 약한 통합균형감과 거의 완전하게 일치하는 마지막 단계까지 명백하게 도달하지는 않았다. 이 마지막 단계는 그들의 말 속에서 찾아낼 수 있다. 중요한 것은 단지 경쟁충동과 조급함만은 아니다. 이 둘과 함께, 이들 요인군을 구성하는 구체적안 항목을 고려해보면, 아무리 노력을 해도 인생이 그렇게 조직되어 있어서 인생을 스스로 통제하는 데 결코 성공할 수 없을 것이라고 생각하게 되는 근본적인 성향을 지적하고 있다. 저자 중 한 명은 다른 곳(Glass, 1977)에서 이러한 해석과 일치하는 내용을 썼다. "A타입 사람들은 끊임없이 스스로 통제하기 위해 노력한다…. A타입 행동은 통제할 수 없는 스트레스를 극복하기 위한 전략이다. 실천을 강화하는 것은 상실위협이 나타난 다음에 통제력을 행사하고 유지하기 위한 시도인 것이다"(pp. 181~182).

이 논문에서, Glass는 가장 핵심적인 주제를 건드리고 있다. 그는 행동양상으로써의 A타입과 Seligman으로부터 차용한 학습된 무기력(약한 통합균형감)이라는 일반의식성향을 구분하고 있다. 그는 A타입의 행동은 "통제가 불가능한 스트레스를 지속적으로 경험한 후에 나타나며, 이는 결국 A타입 사람들이 더 쉽게 무기력에 빠지게 만든다"(p. 184)고 제시하면서, A타입의 행동은 결국 관상동맥질환의 전조라고 주장한다. 우리는 A타입에 속한 사람들이 다른 질병에 대해서는 덜 취약하다는 증거를 가지고 있지 않다. 그러나 만일 이것이 사실이라고 할지라도, 약한 통합균형감이 질병에 핵심적 영향을 미친다는 가설에 모순되는 것은 아니다. 오히려 그

반대가 더 사실일 것이다. 다른 말로 표현하면, 약한 통합균형감이 A타입 행동과 같이 나타나고, (유전적, 구조적, 환경적, 행동적인 다른 변수들과 결합되어) 환경통제에 실패하면, 관상동맥질환으로 이어질 수 있다. 다른 변수들과 함께 결합된 약한 통합균형감은 암 등으로 이어질 수 있다. 건강생성적인 지향은, 필자가 여러 번 반복하여 강조한 바와 같이, 특정 질환의 원인들보다 건강일반에 공통적으로 기여하는 요소를 찾도록 요구한다.

상황적 변수

우리는 이제 강한 통합균형감과 건강 사이의 관계에 대해 간접증거를 제공하는 4번째 주요 범주로 다루고자 한다. 관련 문헌이 방대하기 때문에, 이 분야에서 가장 가치 있는 논문들을 모은 1973년에 Dohrenwend 부부가 주관한 높은 스트레스를 유발하는 생애사건에 대한 학술대회의 발표문집(1974; Gunderson and Rahe, 1974) 한 권만 다루고자 한다.

금세기에 들어 다양한 신체적, 심리적 질병의 잠재적인 원인요소로 생애사건을 고려하는 것은 W.B Cannon과 Adolph Meyer까지 거슬러 올라갈 수 있다. 현재의 논의를 위해 생애사건을 모든 스트레스 유발요인과 같은 것으로 다루기보다는, 이 분야에서 주요 학파 하나만 집중적으로 다루고자 한다. Holmes-Rahe의 사회재적응척도와 최근경험스케줄은 이 분야에서 가장 널리 사용되는 도구이다. Holmes와 Masuda(1974)가 이 43개 항목의 척도개발을 서술하였는데, 43개 항목 척도는 코넬대학교 인간생태연구프로그램으로부터 기원한 것이다. 조사자들이 수천 명 환자들의 프로토콜을 살펴보면서 생애사건이 반복적으로 중요하게 언급된다는 점에 놀랐다. "생애사건의 출현은 개인에게 계속 진행되는 인생패턴을 보여주는 것이거나, 또는 인생패턴의 중요한 변화를 반영하는 것이다. 여기에서 강조되는 것은 기존의 지속되던 상태의 변화이지, 심리적 의미, 정서, 사회적 가치가 아니다"(p. 46). Holmes와 그의 동료들은 "지속적인 인생적응에서 변화를 요구하는 사회사건이 집단적으로 나타나는 것과 질병이 발병하는 시기는 밀접하게 관련되어 있다는 것"을 인정하게 되었다(p. 47). 그들은 미국과 다른 나라의 아주 많은 집단들에서 공통적으로 나타나는 내용을 바탕으로, 43개 항목 각각의 비중을 차별화하는 작업을 하였다. 그래서 배우자의 죽음은 100, 결혼은 50, 가벼운 법규위반은 11등으로 비중점수를 부여하였다.

이 도구가 최종적으로 확정되기 전에, 차별적 비중을 부여하기 위한 후향적 연구들은 "결핵, 심장질환, 피부병, 탈장, 임신이 발생되기 전의 2년 사이에 심각한 생애사건들이 군집적으로" 발생한다는 점을 보여주었다(p. 57). 최근 연구들은 생애변화 점수와 갑작스런 심장마비 사망, 심근경색 발병 시기, 골절과 관련되어 있음을 보여주고 있다. 이에 따라 전향적인 연구가 실시되었다. 대표적인 연구로는 Rahe의 연구로서 가장 잘 알려져 있다. 이 연구는 6개월간 바다를 항해하는 3척의 순양함에 근무하는 미국 해군을 대상으로 하였다. 그는 생애변화 점수가 보고된 질병을 예측할 수 있다는 것을 발견하였다. Holmes와 Masuda는 자료들을 검토하여 다음과 같은 결론을 내렸다. "생애변화나 적응요구가 더 크면 클수록, 질병에의 저항성이 더 약화되고 취약성은 더 커진다. 따라서 발병하는 질병도 더 심각해진다…. 그러므로, 생애변화라는 개념은 질병의 원인, 질병유발 시기, 질병의 심각성과 관련되어 있는 것으로 보인다. 그러나 구체적인 질병의 종류를 이해하는 데 그렇게 기여하는 것 같지는 않다"(p. 67).

Holmes는 이러한 결론이 경험적 자료에서 도출된 것이고, 일관성 있게 나타난다고 주장했다. Rahe(1974)는 왜 생애변화 점수와 질병 사이에 연관성이 나타나는가를 설명하기 위해 더욱 정교한 이론적 이해를 발전시키고자 하였다. 그는 생애변화, 어떤 변화는 중요하지 않다고 걸러내는 심리적 방어, 걸러지지 않은 사건에 대한 생리적 반응, 생리적 반응을 감소시키려는 극복시도, 질병행위 그리고 인식된 질병으로 이어지는 연쇄적인 과정을 제시하였다.

분명히 심각한 방법론적 문제들도 아직 존재하기 때문에, 생애사건 접근방식이 얼마나 유용한지에 대해 확고한 결론을 내리려면 더 많은 연구가 필요하다. Dohrenwend의 발표문집은 이런 문제들을 제기하고 있다. 또한 부정적 생애사건들이 또는 사회관계를 단절하는 생애사건들이 질병을 촉진하는 데 중요한 기여를 한다는 결과를 보고하고 있다. 만일 부정적인 생애 사건들이 개인의 와해에 중요한 역할을 하는 것이 사실이라면, 필자는 이러한 연계관계가 통합균형감의 접근과 일치하는 것이라고 주장하고자 한다. Rahe의 이론적 입장은 이러한 연계관계를 제시하고 있다. 만일 이러한 분석이 옳다면, 강한 통합균형감을 가진 성인은, 그것이 긍정적이든 부정적이든 간에, 생애변화의 적응요구에 대처할 자원을 동원할 수 있다. 약한 통합균형감을 가진 사람은, 적응요구가 나타나면, 무력감으로 대응한다. 그래서 스스로의 예감이 맞게 되는 것이다. 나타난 생애변화를 도무지 이해할 수 없다고 보는 사람은 성공적인 적응이 불가능하게 된다.

개인이 강한 현실감을 가졌든 약한 통합균형감을 가졌든 관계가 없이 생애변화 점수 자체가 건강과 질환에 결정적인 영향을 미친다는 Holmes의 원래 입장이 맞을 수도 있다. 그러나 필자의 입장은 명백하게 이와 다르다. 당연히, 생애사건과 통합균형감 간에 관계가 있다. 이는 7장에서 상세하게 다룰 것이다. 그러나 여기서 필자는 같은 생애사건 점수를 받은 사람도, 통합균형감이 다르면 건강/질병의 결과 다르게 나타난다는 가설을 제안하고자 한다. 또한 생애사건 점수가 다른 사람도, 같은 수준의 통합균형감을 가진 사람이라면, 동등하게 건강할 것이라고 예측한다. 사실상, 앞에서 주장했듯이, 만일 통합균형감을 흔들지 않을 정도라면 약간 높은 생애사건 점수가 오히려 건강생성에 도움이 되는 것으로 나타난다고 하더라도, 필자는 놀라지 않을 것이다.

그렇다면 생애사건 자료는 통합균형감 이론을 지지하지 않는 증거가 될 수도 있다. 처음에는 분명하게 서로 모순적으로 여겨졌지만, Rahe의 최근 연구가 제시하는 것처럼, 생애사건 접근과 통합균형감 접근이 서로 모순적이지 않을 수 있다. 어떤 경우든, 필자는 대안 접근방법들을 검증하기 위한 많은 연구들이 이루어지는 것이 좋다고 믿고 그럴 이유가 충분히 있다.

그것이 어떤 것이든, 변화보다는 안정적인 인생상황이 건강에 도움이 된다는 가정 하에 관련 연구들이 지속적으로 이루어졌다. 한집에서 사는 사람 수가 많든 또는 거주지역의 인구밀도가 높든, 인구과밀은, 이것과 관련된 다른 어떤 요인들보다도 더, 예를 들어, 빈곤이라는 요인보다도 더, 질병발생요인으로 지적되어왔다. 상식적인 가설은, 전염병의 원인으로서 다른 변수로부터 과밀을 제대로 분리하는 데 실패한 연구들을 증거로 삼은 경우가 많은데, 더 세밀하게 분석해볼 필요가 있다.

이러한 증거들을 검토한 Cassel(1977)은 과밀이 병의 원인이라는 것, 특히 전염병에서 원인으로 간주되는 것조차도 문제가 있다고 생각한다. 그는 증거를 검토하면서, 인구과밀은 핵심변수가 전혀 아니며, 더 중요한 영향을 미치는 것은 오히려 이들의 "실제 작동하는 관계패턴"이라고 주장했다. 그는 엉망인 인간관계가 질병을 일으키는 데 중요한 영향을 미친다고 주장한다. 엉망인 인간관계란 "이전에는 특정 반응을 이끌어내는 데 적절한 신호라고 여겨졌던 행동이 이제 기대된 반응을 이끌어내는 데 실패하고, 전통적인 책임과 권리를 무시하는 경우가 늘어나는 현상"을 의미한다(p. 133). Cassel은 다음과 같은 가설을 제시했다. "인간집단에서, 어떠한 이유로든, 자신의 행동이 원하고 기대하는 결과로 이어진다는 증거(또는 피드백)를 받지 못하는 경우, 질병에의 취약성이 증가하게 된다"(p. 133). 또한 과밀에 대한 가장 최근의 증거들은, 홍콩, 네덜란드, 캐나다에서의 연구를 포함하여(Booth & Cowell, 1976), 높은 과밀수준이 사회적 인간관계적 무질서와 동반되었을 때 건강에 해로운 영향을 미친다는 것을 제시하고 있다. Cassel의 주장과 통합균형감의 이론이 양립가능하다는 점에 주목하자. 솔직히 말하면, Cassel의 연구와 논의가 통합균형감의 개념을 발전시키는 데 직접적으로 영향을 미쳤다.

동물연구

통합균형감과 건강 간의 관계에 대한 증거로서 동물실험연구를 별로 언급하지 않았다. 그러나 조심스럽게 다룬다면, 지속적으로 나타나는 결과는 인간에게도 유의미한 가설을 정립하는 데 도움이 될 수 있다. Cassel(1974, 1977)은 실제 동물실험연구를 사용하여 그렇게 했다. Spitz의 동물실험연구에서 나온 모성결핍에 대한 논의는 동물연구를 인간연구에 적용하는 것이 얼마나 복잡한지를 Liddell(1954)이 보여주고 있다. 그의 실험과정은 어떻게 "심리적 스트레스"가 양과 염소에게 신경증적 행동과 사망을 유도할 수 있는지를 꽤 성공적으로 보여주었다. 그러나 해당동물의 어미가 같이 있는 경우, 똑같은 스트레스가 주어져도 부정적인 결과가 나타나지 않았다. Cassel(1974)과 Seligman(1975)은 실험적인 증거를 검토하였는데, 스트레스 유발요인들이–전기쇼크, 해결할 수 없는 문제들, 과밀, 결핍–어떤 사회적 환경에서 부과되는가가 건강에 결정적인 영향을 미치는 것으로 보인다는 점을 찾아냈다. 불행하게도, 이런 실험들은 질병생성적인 결과에만 초점을 맞추느라고 건강생성적인 영향을 미칠 수 있는 변수들을 신중하게 다루지 못했다.

Engel(1974)이 많은 동물연구 결과를 가장 잘 공식화한 것으로 보인다. 그는 현명하게도 쥐들에게 궤양이 나타났을 때, 친절한 임상의가 하듯이, 쥐들에게 "물어보았다." 그에게 "주어진" 답은 포기 가설에 따라 해석되었다. Engel의 설명은, 자신의 공식보다도, 통합균형감의 개념에 더 가까운 것이었다. "움직일 수 없게 된 쥐는 그 상황에서 어떤 것도 (할 수 없었다)…. 궤양형성에 저항하는 가장 효과적인 것은 동물이 주어진 전기쇼크를 피하기 위한 자신의 행동이 적절한지에 대해 신뢰할 만한 피드백(정보)을 받을 수 있는 상황(또는 그렇게 고안된 실험)이었다…. (그렇지 않으면) 유기체는 환경을 예측하고 통제하는 (능력을 상실한다)"(p. 1,090).

필자는 이곳에서 사회심리적 요인들을 건강/질병과 연결시키는 상당히 많은 경험적 연구들을 검토하였다. 소수의 연구를 제외하고, 이런 연구들의 결과는 적어도 통합균형감의 개념에서 도출될 수 있는 가설들과 적어도 양립이 가능한 것들이었다. 이러한 양립가능성은 대규모의 경험적 연구프로그램을 수행할 필요가 있다는 근거를 제공한다. 하지만 필자는 더 나가고자 한다. 통합균형감이라는 개념 구성물은 연구되어야 할 또 다른 변수라는 것을 넘어선다고 주장하고 싶고, 어머니의 존재, 일의 과부하/저부하의 균형, 환자에게 제공되는 정보 등과 같은 아주 다양한 변수들을 포괄하는, 가장 간단하고 효과적인 설명의 틀을 제공하는 것이라고 생각한다.

그러나, 앞에서 말한 것이지만, 두 가지를 더 명확하게 해야 할 필요가 있다. 첫째, 전체에 영향을 미치는 지속적인 성향으로서, 통합균형감이라는 포괄적 의식성향에 노골적으로 헌신하고 집중했다. 상대적으로 제한된 시간에 작동하는 또는 다른 상황에서 나타나는 변동들은 상대적으로 사소한 영향을 미친다는 것이 필자의 주장이다(물론 급격한 충격이나 사고를 제외하고, 보다 자세한 내용은 7장 참조). 물론 필자의 이러한 주장도 반드시 검증되어야 한다. 이러한 주장의 방법론적 함의는 인구집단, 상황, 측정도구를 고려하면 상당히 크다.

둘째, 의도적으로 건강이 통합균형감으로 연결되는 채널이나 기제에 대하여 언급하지 않았다. 이 문제에 대해 필자의 전문적인 능력이 부족하기도 하지만, 이 분야의 많은 전문가들이 그러한 중요한 연결과 관련된 상당히 그럴듯한 설명의 틀을 제시하여 왔다. 이러한 연구에 관심을 가지는 독자라면 (물론 Selye 이후의 연구들로) Cassel(1974), Glass(1977), Kagan과 Levi(1974), Levi(1974)의 연구를 참조하면 도움이 될 것이다. 이러한 연구들을 고려하면서, 필자는 한 가지 중요한 차이점을 지적하고 싶다. 3장에서 지적한 바와 같이, 긴장상태와 스트레스 상태는 근본적으로 다르다는 것이 아주 중요하다. 유기체의 심리사회적 스트레스 유발요인에 대한 유기체의 반응을 연구하는 학자들이 모두 이 차이에 민감한 것은 아니다. 필자 생각에 이러한 반응은 통합균형감의 강도가 어떠하든 사람들이 일반적으로 살아가면서 나타내는 반응들이다. Kagan과 Levi는 매우 가깝다(p. 227). "만일 교감신경성-부신수질적 자극이 너무 오래 지속되거나 너무 자주 반복된다면, 그 결과는 먼저 다양한 기관과 기관체계에서 기능 교란이나 장애로 나타날 것이다…. 그러한 기능장애는, 지속적이거나 또는 심각하다면, 적어도 취약한 개인들에게는, 질병 상태로의 영구적인 구조적 변화를 초래할 것이다."

건강생성적인 접근에 가장 가까운 연구는 Solomon과 Amkraut(1974)의 연구로 생각된다. 정말 그렇다. 그들은 초기부터 "스트레스와 정서적 괴로움은 중추신경계 질환과 내분비계를 통하여 면역계의 기능에 영향을 미칠 것이다."라고 말했다. 그러나 그들의 면역균형 개념은 어떻게 강한 통합균형감이 개인을 건강/질병의 연속선상에서 어느 방향으로 움직이도록 하는지 또는 자신의 위치를 유지하도록 하는지를 연구할 수 있는 방법을 제공해준다. 스트레스 유발요인에 직면했을 때, 강한 통합균형감을 가진 사람은 다양한 면역요소를 활성화할 수 있으며, 따라서 긴장이 스트레스로 전환되는 것을 막을 것이다.

6장에서는 건강생성모델의 각 부분에 대한 논의를 마쳤다. 어쩔 수 없이 부분적인 설명이었지만 건강생성모델의 정당성을 보여주었다고 생각한다. 이제 이러한 부분들을 모두 모아서 총체적인 관점에서 논의를 해보자. 이를 위해 7장으로 넘어가자.

chapter 7

건강생성모델

1장에서 필자는 건강생성에 대한 문제를 제기하였다. 2장에서는 건강생성적인 지향에 맞는 건강상태의 측정문제에 대한 해결책을 제시했다. 그때, 핵심질문은 건강(편안함)/질병(불편함) 연속선상에서 건강쪽 끝에 있는 사람들을 설명할 필요가 있다는 것이었다. 3장에서 답은 스트레스 유발요인을 피하는 것일 수 있다는 가설을 검토하였지만, 결국 그러한 가설이 기각되었다. 4장에서는 일반저항자원의 존재를 초기대안으로 검토하였다. 더 확대하여, 특정 시각에서의 위치와 상관없이, 와해연속선상에서 개인의 위치가 유지되거나 개선되는지의 문제도 검토하였다. 5장에서는 일반저항자원에 대해 폭넓게 검토하였다. 일반저항자원의 성질에 대한 분석—즉, 왜 일반저항자원이 스트레스를 피하게 하고 긴장관리를 촉진시키는 것으로 여겨지는지에 대한 분석—은 이 책의 핵심개념인 통합균형감이라는 개념을 구축해야 하는지에 대해 자세하게 검토하였다. 건강생성모델이라고 명명한 틀을 구성하는 부분들에 대한 논의는 6장에서 이루어졌다. 여기서는 통합균형감과 건강상태를 연결하는 증거들을 제시하고자 한다.

각 부분들을 세밀하게 논의하다 보면, 모델 전체의 통합적 성격을 제대로 보여주지 못한다. 반면, 모델은 복잡한 상호관계를 지나치게 단순화한다. 각 부분만 떼어서 설명하다 보니 건강생성모델의 변수들 사이의 관계를 제대로 보여주지 못한다. 그림 7-1은 필자가 생각하는 전체적인 모습을 그린 것이다. 그러나 이렇게 도표로 만들어지면, 동적인 성격이 잘 드러나지 않는다. 모델의 요소와 화살표 및 선을 통해, 특정 시간과 공간에서 상호관계가 동적인 전체로서 작동하는 모습을 이해하기 위해서는 상상력이 필요하다. 이 도표는 최선을 다해 건강생성모델의 핵심을 효율적으로 보여주고자 노력한 것이다. 필자가 각 요소들과 이들의 연결을 논의할 때, 독자들은 이 그림을 참조하면 더 쉽게 이해할 수 있을 것이다.

통합균형감

그림이나 도표를 그려서 이를 언어로 설명할 때, 무엇을 그 출발점으로 선정할 것인가는 어느 정도 자의적이다. 그럼에도 불구하고 필자가 통합균형감으로부터 논의를 시작하는 것은 논리적이다. 궁극적으로, 통합균형감이 건강생성모델에서 제시하는 가장 핵심적인 답이기 때문이다. 통합균형감은 측정이 가능하다. 우리 개개인은 통합균형감이라는 연속선상의 어느 지점에 위치하며 이는 순서척도로 나타낼 수 있다. 통합균형감은 일반적 의식성향이며, 특정 상황이나 특정 역할에 의존하는 것이 아니다. 어떤 상황이나 이슈가 발생되었을 때 강한 통합균형감을 가진 사람이 완전히 교란될 수도 있겠지만, 인생전체를 고려하면 이러한 교란은 기본적으로 일시적일 뿐이다. 또는 연속선상에서 상당히 안정적인 위치에서 파동이 경미하게 일어나는 정도에 불과할 것이다. 인간존재의 특성을 고려해보면, 매우 높은 연속선상의 위치에 있는 사람을 상상하기가 어렵다. 그것이 가능하려면 세상이 극도로 안정적인 상태여야 하고, 내적 · 외적 환경이 상상할 수 없을 정도로 변함이 없어야 한다. 결국, 현실에서 완전히 유리되어 있는 사람만이 절대적인 통합균형감을 가질 수 있을 것이다. 사실, 필자는 5장에서 극단적으로 높은 점수는 가짜 통합균형감의 결과일 수 있다고 주장했다. 우리의 대부분은 아주 낮은 점수에서 약간 높은 점수 사이에 있을 것이다.

통합균형감이 안정적이고, 지속적이며, 어디에나 영향을 미친다고 말하는 것은 변함이 없다고 말하는 것이 아니다. 그렇다면 통합균형감이 어떤 의미에서 역동적이라고 할 수 있을까? 우리는 이 질문에 대해 답을 두 부분으로 나누어 보는 방법이 유용할 것이다. 첫째, 아동기, 청소년기, 젊은 성인기에 나타나는 의식성향의 구축과정에 초점을 둘 것이다. 둘째, 그 이후 이어지는 생애에서 나타나는 의식성향의 수정에 초점을 둘 것이다. 물론 두 부분이 겹쳐진다. 아동기에 변화가 급격하게 이루어질 수 있으며, 죽을 때까지 계속 구축되는 부분도 있다. 그러나 통합균형감의 출현과 수정을 분리하여 다루는 것이 분석적으로 더 유용하다.

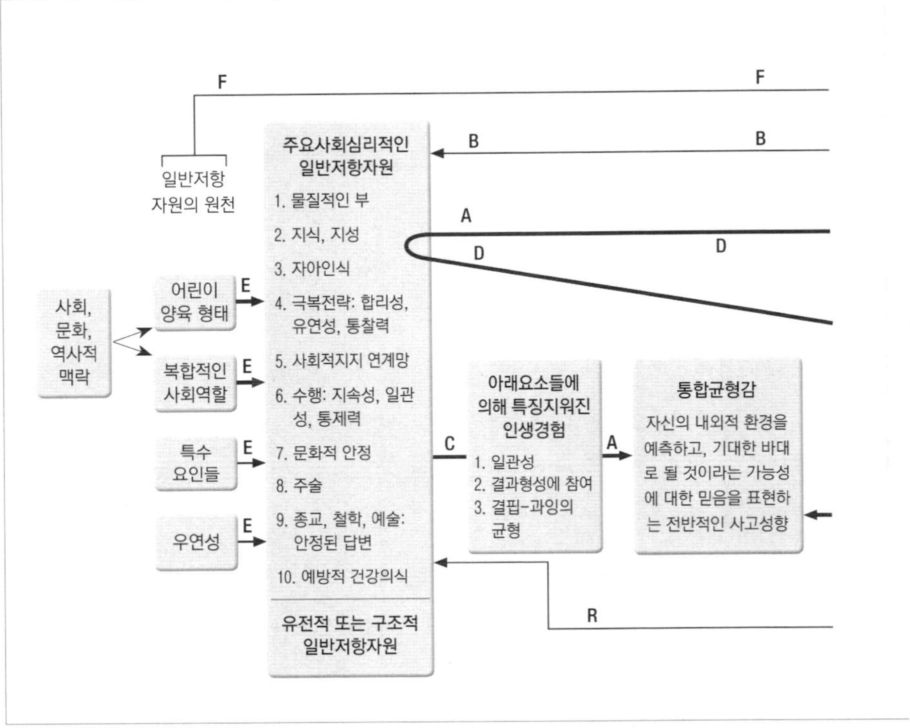

그림 7-1 건강생성모델

그림 7-1의 핵심

- 화살표 A: *인생경험들이 통합균형감을 형성한다.*
- 화살표 B: 스트레스 유발요인은 개인이 사용가능한 일반저항자원에 영향을 미친다.
- 실선 C: *개념정의에 따르면, 일반저항자원은 개인에게 의미있고 일관성 있는 삶의 경험을 제공한다.*
- 화살표 D: *강한 통합균형감은 개인이 사용가능한 일반저항자원과 특수저항자원을 동원한다.*
- 화살표 E: *자녀양육패턴, 사회적 역할, 개인적 요소, 우연 등이 일반저항자원을 구축한다.*
- 화살표 F: 일반저항자원을 구축하는 요소가 또한 스트레스 유발요인을 창출한다.
- 화살표 G: 치명적인 물리적 · 생화학적 스트레스 유발요인은 건강상태에 직접적으로 영향을 미친다. 건강상태는 사회심리적 스트레스 유발요인에 노출되는 정도에 영향을 미친다.
- 화살표 H: 물리적 · 생화학적 스트레스 유발요인들은 내부적 질병요인, "약한 연계", 그리고 스트레스와 상호작용하여 건강상태에 영향을 미친다.
- 화살표 I: 공적 · 사적인 건강조치는 스트레스 유발요인을 회피하게 하고 또는 중화시킨다.

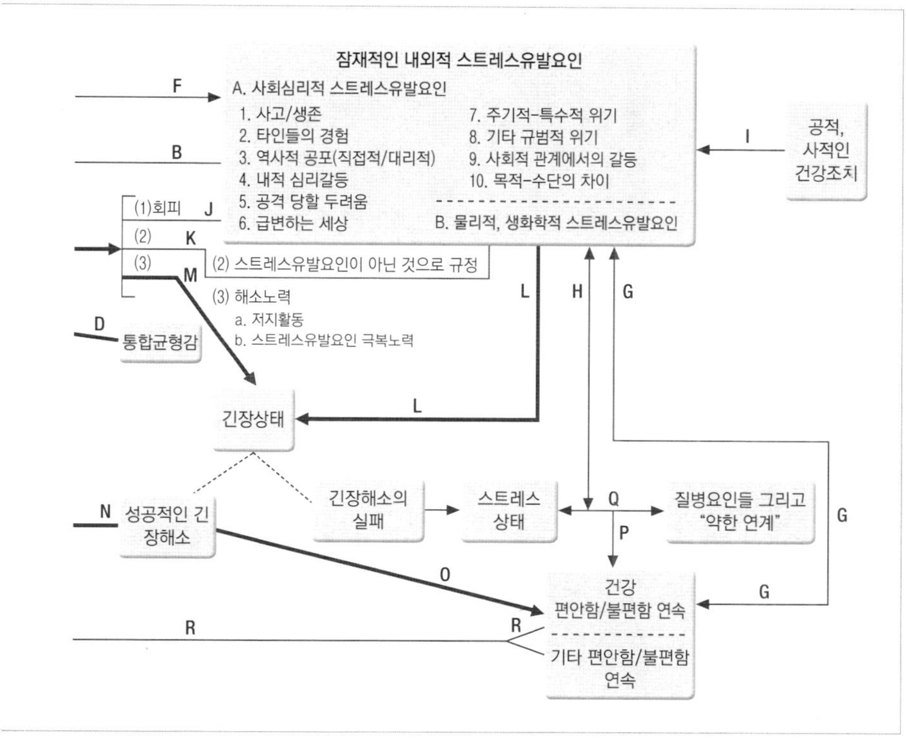

- 실선 J: 강한 통합균형감은 일반저항자원과 특수저항자원을 동원하여 스트레스 유발요인을 피하게 해준다.
- 실선 K: 강한 통합균형감은 일반저항자원과 특수저항자원을 동원하여 자극이 스트레스 유발요인으로 작동하는 것을 예방한다.
- 화살표 L: *보편적으로 존재하는 스트레스 유발요인은 긴장상태를 형성한다.*
- 화살표 M: *동원된 일반저항자원과 특수저항자원은 긴장상태와 상호작용하여, 스트레스 유발요인을 저지하고 극복하도록 한다.*
- 화살표 N: *성공적인 긴장관리는 통합균형감을 강화시킨다.*
- 화살표 O: *성공적인 긴장관리는 개인의 건강/질병 연속선상에서의 위치를 유지하게 해준다.*
- 화살표 P: 긴장상태, 질병요소, "약한 연계"의 상호작용은 건강상태에 부정적인 영향을 미친다.
- 화살표 Q: 스트레스는 존재하고 있는 잠재적인 내외적 질병요소, "약한 연계"와 상호작용하는 촉발요소이다.
- 화살표 R: 좋은 건강상태는 다른 일반저항자원의 획득을 촉진한다.

* 건강생성모델의 핵심은 이탤릭체로 표현하였다.

인생경험

그림 7-1에서 보듯이, 인생경험(화살표 A)은 통합균형감을 형성하는 데 핵심적인 부분이다. 탄생부터, 또는 심지어 그 이전부터, 우리는 지속적으로 도전과 반응, 스트레스, 긴장, 해결의 상황들을 거치게 된다. 이러한 경험들이 일관성, 결과에 영향을 미치는 행동, 과부하와 저부하 자극의 균형으로 나타날수록, 우리는 세상을 더 일관되고 예측가능한 것으로 보게 된다. 하지만 개인의 모든 경험이 예측가능한 경향을 보이더라도, 뜻밖의 일도 벌어진다. 불쾌한 뜻밖의 일이 벌어졌는데도 이를 처리할 수 없는 상황이 되면, 개인의 통합균형감도 이에 따라 약화된다. 역설적으로, 미래에 알려지지 않은 자원이라고 지칭한, 예측불가능한 경험에 대한 극복이 강한 통합균형감의 필수적인 부분이다. 따라서 개인은 기대하지 못한 것들이 어떻게 나타날 것이라는 것을 배워야 한다. 예측이 전혀 안 되거나 거의 불가능할 때, 개인이 할 수 있는 일은 많지 않다. 인생의 폭풍이 지나갈 때까지 숨는 경우가 많다. 또는 탈진할 때까지 어떻게 처리해야 하는지도 모르는 상황에서 이를 극복하기 위해 무조건 이런저런 시도를 해보기도 한다. 그렇지만 그러한 방어기제로는 적절한 대응을 할 수 없다.

우리는 여기에 내재되어 있는 가정들을 잘 살펴봐야 한다. 강한 통합균형감이 구축되려면, 개인의 경험은 반드시 어느 정도 예측이 가능하여야 한다. 또한 어느 정도 보상이 이루어져야 하며, 좌절과 벌도 어느 정도 가해져야 한다. 결과는 저부하-과부하의 균형이 어떻게 되는지에 달려 있다. 그러나 만일 개인의 생애경험이 대체로 일관적이고 예측이 가능하지만 좌절도 나타나고 벌도 주어진다면 어떨까? 다시 말하지만, 답은 정도의 문제이다. 좌절과 벌이 존재를 위협할 정도가 되면 파괴적인 영향을 미칠 수 있다. 만일 좌절이나 벌이 그렇게 과도하지 않다면, 방어기제로 해결하게 되고, 그렇게 되면 상당히 강한 통합균형감을 형성하는 데 기여한다.

사람은 아동기를 지나면서, 아직 임시적이지만 어느 정도 형성된 통합균형감이 나타난다. 청소년기는 자아정체감이 형성되는 중요한 단계이며, 일시적이던 통합균형감이 고정되는 쪽으로 전환되기 시작한다. 만일 개인의 경험이 아동기의 경험과 유사한 형태로 진행된다면, 개인의 통합균형감은 강화될 것이다. 그러나 상당한 변화가 가능하다. 중요한 점은 선택의 폭이 커진다는 것이다. 아동은 핵심적인 관계에서 적은 수를 유지한다. 또한 아동은 비교적 소수의 사람으로부터 피드백을 받는다. 수용하는 자극도 그리 다양하지는 않다. 청소년은 훨씬 다양한 경험에 직면하며 다양한 상황을 선택할 수 있다. 이러한 선택이나 경험이 결국 통합균형감을 강화하거나 약화시킨다.

성년기 초반에 들어서면, 잠재적이겠지만 이미 개인의 통합균형감은 어떤 수준에 도달하게 된다. 그들은 세상이 어떻다는 그림을 가지게 된다. 개인은 이제 인생에 중요한 것들을 결정하고 실행하여야 한다. 결혼을 하고 새로운 핵가족을 만들게 되며, 깨어 있는 시간 대부분을 보내게 될 직장에 취직하게 되고, 살아가는 스타일이 정해지며, 사회적 관계망을 구축하게 된다. 이런 것들은 날마다 또한 해마다 지속되며, 상대적으로 안정된 인생경험의 세트를 개인에게 제공한다. 이렇게 10여 년의 시간이 지나면, 일시적인 것이 상당히 영구적인 것으로 전환된다. 개인은 이미 구축된 통합균형감의 수준에 따라 경험을 선택하고 해석한다. 일단 개인의 통합균형감이 형성되어 고착되면, 통합균형감이 급격하게 변할 가능성은 거의 없다. 출렁임이 나타나겠지만 작은 정도일 것이다.

그러나 반드시 통합균형감이 고착되는 것은 아니다. 따라서 통합균형감의 역동성이나 변화의 가능성에 대한 질문이 제기된다. 또한 두 번째 질문은 통합균형감이 어떻게 수정되는가이며 이에 대한 답이 필요하다. 우리는 성인기 통합균형감에 상당히 중요한 변화가 나타나는 두 가지 방식을 생각해 볼 수 있다. 첫 번째 방식은 짧은 기간에 일반저항자원(화살표 B)을 상당히 변화시켜 생애경험의 다양한 영역을 바꾸는 파괴적인 스트레스 유발요인이 있다. 이런 방법은 사회적 영역이나 개인적인 영역에서 나타날 수 있다. 이러한 경험에서 개인은 어떻게 해볼 수가 없고, 대체로 전혀 대비를 하지 못한 상황이다. 전형적인 사례를 들자면 아마도 배우자가 갑자기 사고로 죽는 것을 들 수 있다. 전쟁, 강제이주, 자녀의 죽음, 공장폐쇄로 인한 실직, 자연재해 등도 포함된다. 이런 모든 사건에서 중요한 것은, 대체로 개인이 기대하지 못한 상태에서 나타났다는 것보다, 이런 사건에 따라 예측이 불가능한 다양한 경험을 겪게 된다는 것이다. 필연적으로, 이런 예측이 불가능한 경험이 쏟아지면서, 개인의 통합균형감이 심각하게 약화된다.

그렇다면 그러한 약화가 반드시 영구적인가? 이 질문에 답하려면, 개인의 통합균형감이 심각한 수정을 거치는 두 번째 중요한 방식을 검토하여야 한다. 첫 번째 것과는 대조적으로, 이는 갑작스럽게 나타나는 것도 아니고, 거의 항상 의식적이든 무의식적이든 선택적 요소를 갖고 있고, 통합균형감의 연속선상에서 개선되거나 악화되는 양 방향 어느 쪽으로도 움직일 수 있다. 미망인을 사례로 들어보자. 개인이 이전에 지닌 통합균형감의 수준이 어떠했든지, 배우자의 사망은 개인의 생애에 아주 심각한 혼란이며, 특히 이에 대비한 사회화가 없었을 경우에는 더욱 그렇다. 서서히 그리고 고통스럽게, 개인은 의미 있는 자극을 제공하는 경험을 선택할 것이며 이를 통해 자신의 통합균형감을 재구축하게 될 것이다. 만일 운이 좋은 사람이라면, 그런 경험이 빠르게 이루어질 것이다. 그리고 오히려 그 반대의 양상도 나타날 수 있다(Parkes, 1972; Parkes, Benjamin & Fitzgerald, 1969). 반드시 파괴적인 스트레스 유발요인의 결과가 아니더라도 비슷한 사건이 나타날 수 있다. 수십 년간 주부로만 있던 사람이 직장을 구해 일을 시작할 수도 있고, 글을 못 읽는 사람이 읽기와 쓰기를 배우기 시작할 수도 있으며, 심리치료를 받을 수도 있고, 이전과 상당히 다른 일에 착수할 수도 있으며, 결혼할 수도 있고, 이혼할 수도 있다. 변화가 나타날 수 있으나 이런 양상의 변화는 항상 개인적인 통합균형감의 이전 수준의 맥락 내에서 이루어지는 것이다. 또한 항상 어느 정도 일관된 자극을 발산하는 인생경험망의 일부분이다. 연속선상의 강한 쪽 끝으로 이동하는 것은 항상 많은 노력을 필요로 한다.

일반저항자원

만일 개인의 인생경험이 통합균형감을 형성한다면, 무엇이 개인의 인생경험을 형성하는가? 그리고 무엇이 인생경험을 일관된 자극이나 일관되지 않은 자극으로 형성되도록 결정하는지, 또는 일관성으로 특징지어지게 하는지, 결과의 형성에 참여하는 것으로 나타나는지, 또한 과부하 또는 저부하도 아닌 것으로 특징지어지도록 하는지? 부분적인 답-스트레스 유발요인의 영향-은 위(화살표 A)에 나타냈다. 그러나 필자의 답에서 가장 커다란 부분은 일반저항자원(실선 C)이다. 일반저항자원은 4장에서 아주 자세하게 논의되었다. 개념상, 일반저항자원은 개인에게 의미가 있고 일관된 생애경험을 제공한다. 그래서 실선 C는 인과관계라기보다 동의어반복으로 볼 수 있다. 만일 물질적인 자원, 유연한 극복전략 또는 사회적 지지가 개념상으로 일관된 인생경험을 제공하는 것이라면, 만일 일관성이 대표적인 특징이라면, 그러한 관계를 인과적 관계라고 말할 수는 없다. 왜냐하면 이러한 진실의 가부를 검증할 수 있는 방법이 없기 때문이다. 어쨌든 이 그림에서 일반저항자원을 인생경험으로부터 분리하는 것의 가치나 실선 C의 의미는 우리에게 일반저항자원을 파악하기 위한 선별원칙이나 이론적인 기준을 제공해주는 것이다. 검증이 가능한 경험적 예측은 일반저항자원과 통합균형감 간의 관계에 대한 것이 된다. 이들은 독립적으로 정의되고 측정될 수 있는 것이다.

건강생성모델 발달의 현 단계에서, 그리고 아직 경험적 연구가 부족한 상태에서, 일반저항자원과 통합균형감 사이의 관계가 어떻게 구조화되어 있는지를 예측할 수 있는 근거는 없다. 어떤 일반저항자원들이, 예를 들어 명확하고 안정된 자아정체감이나 사회적 지지 등과 같은, 강한 통합균형감을 갖는데 필요조건인가, 아니면 필요충분조건인가? 아니면, 만일 그런 일반화가 불가능하다면, 어떤 일반저항자원이 특정한 스트레스 유발요인을 극복하는데(그림 7-1에서 화살표 D) 다른 것들보다 더 유용한가? 건강생성모델의 장점 중 하나는, 그 답이 어떻게 나올지 모르지만, 우리에게 그런 질문을 허용한다는 것이다. 건강생성모델은 사실상 우리를 그러한 질문을 하도록 자극하고 있다.

일반저항자원의 원천

그림에서 더 "뒤"로 돌아가 보자. 화살표 E는 일반저항자원의 원천을 가르킨다. 이 부분은 5장에서 자세하게 논의되었다. 앞에서 간단히 논의했던 몇 가지 이슈들을 짧게 다루고자 한다. 첫째, 건강상태에 영향을 미치는 스트레스 유발요인의 역할과 관련하여 다소 소극적으로 접근을 했지만, 최근 스트레스 유발요인이 너무 많은 관심을 받고 있어 이를 상쇄하기 위해 그렇게 했다. 곧 분명해지겠지만, 이러한 입장도 반드시 검증되어야 한다. 필자는 일반저항자원의 원천과 스트레스 유발요인 사이에 직접적인 연결(화살표 F)이 있다는 것을 지적하기 의해 이 입장을 택했다. 1인당 GNP가 2,000달러인 나라에서 태어나 성장한 사람과 1인당 GNP가 20,000달러인 나라에서 태어나 성장한 사람은 서로 다른 스트레스 유발요인에 직면하며, 다른 일반저항자원을 지니게 된다. 제한된 교통수단과 통신수단 무기를 가진 사회에서 사는 것과, 인공위성이나 747 항공기와 핵무기를 가진 사회에서 사는 것은 꽤 다르다. 개인이 속한 사회가 이웃나라와 평화로운 관계를 가지고 있거나 또는 적대적인 관계를 가지고 있는 것은, 개인이 어떤 스트레스 유발요인을 경험할 것인지 또는 어떤 일반저항자원을 얼마나 지닐지에 커다란 영향을 미친다. 이러한 관점에서, 한 사회 내에서 다른 사회적 계층, 성별, 또는 민족 집단에 속한다는 것은 더 심각한 영향을 미칠 것이다.

둘째, 필자는 개인이 사용할 수 있는 일반저항자원을 형성하는데, 일반저항자원의 두 가지 원천인 자녀양육패턴과 사회적 역할 중 어느 것이 더 중요한지를 결정할 근거가 없다고 생각한다. 언뜻 보면, 사회적 계층과 물질적 자원 간에 그리고 자녀양육패턴과 자아정체성 간에 큰 연관성이 명확하게 존재하는 것처럼 보인다. 그러나 부모의 사회적 계층과 현재의 물질적 자원이 밀접하게 엉켜 있고, 자아정체성, 성인의 주요한 역할활동 그리고 역할세트도 밀접하게 뒤엉켜 있다. 이러한 관계는 아주 복잡하다. 하지만 보이는 것처럼 그렇게 복잡하지 않을 수도 있다. 방향에 있어서는 총체적이라고 생각할 만한 상당한 이유와 경험적 근거가 있다. 적어도 이미 형성된 사회문화적이고 역사적인 환경에서는 자녀양육패턴과 사회적 역할이 개인을 강요하는 경향이 있다. 이들 중 일관성을 갖기 위한 노력은 개인이 더 많거나 더 적은 일반저항자원으로 형성해 가도록 이끈다. 일관성은 우리들에게 주어진 하위문화, 예를 들어, 애팔래치아 산맥에 사는 가난한 백인 가정주부의 하위문화, 속에서 살아가는 개인의 원형적 생애기회에 대해 논의할 수 있게 한다.

세 번째 요점은 문화적인 요소와 개인적인 요소들 간의 관계에 대한 것이다. 개인이 사용가능한 일반저항자원을 형성하는 사회문화적인 요소와 역사적인 요소들의 주요 영향력이 무엇이든, 개인적인 차이가 실제로 존재한다는 것을 우리는 인식하고 있다. 지능은 측정될 수 있으며, 정상분포곡선을 보여준다. 아름다움, 매력, 힘 그리고 다른 여러 개인적 특성들도 측정될 수 있으며 사람들 간에 차이가 많이 있다. 물론 이런 요소들이 다른 문화적인 환경 속에서는 다르게 측정되고 다르게 평가된다. 또한 이런 요소들은 사회적인 맥락에 따라 다르게 지각되며 다르게 영향을 받는다. 그런데 이런 개별적인 특성이나 경향은 개인이 사용할 수 있는 일반저항자원을 형성하는 데 관련이 없지는 않다. 어떤 개인의 사회문화적인 세계를 파악하면, 그(그녀)가 일반저항자원에서 어떤 지점에 위치해 있을지를 합리적이고 확률적으로 예측할 수 있다.

마지막으로 우리는 우연의 역할이나 운이 일반저항자원의 원천임을 주목해야 한다. 우리가 대면하는 행운이 우연히 일어나는 것과는 종종 거리가 멀다. 더 나아가, 어떤 사람은 행운의 기회를 살리는 데 비해 다른 사람은 살리지 못한다. 어떤 사람은 모든 일이 이미 결정된 바대로 벌어진다고 주장하는 아주 강한 결정론자일 수 있다. 그럼에도 불구하고, 우연적인 사건들이 개인의 일반저항자원을 형성하는 데 상당히 중요한 역할을 하는 경우가 있다. 어떤 사람이 우연히 복권을 사거나, 기차를 기다리며 낯선 사람과 대화를 하거나, 편한 시간이라 학원에 등록을 하거나, 잡지를 훑어보다가 우연히 채용광고를 보았거나, 또는 파티에 초대되는 등의 우연한 기회가 자신의 인생을 바꾸는 하나의 사건으로 이어질 수도 있다. 물론 이런 경우는 아주 드물다. 자녀양육패턴이나 사회적 역할보다 훨씬 중요하지 않은 것들이다. 그러나 그런 일은 벌어진다.

스트레스 유발요인

특정 시기에 어떤 사람에게서 통합균형감이 어떤 수준으로 나타난 상황을 우리가 적절하게 설명했다고 가정을 하고, 이제 그림 7-1의 가운데 부분을 살펴보자. 우리가 통합균형감과 건강 간의 관계를 명확하게 하려면 그 이전에 반드시 건강생성모델에서 스트레스 유발요인의 위치를 제대로 이해하여야 한다. 필자는 앞에서 스트레스 유발요인이 일반저항자원(화살표 B)에 미치는 영향을 논의할 때 이 이슈를 다루었다.

3장에서 스트레스 유발요인과 건강/질병 연속선상에서 질병으로 향하는 움직임과의 관계에 대한 증거를 제시하면서 시작하였다. 이 진술을 더 명확하게 설명해야 할 필요성이 있다. 심리사회적인 스트레스 유발요인과 같이 가뭄, 폭격, 침략, 해충 등과 같은 생화학적 또는 물리적인 스트레스 유발요인도 일반저항자원에 영향을 미친다. 그러나 그 영향은 항상 통합균형감과 일반저항자원을 통해 중재되는 심리사회적인 스트레스 유발요인과 달리, 생화학적 물리적 스트레스 유발요인은 통합균형감을 거치지 않고 직접 신체에 심각한 와해를 입힐 수 있다. 독가스, 독물질, 총알 또는 자동차 등은 개인의 건강상태에 직접 작용할 수 있다(화살표 G; 이중화살표는 쌍방향의 인관관계를 보여준다). 또는 흡연이나 석면에 노출 또는 높은 소음과 같은 스트레스 유발요인이 축적되어 극도로 과부하 된 상태에 이르면, 잠재적인 내인성 병인이나 "약한 연결"을 자극하여 간접적으로 건강상태에 영향을 미칠 것이다(화살표 H; 이중화살표는 상호작용을 나타낸다).

사실, 대부분의 인간역사에서 질병생성모델이 질병에 대한 생각을 지배해왔던 데에는 나름대로 이유가 있다. 무엇보다도 영양결핍 그리고 미개한 위생상태를 포함한 스트레스 유발요인의 세 갈래의 힘(화살표 B, G, H)은 상당한 저항자원을 가진 사람들도 질병에 걸리게 만들었다.[1)] 그러나 한 사회의 (또는 일부집단의) 생활수준이 적절한 수준에 올랐을 때, 건강수준의 차이가 생화학적이고 물리적인 스트레스 유

1) 가장 심하게 전염병이 퍼진 상황에서도, 일부는 건강했으며 또 다른 일부는 병에 걸렸어도 회복했다. 그동안 건강생성에 집중하여 살펴봤었다면, 일반저항자원에 대하여 지금 우리가 아는 것보다 훨씬 많은 것을 알고 있을 것이다. 고대 이집트에서 특정 소수민족이 닭국(Chicken Soup)이라는 강력한 일반저항자원의 덕분에 전염병에서 벗어난 것에 대해 조롱하는 투이지만 뛰어난 분석을 한 Caroline과 Schwartz(1975)의 논문을 참조한다.

발요인에 의해 압도적으로 결정되는 일은 더 이상 나타나지 않는다. 이 단계부터는, 심리사회적인 스트레스 유발요인 그리고 무엇보다도 통합균형감이 아주 중요한 변수가 된다. 그리고 이 단계에서는 건강생성이 적어도 질병생성처럼 흥미롭고 중요한 질문이 된다.

긴장관리

이제까지 통합균형감을 종속변수로 분석해 왔지만, 이제 그것을 독립변수로 고려해야 할 시점이 되었다. 어느 정도 적절한 생활수준을 확보하였다고 해도 물리적 또는 생화학적인 스트레스 유발요인을 피할 수 있는 것은 아니다. 그들은 어디에서든 나타난다. 그러나 역사상 처음으로 신체적, 생화학적인 스트레스 유발요인들을 대규모로 극복할 수 있게 되었다. 그러한 성취는 눈부시다. 공중보건과 미생물학의 승리는 대단하다(화살표 I). 그러나 그 안에 내재된 한계가 있다. Dubos(1960)는 이를 심층적으로 분석했다. 그런데 병원균도 더 적응을 하였다. 항시 그러거나 모든 병원균이 그런 것은 아니지만, 병원균들이 사라지고 있다. 만성질환이 심각해진 이 시대에 (물론 전염병에도 잘 적용되지 않지만), 특효약(단일 처치) 하나로 접근하는 것은 더 이상 유용하지 않다. 총알(특효약) 하나로 접근하는 것은 위력적인 무기가 아니다. 이런 맥락에서 통합균형감이 중요해졌다.

건강생성모델에서 나타난 바와 같이, 통합균형감의 역할은 세 가지 방향으로 나타난다. 첫째, 개인이 사용할 수 있는 일반저항자원과 특수저항자원을 동원하여(화살표 D), 강한 통합균형감은 개인이 특정 스트레스 유발요인에 굴복하는 것을 피할 수 있게 해준다(실선 L). 둘째, 다른 사람들이 무해하다거나 환영한다하거나 또는 스트레스 유발요인이라고 지각할 수도 있는 자극들을 우리가 정의내릴 수 있도록 해준다(실선 K). 그러나 우리가 그것을 좋아하거나 좋아하지 않거나, 우리 누구도 스트레스 유발요인을 우리 삶에서 제거할 수 있는 방법이 없다. 날마다 우리의 삶을 통해 우리는 스트레스 유발요인이 반복적으로 우리를 긴장상태에 빠지게 하는 것(화살표 L)을 발견한다. 평형상태 즉 고요하고 안정된 기간은 인간존재에게 그리 많지 않다. 이 지점에서, 강한 통합균형감이 작동하는 세 번째 방향이 아주 중요하다. 거의 그런 경우는 없지만, 스트레스 유발요인이 어쩌다가 나타난다면 중요하지 않은 것이 될 것이다. 그러나 스트레스 유발요인이 넘친다면 중요성이 아주 커진다. 만일 우리가 강한 통합균형감을 가지고 있다면, 긴장이 나타날 때 우리가 사용할 수 있는 그리고 적절하다고 생각하는 일반저항자원을 동원하여 스트레스 유발요인을 극복하고 긴장을 해소하고자 할 것이다(화살표 M; 이중화살표는 상호작용을 나타낸다)(Pearlin과 Schooler의 1978, pp. 6~7 참조, 극복반응의 세 가지 기능에 대한 논의: 상황을 수정하기, 상황의 의미를 조절하기 그리고 이러한 스트레스를 조절하기).

우리는 이제 일반저항자원의 이중기능을 명확하게 말할 수 있다. 앞에서 우리는 강한 통합균형감을 만들어 가는 인생경험을 창출하는 일반저항자원들의 기능에 주목하였다. 이러한 점에서, 이들은 지속적으로 능동적이다. 그러나 이들은 또한 잠재적인 것으로도 기능한다. 강한 통합균형감을 가진 사람은, 그 원천이 무엇이든, 긴장에 직면하여, 일반저항자원을 불러 모아 긴장을 성공적으로 해소할 수 있다. 개인은 자신의 재산, 지식, 강한 자아정체감, 사회적 지지 등을 활용할 것이다.

이러한 접근은 방어행동을 수행하기 위해 내적 환경이 일반저항자원을 필요로 한다는 시각을 벗어나지 않았다는 점에 주목해보자. 물리적 · 생화학적 자원은 긴장이 스트레스로 너무 빠르게 전환되는 것을 예방하기 위해 필요하다(Selye의 탈진 단계). 그러나 일반저항자원의 핵심 역할은 스트레스 유발요인을 극복하여 긴장을 해소하는 데 있다. 강한 통합균형감을 가진 사람이 특정 스트레스 유발요인에 대응할 수 있는 특정저항자원을 직접 동원할 수 있다는 점도 있다. 마지막으로, 현재 맥락에서 스트레스 유발요인을 극복하고 긴장을 해소하는 인생경험은 다시 통합균형감을 강화시켜주는 것으로 순환된다(화살표 N). 스트레스 유발요인을 극복하면, 존재가 잘 유지되고 유의미하다는 것을 학습하는 것이다.

역동적이고 역사적인 관점에서, 일반저항자원의 이중기능은 이제 하나처럼 보여 질 수 있다. 갈등과 스트레스 유발요인들은 인생전반에 걸쳐 존재하는 것이다. 그렇기 때문에 항상성과 마찬가지로 긴장도 인간존재의 특징이다. 따라서 신생아 초기부터 사람은, 자신이 사용가능한 일반저항자원이 무엇이든, 이를 사용하게 된다. 우리가 의미 있다고 믿는 인생경험을 일반저항자원이 제공하게 되면, 긴장을 해소할 수 있게 되고, 통합균형감에 또 하나의 부분을 강화시키게 된다. 의미가 있다거나 이해할 만하다는 것은, 세상 일이 우리가 기대하는 바에서 크게 벗어나지 않고, 스스로 참여하여 그 결과에 영향을 미칠 수 있으며, 자극이 너무 지나치거나 너무 적거나 하지 않는다는 것을 의미한다. 8장에서 논의하겠지만, 사람과 지역사회 그리고 건강관련 시설 간의 관계에 대한 필자의 분석은 이러한 이론적 접근에 기반하고 있다.

스트레스

건강생성 문제를 앞에서 제기할 때 논의한 내용을 고려하면, 이 지점에서 건강상태의 피드백 영향을 논의할 필요가 있다. 사람들에게 물리적 · 생화학적인 공격이 축적되거나 또는 그런 심각한 충격으로부터 상해를 받지 않는 사회는 없다. 또한 공공적인 그리고 개인적인 건강방어 수단으로 완전히 보호되는 경우도 없다. 모든 사람들이 아주 강한 통합균형감을 가지고 일반저항자원과 특수저항자원을 동원하여 스스로를 완전히 보호하는 사회도 물론 없다. 그러한 이상사회에서는 긴장이 아무리 나타나도 다 해소되어 스트레스로 악화되지 않을 것이다. 그러한 사회에서는 모두 건강/질병의 연속선상에서 건강의 끝 쪽에서 살다가 갑자기 죽음으로 종말을 맞이할 것이다. Oliver Wendell Holmes의 시에서 나오는 완벽한 마차 이야기처럼 100년 동안 완벽하게 작동하다가 갑자기 부서지는 것과 비슷하다. 다시 말하면, 우리가 긴장을 성공적으로 해소하여 통합균형감을 강화하고(화살표 N), 계속 건강상태를 유지할 것이다(화살표 O). 그러나 병원균이 놀라운 적응을 하기 때문에, 갈수록 통합균형감이나 외부의 일반저항자원이 필연적으로 부적절한 것이 되며, 따라서 아주 운이 좋은 사람도 때때로 긴장을 해소하는 데 실패하게 된다. 뒤돌아보면, 미국의 유명 정치평론가인 Cousins도 활발한 활동을 하다가 갑자기 강직성 척추염으로 무너져 내렸다. 프로이드는 턱의 종양으로 고통을 당했다.

특별히 여기에서 질병의 이론을 다룰 의도도 없고, 또 여기에서 건강/질병의 연속선상에서 질병의 끝 쪽으로의 이동과 스트레스 상태의 관계(화살표 P)를 논의할 필요가 있는 것도 아니다. 거의 모든 스트레스 문헌들이 이러한 측면에 집중하고 있으므로 이러한 방향으로 필자가 더 추가할 만한 것은 없다. 더 중요하게, 이 책의 핵심은 어떻게 스트레스가 건강을 악화시키는가에서 어떻게 성공적으로 스트레스를 해소시킬 것인가로 관심을 바꾸어야 한다는 것이다. 여기에서는 두 가지 점을 논의할 필요가 있다.

첫 번째 것은 확실히 스트레스가 건강악화의 보편적 전조라는 것이다. 오로지 스트레스가 존재하는 잠재적인 내부적 또는 외부적인 병인이나 병원균과 상호작용할 때, 질병이 나타난다(화살표 Q), Selye(1975, p. 41)가 긴장이란 용어를 명확하게 사용하지 않았음에도 불구하고 그의 말이 맞다. "비록 스트레스가 '어떤 요구에 대한 신체의 일반적 반응'으로 정의되지만, 이 연계에서 가장 약한 부분이 긴장을 받으면 부서지게 될 것이다. 유사하게, 생물이나 무생물인 기계조차도 가장 약한 부분이, 구체적이지 않은 일반적인 요구가 전체적으로 수행될 때에도, 실패하는 부분이 될 것이다." 이러한 접근에서 가장 중요한 함의는, 부분에 집중하는 정신신체적 질병의 개념을 거부하는 것이다. 모두에게 심각한 영향을 입히는 대규모의 트라우마(화살표 G)를 제외하면, 모든 질병은 정신신체적 과정으로 잘 이해될 수 있다. 다시 말하면, 거의 모든 와해는 스트레스와 관련된다. 그러나 스트레스가 와해의 개별적인 표현형을 결정하는 것은 아니다.

두 번째 것은 특히 건강생성적인 접근에서 아주 중요한 부분이다. 질병생성적인 관점의 질문은 다음과 같다. 어떤 요인이 사람들에게서 특정한 질병을 일으키는가? 반대로 건강생성적인 관점의 질문은 다음과 같다. 개인이 특정 시기에 건강/질병의 연속선상에서 어떤 위치에 있든, 더 건강한 쪽으로 이동시키거나 또는 적어도 그 자리를 유지하게 촉진하는 요소들은 무엇인가? 따라서 건강한데 아프게 되었다는 가정을 하지 않는다. 오히려 반대로, 개인들이 특정 시기에 건강/질병 연속선상에서 어느 위치에 있는가를 파악하고, 계속 스트레스 유발요인에 직면하며 이것이 유발하는 긴장이 스트레스로 악화되지 않도록 예방하는 문제에 관심을 가진다. 이러한 과정에서 항상 통합균형감이 중요한 요소라고 가정하는 것이다.

건강

우리는 이제 이 장의 마지막 이슈에 도달하였다. 지금까지, 우리는 건강/질병의 연속선상에서의 위치를 종속변수로 간주하였다. 우리는 건강을 긴 연쇄현상의 마지막 결과로서 보아왔다. 이러한 분석틀은 깔끔하지만 또한 현실을 왜곡하는 것이다. 개인의 건강상태는 세 가지 방식으로 독립적인 변수로 관찰될 수 있다. 첫째, 건강은 사람이 스트레스 유발요인에 노출되는 정도에 영향을 미칠 수 있다(따라서 화살표 G는 양쪽 방향을 보여준다). 건강수준이 높으면, 사회적 관계의 갈등은 점차 약화되거나 또는 특정 위기 국면에서 차분하게 대처할 수 있을 것이다. 둘째, 건강이 좋으면 그것 자체가 중요한 일반저항자원이다. 일반저항자원은 의미 있고 이해할 수 있는 인생경험을 촉진하는 것이라고 정의했기 때문이다. 셋째, 같은 방식으로 다른 일반저항자원과도 관련되어 있다. 건강/질병 연속선상의 건강 쪽에 있다는 것은 다른 일반저항자원의 습득을 촉진하는 것을 의미한다(화살표 R).

이 책의 논의를 통하여, 특히 2장의 마지막 부분에서 필자는 건강/질병 연속선은 웰빙의 전체 영역과 일치하는 것이 아니라고 주장했다.

다른 건강/질병의 연속선들도 존재한다고 생각한다. 이러한 연속선들이 무엇인지, 이러한 연속선상에서 우리의 위치가 어떻게 결정되는지, 그리고 어떻게 그것들이 건강에 대한 관심과 연결되는지를 모두 체계적으로 논의하는 것은 이 책으로는 부족할 것이다. 또한 이 책의 의도로는 그렇게까지 논의할 필요가 없다. 그러한 방향이 맞는다고 생각하는 정도로 논의하는 것이 충분하다. 즉, 이들은 건강에 매우 중요한 주제이고, 건강과 밀접하게 관련되어 있는데, 구분되는 영역이라는 것에 동의하는 것으로 충분하다. 만일 우리의 관심이 건강을 이해하는 데 있다면, 가족관계에서 위치나 사회적 관계에서의 위치 또는 물질적 자원과 같은 영역의 편함/불편함 연속선들은 일반저항자원으로서 유용한 것으로 간주될 수 있다.

물론 현실은 매우 복잡하다. 더 좋을 수도 있고 더 나쁠 수도 있다. 현실을 이해하기 위한 시도는, 반드시 다루는 대상을 선택하고 추상화하여야 한다는 점에서 과도한 단순화다. 이 장에서, 필자는 그러한 과도한 단순화를 최소화하고자 노력했다. 따라서 그림 7-1의 화살표나 실선이나 상자의 배열이 너무 복잡하게 이루어졌다. 아마도 보면서 당황스러웠을 것이다. 그리고 이러한 시도에도 무언가 부족한 점이 있다. 예를 들면, 유전적 · 체질적인 일반저항자원, 그리고 공공적 · 개인적인 건강대처의 측면을 부적절하게 다루었다. 유전적 · 체질적 일반저항자원들은 너무 복잡해서 여기서 검토하기에는 필자의 능력을 넘어선다. 공공적 · 개인적 건강대처는 뒤에 나올 8장과 에필로그에서 검토할 것이다. 어쨌든, 이 책의 패러다임이 분명하지 않았더라면, 필자도 혼란스러웠을 것이다. 그림 7-1에서는 이러한 패러다임을 최대한 도표화하여 표현하고자 하였다. 모든 조건이나 복합성을 일단 무시하고, 강조하고 싶은 내용은 그림 내의 두꺼운 실선 부분과 그림 7-1의 핵심설명에서의 이탤릭체 부분이다.

chapter 8

건강관리체계의 향상을 위한 함의

이 장을 시작하기 전에 먼저 필자의 입장을 명확하게 밝히고자 한다. 이 장은 건강생성모델이 건강관리체계, 건강관리종사자, 개인, 그리고 집단 등과 어떠한 관계를 가질 수 있는가에 대한 함의를 논의하는 것이 이 장의 목표다. 이 장에서 어떤 즉각적인 치료책을 제시하거나 또는 혼란스러운 사람들을 안내하려는 것이 아니다. 필자는 통합균형감을 논의하면서, 이것은 우리 내면에 깊숙이 뿌리를 내린 포괄적 의식성향이라고 말했다. 이것이 무엇보다도 자녀양육패턴과 사회적 역할로부터 구축된 것이며, 이것이 인생을 살아가면서 발전하고 강화되는 것이라고 설명하였다. 많은 사람들이 그러하듯이, 약한 통합균형감을 의사나 건강관리체계의 탓으로 돌리는 것은, 이들을 악마로 만드는 것이다. 문화는 일관성을 추구하는 경향이 있다. 만약 특정 인구집단에 가하는 많은 압력들이 약한 통합균형감을 형성하는 방향이라면, 구성원들이 건강관리종사자들과 또는 건강관리기관에서 하는 경험은 같은 방향으로 나타날 것이다. 의사들을 비난하는 것은 쉬우나 실익은 없다. 이와 반대 입장도 마찬가지다. 일반적으로 말해서, 다른 사회기관이 반대방향에서 압박하는데, 개별적인 건강관리종사자나 건강관리기관이 강한 통합균형감을 잘 촉진할 것이라고 상상하는 것은 환상에 불과하다.[1)]

환자와 건강관리체계

이러한 주장이 건강관리체계 내에서 활동하는 사람들의 인생경험이 통합균형감과 관련이 없다고 말하는 것은 아니다. 이러한 관계는 세 가지 수준에서 분석될 수 있으며, 심한 충격의 상황, 점진적이고 상대적으로 증강되는 또는 점진적으로 약화되는 통합균형감, 그리고 건강관리체계가 지역에 미치는 매우 중요한 영향 등이다. 그러나 이런 것들이 분석되기 전에 우선적으로 생각해야 할 많은 것들이 있다.

첫째, 우리는 개별 환자와 개별 의사에게서 나타나는 개별적인 관계를 다루는 것이 아니라 환자일반과 의사일반에서 나타나는 일반적 관계양상을 다룬다. 개별적인 관계는 크게 이들의 성격에 의존하는 것이다. 물론 성격요인은 그가 시골의사이든, 대학 병원의 상담자이든, 혼

---

1) 이 문단에서 의사와 다른 건강관리종사자는 서로 교환 가능한 용어로 사용하고 있다. 물론 계속 그렇게 하는 것은 어색하다. 따라서 뒤에서는 의사만 지칭하겠다. 원칙적으로 의사와 개인(또는 가족)과의 관계에 대한 분석은 간호사, 치과의사, 의료사회복지사 등이나 의료팀까지 포함한다. 실제로, 사회학적 관점에서 의사와의 관계가 가장 핵심적이다. 물론 다른 사람이 의사를 대리해 일을 할 수도 있다. 또 다른 용어의 문제점은 환자라는 용어다. 우리의 건강관리체계가 압도적으로 질병관리체계라는 점을 고려하면, 환자라는 말은 병에 걸렸다는 뜻을 가지고 있다. 건강/질병 연속선의 틀에서, 환자는 그 사람의 연속선상에서의 위치가 무엇이든 의사와 상호적인 관계에 있는 사람을 의미한다. 이러한 역할관계에서 특정한 형태를 지칭할 때는 의사나 환자에 해당하는 보다 특수한 용어를 사용할 것이다.

란스런 사춘기 청소년이든, 부두노동자이든, 개별적인 의사와 환자의 관계에 영향을 미친다. 그러나 성격이 미치는 영향은 생각보다 크지 않다. 의사와 환자의 접촉이나 관계에 대한 많은 자세한 관찰에 따르면 그 관계는 구조적이고 문화적인 요인에 의해 형성된다. 우리의 핵심질문은 그러한 관계가 어떻게 이루어져야 한다는 윤리적인 것이 아니다. 추상적인 것도 아니다. 그보다 환자와 건강관리종사자 간에 나타나는 규범적인 관계가 지니는 영향은 무엇인가이다.

둘째, 만일 결과를 찾는다면, 무엇을 위한 결과인가를 구체적으로 설명하여야 한다. 여기에서 환자-의사 관계의 역할을 전반적으로 분석하려는 것이 아니다. 이 장에서 종속변수는 통합균형감이다. 통합균형감이 그 사람의 건강상태를 결정하는 주요 변수라는 것을 계속 설명하였다. 그렇게 받아들일 수 있을 정도로 정당화되었다고 가정해 보자. 의사가 환자의 통합균형감에 어느 정도 영향을 미치거나 영향을 미치지 않는다고 할 때, 그 정도까지 의사가 개인의 건강상태에 영향을 미친다.

셋째, 가장 중요한 것인데, 필자의 분석은 건강생성의 이론모델 맥락에서 가장 잘 이해된다. 의대학생을 가르치는 교수로서, 일반저항자원의 한 유형인 의사를 훈련시키는 것이 필자의 역할이라고 생각한다. 그러나 되돌아보면, 의사가 특수한 무기를 가지고 편재하는 모든 병원균들과 싸워 환자들을 돕는다고 말하는 것이 좋게 들리지만, 애매한 표현이다. 필자는 저항자원이 왜 중요한지 이해하지 못했고, 또한 어떻게 스트레스 유발요인들을 다루는지 알지 못했다. 일단 우리가 통합균형감의 개념을 채택하면, 연결은 보다 명확해진다. 의사는, 일반저항자원으로서, 사람들의 통합균형감을 증강시키도록 인생경험을 구조화하는 능력을 가져야 한다. 만일 정말 지속적인 건강관리체계와의 조우가, 일관성, 결과 형성에의 참여, 그리고 자극의 과부하/저부하 균형으로 나타난다면, 통합균형감은 유지되거나 강화될 것이다.

그러나 잠재적(potential)이란 용어를 사용했다는 점을 주목해야 한다. 4장에서 지적했듯이, 어떤 일반저항자원은 거꾸로 통합균형감을 약화시킬 수 있다. 의사들이 그렇다. 강한 통합균형감을 가진 환자가 의사를 만난다고, 그 내용이 무엇이든, 획기적인 변화가 나타나지는 않을 것이다. 그렇다고 영향이 없다는 뜻이 아니다. 영향은 경험적 조사를 해봐야 알 수 있다. 반드시 기억해야 할 것은 그러한 조우에서 항상 어느 정도 불안, 불확실성, 예측불허, 종속성이 나타난다는 것이다.

심각한 충격 상황 Traumatic Situation

필자는 의사-환자 조우가 통합균형감에 잠재적으로 미치는 영향을 균형 있게 평가하려고 노력해 왔다. 그러나 이러한 조우에서 나타나는 내재된 불안과 종속성을 고려하면, 이러한 조우의 성격 자체가 통합균형감에 꽤 결정적인 영향을 미치는 경우도 나타난다. 미국에서 매년 발생하는 10억 번이 넘는 의사-환자의 조우를 고려하면, 이렇게 결정적으로 영향을 미치는 경우는 적은 부분이다. 그렇다고 하더라도 상당한 사람들이 오래 기억에 남을 이러한 극적인 조우를 경험한다.

두 가지 사례를 들어보자. 첫 번째 사례는 거의 항상 의사와의 상호작용을 포함하고, 두 번째 경우에서는 그럴 수도 있고, 안 그럴 수도 있다. 7장에서 건강/질병의 연속선상에서 개인의 위치가 일반저항자원에 피드백 영향을 미친다는 것에 주목했다. 유방절제술을 받는 여성, 다리절단수술을 받은 사람, 뇌졸중이나 심한 화상으로 고통을 받는 사람들은 종종 통합균형감의 빠르고 광범위한 파괴위험에 직면한다. 개인의 심각한 충격 전의 수준이 심각한 충격 후 무슨 일이 일어날 것인지를 결정하는 변수이다. 어떤 사람들은 매우 강한 통합균형감을 가지고 있어 그런 심각한 충격도 영향을 적게 미칠 것이다. 그러나 많은 사람들은 '부서진다(shattered)'라고 할 정도로 영향을 받는다. 어떤 경우에서든 의사가 참여하게 되므로, 이런 상황에서 의사는 느리고 고통스럽고 어려운 통합균형감 재건업무에서 중요한 역할을 할 수 있다고 필자는 주장한다.

두 번째 사례는 조금 더 복잡하며, 건강관리체계의 성격과 직접 관련되어 있다. 심각한 충격을 주는 심리사회적 스트레스 유발요인들은 일반저항자원에 직접 영향을 미칠 수 있다(그림 7-1에서 화살표 B). 이미 필자는 사별 후 6개월 이내에 홀아비의 사망률이 급상승하는 것에 대한 연구들을 인용하였다. 개인의 통합균형감 강도가 어떠하든지, 일반저항자원의 상당히 급작스러운 변화는 해당 개인의 통합균형감을 뿌리부터 흔들 수 있다. 52세 화학기술자가 갑자기 실직 상태를 맞이한 것에서부터 20차 소련 공산당대회에서 공산당 고위당원이 후루시초프 서기장에게 맞서는 것이 그러한 사례이다. 심각한 충격과 관련된 정보를 제공하는 채널을 제도화하는 건강관리체계나 환자와 의사 사이의 개인적 · 구조적 관계는 통합균형감을 재건하는 데 의사가 기여할 수 있는 가능성을 열어준다.

이러한 의사의 역할은 위기중재라고 부르는데, 이에 대한 문헌은 방대하다. 이러한 상황에서 사람들의 복지에 기여할 수 있는 건강 또는 웰빙 관련 기관이 어떻게 기여할 수 있는가에 대해 많은 검토가 이루어졌다(무작위 통제집단을 이용한 실험은 별로 이루어지지 않았지만). 필자가 생각하기로, 이러한 상황을 겪는 사람들에게 무슨 일이 일어나는가에 대한 이론적 이해는 제대로 진척되지 못하였다. 통합균형감의 약화와 재건 과정을 일반저항자원이 제공하는 인생경험과 관련하여 개념화하는 것은 결국 가능한 중재방식도 제시하는 것이다. (그런 상황에서 의사의 가능한 역할에 대한 중요한 분석, 통합균형감의 개념과 가장 일치하는 분석은 Parkes, 1972 참조). 재건이 이루어지는 상황은 의사-환자의 일상적 조우를 자세히 조사하면 가장 잘 분석될 것이다.

일상적 대면자 Routine Encounters

앞에서 말했듯이 환자에 따라 또는 상황에 따라 개별적인 차이가 나타나지만, 특정 사회문화적 환경에서 환자-의사 상호작용에서 또는 특정 개인 의사-특정 개인 환자의 상호작용에서 지배적인 양상이 나타난다. 이러한 규칙성에 영향을 미치는 모든 환경에서 나타나는 세 가지 요소를 살펴보자.

첫째, 환자는 항상 이러한 상황이 불안감, 불확실성, 애매함을 포함하는 것으로 인식한다. 다시 말하면, 환자-의사의 상호작용이라는 인생 상황은 본질적으로는 통합균형감에 상반되는 것이다. 이러한 인식도 물론 강도에 있어서 다양할 것이다. 일반적인 정기검진의 경험이나 건강에 심각한 문제가 있다고 생각하여 의사를 만나는 경험은 크게 다르다. 하지만 가장 편하게 의사를 만나는 상황에서도, 완전히 평온한 경우는 드물다.

둘째, 개인이 이러한 상호작용에 참여했다는 사실은, 의사가 특정 문제를 다루는 전문적 능력을 가지고 있다는 것을 인정했다는 것을 의미한다. 즉 환자는 가지고 있지 못하지만, 의사는 그런 전문지식과 기술을 가지고 있다고 생각한다. 산업장이나 군대나 감옥의 검진처럼 의사와의 조우가 자발적이지 못한 경우에도 그렇게 생각한다. 물론 자발적이지 못하기 때문에, 의사를 인식하는 내용이 조금 다를 수 있다. 의사는 항상 상대적으로 뛰어난 전문적 능력을 가지고 있다고 간주된다.

셋째, 환자와 의사의 관점은 구조적으로 차이가 있을 수밖에 없다. 환자는 특정 환경에서 나타나는 문화적 예절규범이 무엇이든, 보통 자신의 이익을 먼저 생각하는 경향이 있다. 그러나 Parsons의 생각과는 달리, 의사는 보통 개별 환자의 이익만 생각하지 않는다. (집단의 의식성향에 대한 Parsons의 강조는 1951년의 책 10장에서 처음 공식화되었다. 1978년 연구에서도 이러한 입장을 바꿨다는 내용은 없다.) 이것은 환자의 이익에 대한 인식이 서로 다르다는 것의 문제를 넘어선다. 의사의 의식성향에 영향을 미치는 관심사항은 매우 다양하다. 그러나 군주나 거물에게 사적으로 고용된 의사들처럼, "환자를 위한" 규범을 철저하게 내면화된 극단적인 경우에서 조차, 의사는 한쪽 눈을 자신의 안녕에 집중한다. 이러한 드문 상황이 아니라면, 의사들은 항상 다른 환자에, 자신의 다른 역할에, 다른 이익에 휩쓸리지 않는다는 규범에, 기여해왔다. 이런 규범은 의사의 사회에 대한, 질병에 대한 사회적 비용을 최소화하겠다는, 암묵적인 의무에 기반하고 있다. 대신 의사들은 전문직의 자율성을 가진다. 이러한 의무는 대부분 환자의 치료를 의미하는 것으로 받아들여진다. 하지만 또한 거짓질병 등을 반대하는 입장도 포함되어 있다(Merton, 1976, p. 68).

비록 Illich가 이러한 용어로 의사–환자 관계를 명확하게 분석한 것은 아니지만, 불안을 다루는 책임을 의사에게 주는 것, 의사의 전문적 능력을 인정하는 것, 또는 의사가 자신의 환자를 넘어서는 관심을 가지는 것이 의료사회에 대한 영향에서 중요하다는 주장은 Illich의 입장과 일치하는 것으로 볼 수 있다. “통증, 장애 그리고 사망의 주된 원인은 무의식적이지만 사회적으로 만들어진 괴롭힘이다. 사회에 만연하는 질병, 무력감, 불의는 더 많고, 더 좋은 교육, 더 나은 주거, 더 나은 음식, 더 나은 건강을 위한 전략에서 나타나는 부작용이다”(Illich, 1976, p. 262; 나의 강조점). 그러나 그의 예언자적인 포괄적 비판은, 환자의 통합균형감에 영향을 미치는 환자–의사 관계의 구조적 분석을 더 명확하게 하는데 도움을 주기보다는 오히려 모호하게 한다.

관계에 있어서 위의 주어진 세 가지 요소들 중, 어떠한 양상이 통합균형감의 유지와 회복에 도움을 주며, 어떠한 양상은 이를 약화시키는가? 우리는 지금부터 이 질문을 살펴보자.

불안의 문제를 아마도 가장 설득력 있게 다룬 책은 1976년에 발행된 Eric Cassell의 책일 것이다. 그는 환자중심의 일반적이고 주관적 증상인 아픔(illness)과 의학진단중심의 구체적이고 객관적인 의학진단명이 붙은 질병(disease)을 구별하였다. 환자중심의 아픔은 환자가 장애를 느끼는 것을 의미하고, 의학적 질병은 의사가 장애라고 진단하는 것을 의미한다. 그는 의사의 책임은 아픔과 질병을 다 해결하는 것으로 전자는 치유해야(heal) 하고 후자는 치료해야(cure)한다. Cassell의 논의는 의사의 책임이 치료에 국한되는 것이 아니라 환자가 느끼는 아픔도 치유해야 하는 이중책임을 가진다는 뜻이며, 훨씬 인간적이고 적절한 것이다. 그가 서술한 아픔의 핵심요소는 무한한 힘이 있다는 느낌의 상실, 연결되어 있다는 느낌의 상실, 개인적으로 무너지지 않는다는 느낌의 상실, 그리고 합리적 사고와 통제감의 상실을 포함한다(pp. 30~44). 이런 요소들과 통합균형감 사이의 관계는 자명하다. 정말 통합균형감이 치료와 관계된다면, 의사가 치료하려면, 환자가 반드시 약해진 통합균형감의 문제를 극복할 수 있도록 해야 한다. Cassell은 이 연결을 분명하게 서술하지 않았다. 그의 논의는 기본적으로 이론적 근거보다 윤리적인 근거에 기반하고 있다.

그의 인도적 접근은 실제적인 위험을 간과하게 만든다. Cassell이 선택한 무한한 힘과 무너지지 않는다는 느낌과 같은 단어는 우리를 오도한다. Cassell은 이러한 느낌이 우리가 건강할 때 나타나는 느낌이라고 생각하여, 의사의 책임은 우리를 그런 대단히 좋은 상태로 회복하는 것이라고 주장하는 것으로 보인다. 의사는 의사이고 건강하기 때문에 그런 상태에 더 가까울 것이다. 하지만 의사에 대한 이러한 신뢰는, 두의식적이지만 환자로 하여금 의사를 무한한 능력을 가진 자로 생각하도록 하고, 그의 운명에 믿음을 가지고 의사의 손에 맡기도록 할 것이다. 사실, Cassell은 종말환자에 대해 쓸 때 가장 편안하다고 인간적으로 서술하고 있다. 그런 환자는 무한한 힘, 연결성, 또는 다른 극단적 특징들로 회복할 희망이 없는 사람들이다.

Cassell의 분석은 양면적이다. 그가 말한 것처럼 의사-환자 관계는 구조화되어 있다. 의사는 환자를 인간으로서 총체적으로 다뤄야 하며, 환자의 모든 필요에 대응하여야 하며, 이러한 필요에 대해 인간적으로 가능한 최대한의 궁극적인 책임을 져야 한다. 그러한 관계는 내가 강한 통합균형감을 증진시킨다고 주장했던 인생경험과 유사한 특성을 가지고 있다. Cassell은 환자와 상호작용이 한결같고, 적절한 균형(예를 들어, 정보에 대한)을 유지하도록 하는 데 깊은 관심을 쏟을 것이다. 그는 환자가 스스로를 위하여 최대한 참여하여야 한다고 아주 조심스럽게 주장하였다.

어쨌든, 이러한 접근에는 통합균형감의 재건을 불가피하게 막는 세 개의 함정이 있다. 첫째, 어린 아이에게는 신이나 부모가 어디에나 존재하겠지만, 의사는 종말기 환자에게조차 그렇지 못하다. 의사에게 의존하도록 길들여진 환자는 의사가 없으면 무력해진다. 통합균형감의 관점에서 보면, 이러한 관계가 아주 적절한 상황이 필연적으로 존재한다. Szasz과 Hollender(1956)는 마취, 급성외상, 혼수, 섬망 등의 임상적 상황에서의 능동-수동 모델을 언급하고 있다. 그러한 상황에 있는 환자가 통합균형감을 갖도록 복귀할 수 있는 방법은 의사가 그렇게 결정하는 경우이다. 그러나 대부분의 의사-환자 상호작용은, 특히 예방과 만성질환 둘 다 더욱 중요해지고 있는 현 시기에는, 이렇게 나타나지 않는다. 의사가 전적으로 결정하도록 의존하는 관계는 오히려 통합균형감을 와해시킬 뿐이다.

두 번째 함정은 관계의 문화적 맥락을 무시하는 것이다. 우리는 통합균형감 재건을 토대로 의사의 전능함에 대한 믿음이라는 상황을 다루었다. 그러한 믿음은 신 또는 신의 신성한 대리자가 수행하는 치료에서 나타난다. 위에서 언급한 임상상황에서와 마찬가지로, 어느 정도 일시적이기는 하지만, 신성한 대리자에 의해 치료되는 환자의 역할을 수행할 때, 또는 신이 편재하는 문화적 맥락에서, 그 효과가 크다. 그러나 환자가 다른 역할관계에서 성인으로 기대되고, 문화가 스스로 결정내리는 것을 강조할 때, 의사에 전적으로 의존하는 역할관계는 오히려 부정적 기능을 드러낸다. 왜냐하면 의사에게 전적으로 의존하는 관계는 환자의 요구를 어기는 것으로 간주되며, 서양사회에서처럼 어떤 문화적 맥락에서는 결정과정에 참여한다는 것이 단지 행동적인 참여뿐 아니라 의사결정 과정에도 참여해야 참여라고 인정하기 때문이다.

이 이슈는 의사결정에의 참여를 넘어서 더 많은 문제와 관련되어 있다. 이미 아파서 고통을 당하여 불안해졌을 때, 환자는 의사를 통하서 통합균형감을 회복하려고 노력한다. 환자들은, 명백하게 또는 무의식적으로, 주관적으로 이해할 수 있는 아픔의 기원, 진단, 예측, 치료를 나름대로 행한다. 비서구적인 의료체계에서 흔히 나타나듯이, 의사와 환자가 공통된 언어를 사용할 때, 환자는 오직 의사로부터 확인을 받는다. 그러나 의사와 환자가 다른 사회계층이나 다른 문화배경을 지닌 상황에서는 둘의 의료에 대한 믿음체계가 다르다. 의사는 대부분 환자의 믿음체계에 대해 질문을 하지 않는다. 의사가 환자의 관점을 무시하고 과학적인 의학체계 내에서만 행동할 때, 대개 이러한 과학적 의학체계는 환자의 것과 불일치하는데, 의사의 놀라운 지식은 오로지 환자를 혼란스럽게 할 수 있다.

Engel(1977)은 Cassell의 사례를 훨씬 더 세련되고 도덕적으로 중립적인 방법의 치유로 제시하였다. 의료행위를 생의학적으로만 생각하는 경향은, 환자의 관점에서는 중요한 의료문제인 정신적인 문제를 무시하고, 더 나아가 신체적인 문제로 생각되는 것조차 적절하게 이해하는 것을 불가능하게 만든다. 오로지 의사가 환자를 보고 사회문화적인 맥락의 인간으로 파악할 때만, 의사와 환자의 견해에서 모두에게 효과적인 상호작용을 가능하게 한다.

환자-의사 조우의 적절한 범위를 신체적 생의학적으로 좁게 개념화하는 것을 거부한 Cassell과 Engel의 접근은 통합균형감을 촉진시킨다.

Engel은, 서양문화의 맥락에서 통합균형감에 해로운, 전능한 의사라는 함정에 빠지지 않았다. 그러나 Cassell처럼, 그 또한, 상호작용의 범위를 크게 넓히면서 나타나는, 세 번째 함정을 무시한다. 이 둘은 모두 권력의 문제를 간과한다. 환자는 불안할 뿐만 아니라 의존적이다. 비록 양가감정이 있겠지만, 환자는 의사와의 관계에 속하게 되면서 의존성을 정당한 것으로 인식하게 된다. 의사가 환자를 총체적 인간으로 보는 것을 포함하여, 상호작용의 범위를 확대하게 되면, 의존성도 높아진다. 권력의 관계는 기본적으로 비대칭적이다. 이러한 이슈를 무시하며, Cassell과 Engel은 다음과 같이 말한다. 의사들이(그리고 의사의 행동을 관찰하는 전문가 집단) 약자를 착취하지 않을 것이라고 신뢰한다.

이제 의사-환자 관계에서 세 번째 내재적 요소를 다룰 때가 되었다. 의사는 자신의 다른 기여를 일시적으로 중지하고 환자의 요구에 집중할 수 있게 되었다. 의사-환자 관계는 항상 비대칭적 관계로 의사가 여기에서 이익을 얻으려는 압박과 유혹이 있다. 이익을 취하는 것은 여러 방식으로 가능하다. 극단적으로는 환자를 재정적으로 착취할 수 있으며, 의사의 자아만족을 위하여 또는 성적으로 착취할 수 있다. 교육병원에서는, 환자는 관심도 없는데, 환자를 연구와 교육 목적으로 사용할 수 있다. 또는 의사가 다른 환자를 고려하며 행동할 수 있다.

환자를 그렇게 이용하는 것이 항상 나타나는 것은 아니다. 또한 내가 도덕적인 주제를 제기하는 것도 아니다. 나는 비대칭적 관계의 본질적 특성이 이득을 취하는 것을 가능하게 하며, 또한 이 방향으로 가도록 하는 압력이 있다는 것을 말하고 있다. 현재 맥락에서 중요한 것은 의사의 행위가 환자의 총체적 이익에 있다기보다 다른 것에 있다고 환자가 인식하는 정도만큼 환자의 통합균형감이 약화된다는 것이다. 중요한 것은 의학진단 또는 치료방법이 아니라 의사결정이다. 의사에게 "그렇게 하세요." 또는 "그만하세요." 또는 "나는 당신을 믿기 때문에 치료 제안에 따르겠습니다." 또는 "당신을 아직까지 믿을 수 없다."라고 말할 기회를 가진 환자는 결과에 영향을 미치는 참여를 경험하고 있는 것이다.

이러한 요점을 다른 방식으로 표현해보자. 어떤 이유에서든 환자가 스스로 할 수 없다고 생각하는 것을 의사에게 해달라고 요구하는 것이기 때문에, 환자는 항상 도구적으로 의사에게 의존한다. 환자들은 자신을 위해 무엇이 행해져야 하는지를 완전히 알 수는 없기 때문에, 의사에게 의존할 가능성이 생긴다. 그러나 의사는 환자의 이익만을 위해 행동할 수는 없다. 중화시키지 못한다면, 환자의 통합균형감에 미치는 영향은 부정적이다. (자료에 기반한 적절하고 유용한 이론적 분석은 Ben-Sira, 1972, 1976 참조.)

양상 Modalities

암묵적으로나 명시적으로, 우리는 환자-의사 조우의 인생경험이, 일관성이 높은가 낮은가, 얼마나 결과형성에 참여할 수 있는가, 과부하/저부하의 균형과 관련하여, 어떻게 특징지어지는가를 살펴보았다. 세 개의 중요한 요소들이 이런 인생경험을 형성하는 것으로 파악되었다. 첫째 요소는 적법한 전문가 범위로서, 기술적 · 신체적 문제에 집중하는 좁고 구체적인 초점을 지닌 범위에서 환자를 사회문화적 맥락에서 존재하는 총체적 인간으로 인식하는 범위까지 포함한다. 두 번째 요소는, 상호작용의 목표(환자는 항상 자신의 요구에 초점을 둔다고 가정)

에 따라 나타나는 것으로, 환자가 아니라 다른 사람의 요구까지 집중하는 의사로부터 환자가 인식하는 환자에 초집중하는 의사로 나타난다. 세 번째 요소는, 권력관계로 의사가 전적으로 결정하는 것에서부터 환자가 주도하는 총체적 의사결정 권력까지로 나타난다.

통합균형감에 대한 영향은 그렇게 단순하지 않다. 환자를 더 총체적인 사람으로 인식할수록, 더 좋다. 환자의 요구에 더 초점을 둘수록, 더 좋다. 환자에게 더 많은 결정권한을 부여할수록, 더 좋다. 그러나 현실에서 나타나는 의사-환자 관계의 근본구조의 속성은 그런 가능성을 방해한다. 의사-환자 관계의 근본구조의 속성이란 개별적 의사-환자의 관계로부터 독립적인 의사-환자 관계 자체에 내장된 특징이다.

그렇다면, 의사-환자 관계의 일반적인 개념에서 벗어나 다른 가능한 관계 유형이나 양상을 살펴보는 것이 유용할 것이다. 관련된 이슈를 보다 명확하게 하였기 때문에, 이제 우리는 다음과 같은 질문을 할 수 있다. 통합균형감의 관점에서 어떠한 관계 양상이 가장 효과적인 상호작용을 가장 잘 제공할 수 있을까? Parsons(1978)는 사회조직의 네 가지 모델을 제시했다. 동료관계가 의사-환자 관계를 개념화하는 가장 적절한 방식이라고 그는 주장한다. 위의 논의에서 사용한 용어로, 필자가 이해한 방식으로, 그의 모델을 상세하게 설명할 것이다. 유형에 사용한 명칭들은 좀 더 명확하게 의미를 드러내기 위하여 필자가 만든 것이다. 또한 필자에게 아주 중요하게 보이는 다섯 번째 유형을 첨가하였다. 상세한 것은 표 8-1을 참조하기 바란다. 필자는 범주화가 표현을 단순화시켜 쉽게 이해하기 위한 것이라고 생각한다. 현실에서 나타나는 상호작용은 범주처럼 그렇게 순수한 유형이 아니지만, 이쪽이나 저쪽의 주도적인 방향성을 보여준다.

표 8-1 의사-환자 관계에 대한 대안적 개념화

유형(양상)	해당 집단	적당한 전문성 범위	환자 욕구충족의 우선성	결정권
시장형 Market	소비자-공급자	문제를 구체적 기술적으로 설명	아니오	공유
관료형 Bureaucratic	의뢰인-전문인	문제를 구체적 기술적으로 설명	아니오	환자에게 없음
민주적 친구형 Democratic, friendship	동료-동료	무제한	예	공유
전문동료형 Collegial	환자-의사	문제를 구체적 기술적으로 설명	예/아니오	환자에게 없음
신성형 Sacred	보통사람-신 (사제)	무제한	예	환자에게 전혀 없음

* 모든 문화에서, 그 양상이 무엇이든, 환자는 정당하게 자신의 욕구를 충족시키는 것을 우선시한다. 따라서 이들 양상의 차이는 의사의 관점에서 보는 상호작용 목표의 차이이다.

개별 의사와 개별 환자는 이런 저런 양상에 의해 통제되지 않는 관계를 창출할 수 있다. 이러한 관계의 장점을 취하고, 저러한 관계의 위험을 피할 수 있다. 하지만 대체로 일관된 패턴이 나타나는 경향이 있으며, 이들은 표 8-1의 대안적 개념화에 의해 잘 설명되고 있다. 그렇다면 각각의 양상이 환자의 통합균형감에 지니는 함의는 무엇인가?

시장양상의 관계는 파괴적인 경향이 있다. 이것은 매수자 위험부담 원칙에 따른다. 이론적으로 순수한 시장 상황에서는, 환자가 합법적으로 이곳과 저곳을 비교해서 살 수 있으며, 질문을 하고, 결정권의 공유를 주장하고, 항상 건강관리서비스 공급자를 변경할 수 있기 때문에, 시장양상은 환자의 통합균형감에 기여한다. 이러한 의미에서, 최근 경향으로는, 특히 미국에서, 환자를 소비자로 간주하는 것은 건강생성적이다. 그러나 지불해야 할 대가가 있는데, 심한 역기능이 나타난다.

"환자를 위하여"라는 규범에 의해 부분적으로 정당화되지만, 의사가 자기이익을 앞세우는 압력이 생긴다. 소비자는 구체적인 상황에서 불안을 완화시켜주는 소비자권리 옹호조직을 가지기 힘들며, 따라서 의사를 불신하는 압력을 받게 된다. 게다가 불가피하게 의사는 자신의 기술적 전문성에만 집중하게 된다. 인간을 총체적으로 고려하려면, 보상도 받지 못하면서, 너무 많은 시간과 에너지를 쏟아야 한다.

관료적 양상은 환자의 통합균형감에 더 치명적이다. 이러한 부정적인 효과는 용어의 경멸적 암시와는 관련이 없다. 관료적 맥락에서 훈련된 무능력, Parkinson의 법칙, 빨간 테이프 등은 의사-환자 관계에 내재된 역기능적 영향을 더 악화시킨다. 관료적 양상의 근본적 속성 때문에, 의사는 일반 환자의 이익을 위해 수립된 규범과 규칙에 고착하게 되나, 이는 조직이나 개별 환자에게 도움이 되지 못할 수 있다. 총체적 인간으로서 환자의 다양한 가능성을 인정하게 되면, 관료적 조직에 의한 분류체계에 맞지 않게 된다. 환자의 권리와 의무는 결국 조직에 의해 명문화된다. 이러한 압력에 대한 유일한 대항은 제도화된 과정과 구조의 설립에 의해서만 가능하다. 이들은 명시적으로 조직에 의한 권력을 제한하고 그 방향을 지시한다. 이러한 현상은, 예를 들어, 노동조합이 노조원들을 위한 건강관리서비스를 만들거나 소유하는 경우에서 나타난다. 그러나 이러한 해결책은 의사의 "임노동자화(proletarianization)"와 같은 자체적인 문제를 일으킨다(McKinlay, 1978). 과두정치의 철칙은 그러한 대항이 의사결정권의 문제를 해결할 수 있는지에 대해 의문을 품게 만든다.

환자-의사 동반자 정신을 보여주는 민주적이거나 친구와 같은 양상은 표면적으로 통합균형감을 가장 증진시키는 것처럼 보인다. 이런 양상에서, 의사는 반드시 이타주의적이고, 환자의 요구를 가장 우선시하여야 한다. 정의에 의하면, 이러한 관계는 개별적이고 모든 것을 포용하며, 기술적인 문제에만 국한시키면 안 된다. 권력은 공유하고 결정은 함께 하고, 모든 카드는 테이블에 올려놓아야 한다. 이러한 은유를 계속하자면, 여기에 두 개의 핵심 조커가 있다. 첫째, 이러한 관계는 너무 개인적 관계여서 의사의 정서적 중립성에 반할 수 있다. 이 중립성은 의사가 핵심적인 기술적 요구사항을 충족시키려면 꼭 필요한 것이다. 의사가 만약 너무 감정적으로 환자와 얽매어 있다면, 객관적인 진단을 내리고 치료계획을 제시하기가 어려워진다. 이러한 문제는 의사가 환자에 대하여 편견, 비호감, 경멸 등의 부정적인 감정을 가지는 경우에서 잘 나타난다. 의사에게 자신의 부정적 감정에만 중립적으로 대응하라고 요청하는 것은 모순적이다. 중립이란 긍정적 감정에도 해당되는 것이다. 둘째, 민주적 양상은 의사-환자 관계의 필연적인 속성을 무시한다. 정도는 다르겠지만 환자는 항상 의존적일 수밖에 없다. 의사 결정권에 있어서 완전한 동반자관계를 요구하는 것은 환자에게 엄청난 과잉부담을 지우는 것이다. 의사가, 아파서 환자역할을 해야 하는 경우, 감정적으로 의사결정의 책임을 맡기가 매우 힘들어진다. 전문지식보다 불안은 필연적으로 우세하게 된다. 그리고 시장양상에서의 사례와 달리, 환자는 의사와의 관계를 쉽게 끝낼 수 없다.

Parsons는 전문동료형 양상이 "전문적 서비스를 공급하는 영역에서 가장 적절하고 생존가능성이 아주 높은 방식이다"라고 주장했다(1978, p. 452). 그는 어디에 적합한가는 말하지 않았다. 우리는 그가 이 양상이 미국 의료계의 현실을 가장 적절하게 개념화한 것이라고 생각했다고 추론할 수 있다. 이것이 아마 사실일 것이다. 이 양상은 미국에서 가장 잘 생존하는 것일 수 있다. 그렇다고 해서 이 양상이 필연적으로 강한 통합균형감에 가장 도움이 되는 것은 아니다.

생각해 보면, 앞에서 언급한 Cassell의 분석은 인간적인 면에서 전문동료 관계에 대한 가장 강력한 표현 중 하나이다. 이미 말한 바와 같이, 전문동료형 양상에 내재되어 있다고 내가 생각하는 두 가지 한계를 그는 초월했다. 특정한 기술적 문제에 초점을 두는 것과 환자요구의 충족에 부분적으로만 우선권을 부여하는 것이 그 두 가지 한계이다. 그러한 초월은 분명히 가능하지만, 이례적인 개인적 특성과 동기 때문에 가능하다. 전문동료관계는 그 특성상 기술적인 문제의 해결을 촉진한다. 결국 이것은 특수한 전문영역으로 의사가 전문적 자율성을 요구하는 토대이며, 애초부터 환자가 의사를 찾아가도록 만드는 출발점이다. 의사들이 강한 전문직 의식성향을 가지고 교육병원에서 훈련받은 것은 역사적 우연일 것이다. 이 이슈에 대해서 뒤에서 다루고자 한다. 어쨌든 Cassell조차도 세 번째 한계를, 전문동료 양상에서도 결정권이 의사의 손안에 있는 것을, 초월하지 못했다. 이것은 계약적 용어로 기술되었다. 의사는 숙련된 전문인이고 환자에게 무엇이 최상인가를 알고 있다. 이러한 의미에서 다른 한계를 초월한 전문동료 의사는 환자의 완전한 신뢰를 얻게 된다. 그러나 이는 역설적으로 환자와 결정권을 나눌 가능성에 악영향을 미친다. 신과 권력을 나눌 수는 없다. 따라서 불가피하게 환자가 결과를 결정하는 과정에 참여하기 어렵게 만든다. 그러나 이러한 상황분석은 반드시 근거가 있어야 한다. 완전히 신이나 신의 사제를 의사처럼 받아들이는 문화나 하위문화에서는, 이러한 피해를 피할 수 없다.

마지막 양상인 신성한 관계에 이제 도달했다. 미국 중산층의 용어로 생각하기 때문에, Parsons는 일반인-신(신과 같다는 것보다는 신부나 목사)의 관계양식이 관계양상의 체계적 분류에 포함되어야 한다는 생각을 못했다. 같은 이유로, 서양의 과학적 의료계를 포함하여, 세계 도처에서 경험적으로 발견된다는 생각을 못했다. 이 양상의 통합균형감에 대한 커다란 기여는 환자와 의사 사이의 완전한 문화적 일치감에서 나온 것이다. 기독교인 과학자, 대만 사람, 이디오피아 사람 또는 스리랑카 사람이든, 환자와 의사는 병의 원인, 아픔과 질병의 분류, 진행과정, 적절한 치료법 등을 잘 공유하고 있다. 의사는 아직 전문인으로 간주되지만, 축복받은 매개자이다(Kleinman, Eisenberg & Good 1978; Obeyesekere, 1973; & Young, 1976b, 1977).

신성한 관계는 환자의 통합균형감 재건을 가장 강력하게 증진시키는 양상으로 보인다. 환자의 불안과 정서적인 요구는 충분히 해소되며, 환자는 총체적 인간으로 간주된다. 적절하게 사회화된 환자는 자신의 욕구를 최우선으로 여기는 의사의 헌신에 완전한 믿음을 갖는다. 비록 결정권이 의사의 손안에 있지만 전혀 문제가 되지 않는다. 의사의 처방에 따르는, 신중한 행동은 결과를 결정하는 과정에 참여한다는 생각을 확신하도록 한다.

신이나 신의 대리자를 절대적으로 믿는 문화적 맥락에서 의료수행을 할 때, 신성한 양상은 Cassell의 연구에서 논의된 위험요소를 드러내지 않는다. Cassell은 신체적 질병에 아주 효과적인 의료기술과 장비들을 적극 사용한다. 우리가 알고 있는 과학적 의료를 비판하는 낭만적 접근이나 다른 모든 의료적 실천보다 훨씬 효과적이다. 달리 말하면, 현실에서 신성한 양식을 실천하는 사람들이 힐링과 관련하여 얼마나 많은 관심을 가지고 있던, 치료에 그렇게 효과적이지 못하다. 그렇다면 신성한 양상은 통합균형감에 와해를 주지 않을까? 그렇지 않다. 반드시 이해되어야 할 것은 이러한 양상을 집에서 수행하는 환자들은 실패해도 이러한 실패를 충분히 납득하도록 설명하는 틀을 가지고 있다는 점이다. 물론 자주 환자의 신앙은 치료에 부적절하다. Young(1976a, p. 147)은 보다 근본적인 문제를 제기하고 있다. 우리가 "사회에서의 노동 분업과 현상학적인 현실의 맥락에서 아픈 사람을 연구하여야 이들이 왜 그렇게 생각하는지를 이해하고 접근할 수 있는데, 의료적 믿음체계는 아픈 사람의 신체에만 집중해서 치료하려고 한다"는 점을 지적하고 이는 우리의 잘못된 접근이라고 지적했다.

치료에 대한 실패는, 통합균형감의 관점에서, 신성한 양상의 아킬레스건은 아니다. 지나치지만 않으면, 내 생각으로는, 신성한 양상은 신실한 신앙심을 지닌 사람들의 통합균형감을 강화하는데 가장 강력한 양상이 될 것이다. 모든 결정권이 신에게 있을 때, 일반인이 신실한 신앙심을 유지하는 한 통합균형감은 와해되지 않는다. 그러나 신성한 것은 사람들이다. 그들은 자신이 신인 것처럼 생각하는 경향을 지닌다. 이는 다른 두 가지 경향으로 더욱 복잡해진다. 첫째, 의학적 치료는 꼭 성공할지 불확실하기 때문에, 의학적 실천의 요구에 직면하면서, 불안감이 나타난다. 둘째, 절대적 권력은 부패의 가능성, 즉 환자의 이익을 포기하는 상황이 나타날 수 있다. 이러한 경향들을 막지 못하면, 환자는 의사가 오류를 범하기 쉽다고 생각할 가능성이 아주 높다(Freidson, 1970 참조). 이런 일이 벌어지면, 통합균형감에 대한 부정적인 영향이 상당히 클 것이다.

우리는 의사-환자 관계의 5가지 유형을 검토했다. 우리가 살펴본 바와 같이, 관료적 양상을 제외한 유형들에는 환자의 통합균형감에 대한 장점이 상당히 존재한다. (물론 관료적 유형도 다른 견지에서는 여러 장점을 가지고 있다.) 개별적 의사들이, 환자의 통합균형감이 중요하다는 문제의식을 가지고, 함정을 피하고 가능성을 최대로 살리는 방향으로 의사–환자 관계양상을 구조화할 것이라고 생각할 수 있다. 좁은 범위에서는 가능한 일이다. 그러나 그 범위는 제한적이다. 의사도 결국 상당한 제약을 가하는 건강관리체계와 사회구조 내에서 일을 한다. 이제 이러한 제약을 가하는 건강관리체계와 사회구조를 살펴볼 차례가 되었다.

건강관리체계와 사회구조의 영향

어떤 사회에서 건강관리체계가 어떻게 의사–환자 관계의 지배적인 양상을 만드는지 대한 세밀한 분석을 이곳에서 시도하기는 어렵다. (이쪽 방면에서 중요하지만 통합성은 좀 떨어지는 연구로 Gallagher, 1978을 참조. 그리고 특히 McKinlay의 논문도 참조). 따라서 이 책의 주제에 밀접하게 연결된 것으로 보이는 몇 가지 이슈만 다루고자 한다.

지배적인 의학교육체계로부터 출발하는 것이 좋겠다. 세계적으로 900개가 넘는 의과대학들은 대부분, 미국의 의학교육이 체계적이지 못하여 보다 높은 수준의 과학적 의학을 가르치고 훈련시켜야 한다는 1910년 Flexner 보고서의 영향을 받았다. 이는 물론 다른 건강관리전문가를 교육시키는 기관들에게도 적용된다. 과학적인 의학의 성취와 중요성을 조금이라도 깎아내리려는 것이 아니다. 그러나 과학적 의료교육기관의 교육에서 나타나는 두 가지 내재된 특징이 의사–환자 관계에 대한 주요한 함의를 가지고 있다. 첫째, 생체의학의 거대한 성취는 환자의 질병을 구체적인 기술적 · 신체적 문제에 집중하도록 만들었고, 따라서 의사-환자 관계에서 민주적 또는 신성한 유형의 관계를 채택하기 어렵게 만들었다. 협소한 생의학적 의식성향을 아주 정교하게 비판한 Engel(1977) 조차도 왜 의학계가 그렇게 끈기를 가지고 생의학 모델에 집착하는지를 질문하지 않았다.

둘째, 과학적인 의학교육은 교육병원과 학문연구기관과 밀접하게 통합되어 있다. 임상경험은 압도적으로 누워있는 환자를, 대체로 복합적인 생체적 질병을 지닌 환자를 중심으로 이루어진다. 그런 환자들은 의사-환자 조우에서 아주 적은 수이다. 그리고 이렇게 임상에 누워있는 환자들은 관료주의적 의료체계 내에서 치료를 받는다. 환자는 학생과 수련의에게 학습의 자료이다. 정당한 전문성의 범위, 환자욕구만족의 우선성, 그리고 결정권의 세 개 영역에서 모두, 수련의나 의대생들은 관료주의적 양상에 적합한 훈련만 받는다.

현실세계에 들어가면, 신규 의사는, 사회의 어느 위치에 있는지에 따라, 중요한 3개의 가능한 방향에 직면하게 된다. 시민의 권리로서 사회적으로 건강관리를 제공해야 한다는 경향이 높아지고 있는 상황에서, 의사들은 갈수록 더욱 더 거대조직의 월급쟁이가 되고 있다. 그동안의 훈련도 이러한 방향에 맞춰서 이루어졌다. 대안적으로, 자본주의 사회에서 시장모델은 문화적으로 가장 적절하다. 그러나 의사로서 고용계약서에 싸인을 하게 되면, 환자의 이익을 최대한 반영해야 한다는 규범과 전문적 자율성 대신 계약조건에 얽매이게 된다. 이러한 시장적 관계는 종종 의사를 불편하게 만든다. 위대한 문화영웅-직업 위세에 대한 모든 연구들은 의사에 아주 높은 자긍심을 부여 한다-이 되는 보상은 이러한 규정에 동조하느냐에 달려있다. 전문동료관계 또는 신성한 양상을 채택하라는 사회적 압력도 존재한다. 대부분의 서부유럽과 같이 시장관계보다 질병기금(사적, 공적 또는 국가적)이나, 이들의 개별 의사나 의사집단과의 계약이 중요한 곳에서는 더욱 그렇다.

서양의사의 문화적 세계는 세속적이다. 의사들도 자체적인 마술, 의례, 미신을 가지고 있으나, 신성성은 특정한 날이나 특정한 장소로 한정되며, 병원과 의사의 사무실은 세속적인 장소로 간주된다. 이상적으로 과학이 가장 높게 평가된다. 이러한 세상에서는 신성한 관계가 들어설 곳이 별로 없다. 기독과학, 유사치료, 종교적 치유자, 뱀-기름 장사, 등은 "돌팔이 의사"로 간주된다. 그렇다고 신성한 양상을 따르는 실천이 존재하지 않는 것은 아니다. 오히려 그 반대가 더 사실이다. 이러한 상황은 오히려 "정당한" 의사가 의료의 과학적인 성격을 더 강조하도록 만든다. 신성한 존재가 되려는 유혹이 어느 정도이든, 의사는 반드시 "돌팔이 의사"가 아님을 보여줘야 한다. 이러한 상황이 불가피하게, 총체적 인간과 같은 불투명한 개념을 피하게 만든다. 대신에 자신들이 이미 가장 익숙한 신체에 집중하게 만든다.

이런저런 방식으로, 특정 사회구조-자본주의, 복지자본주의, 사회민주주의, 권위적 공산주의-와 의사가 교육을 받았고 그 속에서 일하는 특정 가치체계가 의사-환자 관계의 구조적 속성을 형성한다. 물론 이것은 동전의 한쪽 면에 불과하다. 환자도 이러한 관계형성에 기여한다. 다른 민족이나 다른 계층이나 다른 사회적 역할을 지닌 환자가 오면, 기대와 가치가 서로 다르기 때문에 상황이 더욱 복잡해진다. 예를 들면, 중상층이나 상층의 환자가 많은 의사는 환자와 결정권한을 공유하는 경향이 있다. 의사는 이러한 계층 환자가 더 많은 정보를 가지고 있고 판단능력이 더 높다고 가정한다. 하층계급의 환자들이 다른 어휘,

언어특징, 추상능력 등을 가졌기 때문에, 의사들은 이들이 의사결정과정에 참여할 능력이 부족하다고 가정하기 쉽다.

이제 의료행위(다른 건강관리 전문직을 포함하여)가 통합균형감에 장기적으로 미치는 가장 중요한 영향이 무엇인지를 간단하게 살펴보자. 이제까지 우리들의 모든 논의는 의사-환자의 조우에 초점을 두었다. 산업사회에서 보통 일반인은 연 4~5차례 의사와 조우하게 되는 사실로 볼 때, 과장되지 않아야 되겠지만, 그 영향은 간과될 수 없다. 그러나 의사와 환자의 조우는 대부분의 서구사회에서 건강관리체계에서, 잘못된 명칭이지만, 아주 제한적으로 이루어진다. 2장에서 말했던 것처럼, 더 적절한 용어는 질병관리체계이다. 환자와 의사의 조우는, 말 그대로, 질병을 다루는데 집중되어 있어, 편함(건강)은 말할 것도 없고 불편함을 무시한다.

이제 한 바퀴 돌아서 다시 건강생성으로 돌아왔다. 의료전문직은, 압도적으로, 환자가 질병관리체계에 들어설 때 이들 환자의 질병을 치료하는 책임을 맡는 것으로, 지적으로나 구조적으로, 조직되어 있다. 다른 방식으로 조직해야 한다는 주장은 쓸데없고, 현명하지 못하며, 비인간적이다. 이 체계에 들어서는 사람들은 많이 다쳤거나 죽어가는 위험에 빠진 사람들이다. 그러나 필자의 주장은 건강생성의 의식성향과 통합균형감이 불필요한 장식품이 아니라는 것이다. 이들을 무시하면 문제가 더욱 악화된다. 건강관리라는 것은 단순히 독에 난 구멍을 급히 막는 문제가 아니다. 이러한 보다 근본적 주제를 에필로그에서 다룰 것이다. 그러나 관리체계가 오직 와해만 다루도록 조직되어 있다면 더 이상 앞으로 진전하기가 어려울 것이다.

어떤 형태의 일반적 사회조직이 강한 통합균형감에 가장 잘 기여하는가는 아주 중요한 질문이지만, 이 질문은 다른 사람들에게 남겨 두거나 또는 다른 곳에서 다룰 것이다. 필자는 의사가 의사로서 혁명, 사회복지, 사회공학 등을 수행하라고 강요하는 것은 적절하지 못하다고 생각한다. 그러나 집단과 개인 수준 양쪽 모두에서 그리고 통합균형감이 건강과 관련된다는 가정 하에, 반드시 다음과 같은 질문을 해야 한다. 의료전문직과 개별의사가 통합균형감에 영향을 미치는 환자-의사의 조우를 넘어서는 활동에 참여할 수 있나? 필자는 통합균형감에 긍정적인 영향을 미치는 4개의 주요 활동을 제안하고자 한다. 그들은 모두가 사용가능한 건강관리의 제공, 예방의학적 사고의 확산, 의사에 대한 신뢰 유지, 통합균형감이 와해될 가능성이 높은 고위험군 돕기 등이다.

저변에 가장 널리 존재하는 가치를 전제로 하여 시작하고자 한다. 통합균형감 개념을 형성하기 전부터, 필자는 "와해"에 대한 초기 논문에서, 다음과 같이 서술하였다(Antonovsky, 1972, p. 542). "개인과 전체 공동체 사이의 결속은 아주 중요한 저항자원이다. 이러한 결속의 한 증표는 개인 혼자가 아니라 사회가 위험을 다루는 책임을 지며 개인이 그렇게 하도록 도와줘야 한다는 것을 핵심가치로 유지하는 정도이다." 건강관리는 시민 전체의 포기할 수 없는 권리이고, 그 사회의 주민이라는 보편적 근거로 모두에게 똑같이 제공되어야 하며, 이러한 동의를 토대로 건강관리체계를 제도화하는 사회는 그 구성원의 통합균형감을 강화하는 쪽으로 한 단계 더 발전한 사회이다. 만일 개인이 가난하거나 소수민족이거나 농촌 지역에 산다는 이유로 건강관리체계에 접근하는 것이 차단되어 있다면, 세상이 일관성 있고 통합되어 있다는 생각이, 건강이 사람들의 삶에서 지니는 중요성을 고려하면, 필연적으로 와해될 것이다.

둘째, 그림 7-1에 포함된 일반저항자원 중 하나인 예방적 의식성향에 계속 주목해야 한다. 의사들만이 이러한 의식성향의 원천은 아니지만, 의료전문직이 그러한 예방적 의식성향의 채택을 촉진하는 데 핵심 역할을 할 수 있다. 다시 강조하지만, 개별의사의 실천보다 더 중요한 것은 건강교육의 제도화된 체계, 고위험 요인을 널리 알리기, 조기발견을 촉진하는 시설 등이다. 일반저항자원을 강화시키는 것이 강한 통합균형감에 기여한다는 것을 사실로 받아들이는 것이 합리적으로 보인다.

셋째 주제는 개인수준을 넘어서는 것으로 사회에서 의사의 이미지와 관련된 것이다. 이 문제는 의료전문직보다 더 넓은 맥락에서 W. Gaylin 등이 『선행의 한계(The Limits of Benevolence)』라는 책에서 다루어졌다. 이 책에 대한 논평에서 다음과 같은 설명이 나온다(Starr, 1978, p. 9). "진보적인 개혁주의자들은 의료제공자와 의존자 사이에 가치와 관심이 일치할 것이라고 가정했다. 또한 결과적으로 의료전문가들에 막대한 자율적 재량권을 부여한다. 오늘날 개혁주의자는 갈수록 더 자선기관과 그 이용자들 사이에 잠재적인 갈등이 존재한다고 가정한다." 쉽게 말하면, 의료전문인이 더 신뢰를 받을수록 사람들은 더 강한 통합균형감을 가질 것이다. 대중매체의 역할도 무시할 수 없다. TV 프로그램이 생명을 구하는 의사를 영웅적으로 표현하고, 의료과실 소송을 톱뉴스로 내보내는 것은 사회적으로 중요한 영향을 미친다. 그러나 필자의 판단에서 더 중요한 것은, 부적절한 소득수준이라는 지각, 건강관리의 비용, 건강-보험 프로그램에 대한 홍보나 반대, 환경재해에 대한 관심, 자아검열 준비, 다중에 의한 조사가능성과 같은 문제들이다. Moliere와 George Bernard Shaw의 장애물이 무엇이든, 의료전문직은 항상 다른 어느 직업집단보다 더 신뢰를 받는 것 같다. 그러나 거기에는 상당한 여백이 있다. 신뢰 수준은, 역사적으로 주어진 어느 시기에서든, 통합균형감에 영향을 미칠 수 있다.

네 번째 이슈는, 예방적인 의식성향에 대한 이슈처럼, 건강생성의 개념틀에서 파생된 것이다. 필자는 좀 더 넓은 의미에서 고위험집단을 파악하는 제도적 메카니즘의 존재여부를 언급했다. 전반적으로 흡연자들로 구성되었다고 생각되는 고위험 군은 영양을 제대로 섭취하지 못했고, 늙고, 독성물질에 노출되어 있다. 현재 맥락에서 필자의 관심은 일반저항자원에 부정적 영향을 미치는 특정 스트레스 유발요인에 심각한 영향을 받는 사람들이다. 홀아비, 직장을 잃은 성인, 사망한 자식의 부모는 금방 무너지지는 않겠지만 통합균형감에 악영향을 받는다. 여기에서 의료전문가가 약한 통합균형감의 가난, 실업, 인종편견, 이주, 사회역사적 요소들을 다룰 수 있다고 주장하는 것은 아니다. 필자가 강조하고자 하는 것은 의사와 그가 책임질 수 있는 사람들 사이의 구조화된 소통라인이다. 그런 정보를 획득하는 구조적 기제를 가지고 있다면, 외상충격의 영향이 이미 나타날 때가 아니라 더 좋은 일들이 벌어질 수 있을 때, 의사가 사람들을 접촉하고 도와줄 수 있다.

모두가 사용가능한 건강관리제도를 가능하게 하는 데, 예방적 건강의식성향을 촉진하는 데, 의사에 대한 신뢰를 유지하는 데, 고위험군을 접촉하고 돕는 데 있어서 개별 의사의 기여는 너무나 당연하다. 의사가 이런 방향에서 일을 하는 것은 어느 정도 개인의 성격과 가치체계에 달려 있다. 그러나 그것은, 의료전문직 행동면에서처럼, 개인보다 의료전문직이 작동하는 사회, 건강관리공급의 사회적 구조 그리고 이데올로

기적 기반에 더 달려 있다.

이 장을 시작하면서 당황스러울 독자들에게 필요한 지침서를 쓸 의도가 없다고 명확하게 이야기했다. 필자는 사람들의 통합균형감을 의료적(다른 건강전문직도 포함하여) 실천과 정책에 관련시키는데 핵심이라고 생각되는 몇 가지 이슈들을 논의했다. 이런 이슈들을 기본적으로 사회학적 관점에서 논의했다. 사회학적 관점은 환자 또는 잠재적인 환자의, 여기에는 모든 사람들이 포함되지만, 통합균형감을 강화하는 데 의사들이 무엇을 하고 있고 무엇을 할 수 있는지를 이해하기 위한 적절한 접근 중의 하나이다. 이 책의 핵심주제와 직접 관련되지 않은 건강과 건강관리에 대한 많은 복잡한 이슈는 다루지 않았다. 무엇보다도 구체적인 답에 집중하기보다 질문을 제기하는 데 집중하였다. 필자보다 더 직접적으로 건강관리에서 역할을 하는 사람들이, 이러한 도전에 참여하여 답을 더 구체화하면 좋겠다. 그것이 이 책의 의도이다.

에필로그: 인간건강에 대한 전망

이 책이 다루는 건강에서 생존과 삶의 질 문제는 우리 삶에서 항상 가장 중요한 문제이다. 생존은 인간 역사에서나 대부분의 사회에서 가장 중요한 건강문제였고, 오늘날까지도 그렇다. 이러한 문제를 성공적으로 해결하는 방향이 꽤 분명하지만, 사회경제적 이유로 이런 방향으로 진전하기는 매우 어렵다. 어쨌든 산업화된 세계에서, 우리는 많은 사람들이 기대수명의 한계에 가깝게까지 살 수 있게 되었다. 이와 관련하여 Burnet은 다음과 같이 썼다(1971, pp. 154, 168; 특히 8장 참조). "어떤 종에게 '할당된 수명'은 진화과정의 결과이며, 어느 정도 유전적으로 프로그램된 것이다…. 자연은 인간이나 동물이 본래 주어진 수명보다 훨씬 오래 살도록 돕지는 않을 것이다."

정말 이것이 사실이라면, 전체 인구에게 해당하는 것으로, 타고난 수명을 거의 산 다음에는 통합균형감이나 또는 다른 요소들이 더 이상의 생존에 최소한의 도움도 주기가 어려울 것이다. 잠시 생각해보면, 산업사회에서 진짜 건강문제는 성인이 되기 전에 사망하는 것이다. 적어도 우리 문화에서는 어떠한 사망도 충분히 "성숙한" 다음에 사망하는 것으로 간주되지는 않는다. 하지만 어떤 집단에서, 예를 들어, 흑인이나 빈곤층에서처럼, 다른 집단에서 조기에 사망하는 경우가 더 많이 발생하는데, 이때, 미성숙 사망이라는 개념을 적용할 충분한 이유는 있다. 조기사망의 주요한 원인인 만성질환이 크게 증대되면서, 산업사회에서 실제적인 건강문제가 삶의 질에 중요하게 되었다.

마지막 장에서는 이 책에서 제시한 분석들의 미래에 대한 함의를 논의하고자 한다. 최근에 제기된 질문에 대해서는 제시된 4가지의 아주 중요한 논의와 함께 이를 다루는 것이 유용할 것이라고 생각한다. 그러기 위해, 필자는 Thomas McKeown(1976, pp. 160~180)이 Rock Carling Fellowship을 받아 그의 연구결과를 출판한 단행본의 내용에 따라 논의하고자 한다. 필자는 Lewis Thomas, Rene Dubos, Ivan Illich의 주요한 접근법 그리고 McKeown의 접근법을 요약하여 설명한 다음, 미래에 건강생성적인 모델로부터 나올 가능성이 큰 방향에 대해 논의할 것이다.

최근의 생의학을 대표하는 과학자인 Thomas(1974, pp. 36~42)는 의학기술을 3가지 수준으로 구분하였다. 첫 번째 기술 수준은 인간을 중심으로 이루어진다. 질병을 과학적으로 이해하지 못하고 있을 때, 환자가 회복되거나 죽을 때까지 환자에 지지적 치료를 제공하는 것이 의학이 할 수 있는 모든 것이었다. 인간의 관점에서 치료가 가능하여 필수불가결한 것으로 인식되었을 때는 그 비용이 매우 비쌌다. 한 때는 전염병에 그러한 대규모 투자가 집중되어 많은 전염병을 해결했다. 지금은 만성질병이 그러한 투자를 필요로 한다. 그러나 우리에게 익숙한 것처럼, 만성질병에서는 아직 현상을 유지하는 정도이다. 의학은 그 외에 무엇을 해야 할지 모른다. 두 번째 기술 수준은 병원을 중심으로 이루어지는 것이다. 비용이 많이 들고, "매우 복잡하고, 심각할 정도로 원시적"인 장기이식, 관상동맥관리, 화학요법 등의 기술들이 나타났다. 이 기술은 질병이 파괴한 것을 보충하거나 죽음을 연기시키기 위해 고안된 기술이다. 인간적인 기술 수준에서 Thomas는 그런 비용을 거부할 수 없었다.

Thomas의 견해로는 이런 행동들은 전체 인구의 건강수준을 증진시키는 데는 그리 도움이 되지 않는다. 의학에서 진짜 희망은 전체 인구의 건강수준을 향상시키는 세 번째 기술수준에 놓여 있으며, 이러한 수준의 기술은 질병기제에 대한 올바른 이해에 기초하고 있다. 이제 그 질병기제를 잘 이해하고 있어서, 디프테리아와 세균감염, 매독과 결핵, 그리고 다양한 영양장애들을 효과적으로 다룰 수 있다. 이러한 효과적인 기술은 비용 또한 꽤 저렴하다. Thomas에 따르면, 기본지식의 적용이 과거 건강수준의 주요한 발전을 이룬 토대였다. 또한 그러한 방향이 미래에도 가장 효과적으로 기여할 것이다. 그는 결론을 내리기를 "만일 내가 정책입안자라면, 장기적으로 적은 비용으로 건강관리에 기여하는 방법에 관심을 가질 것이다. 즉, 생물과학의 기초연구에 더 높은 우선순위를 두는 것이 매우 현명한 행동이라고 생각한다."(p. 41).

Thomas만큼 생물학자로서 뛰어난 Dubos는 Thomas의 과거와 미래의 발전에 대한 분석을 일부만 수용한다. 그는 "Benjamin Franklin (1706~1790)의 시대에 이르러서야 많은 치명적인 질병을 제대로 치료할 수 있게 되었다. 질병을 치료하기 위한 이러한 '현대의학' 방법의 적용은, 일단 명확하게 정의된다면, 거의 모든 의료문제에 대해 과학적인 해결을 기대할 수 있는 다양한 가능성을 제공한다(1968, pp.100~101)"라고 적었다. Thomas의 입장을 비판하는 Dubos의 견해에는 세 개의 핵심적인 근거가 있다. 첫째, 이러한 입장은 질병마다 병인이 있다는, 또는 Dubos가 말한 바와 같이, 마술적 총알이라는 신기루(1960, pp. 91ff., 역주-개별적 질병마다 이를 치료하는 약이나 치료법이 있다는 믿음)같은 것에 기반하고 있다. 만성질환의 병인은 복잡하여 여러 가지 원인이 엉켜 나타난 것으로 이해하여야 한다. 과거에 Thomas의 활용도가 많았을지라도, 미래에는 그렇게 큰 도움이 될 것 같지는 않다. 둘째, Dubos는 "경제적 · 사회적 · 윤리적 어려움은 종종 질병치료와 예방을 위한 현존 지식을 이용하기 어렵게 만들거나 또는 복잡하게 만든다."(1968, p. 101)는 사실을 강조한다. 그러나 세 번째가 Dubos의 입장에서 아마도 가장 중요한 주장일 것이다. "각각의 문명과 시기에 새로운 환경적 위험을 극복하기 위한 생물학적 사회적 노력은 결국 실패하며, 그 결과로 나타나는 질병의 위험은 계속될 것이다"(McKeown, 1976, p. 163에서 인용).

Dubos는 스스로를 "온건한 낙천주의자"(1973, p. 184)로 생각한다. 그는 생물과학의 발전에 기반하고 있는 Thomas의 미래에 대한 믿음에 동의하지 않으나 마찬가지로 그도 강한 신념을 가지고 있다. 그는 인류가 이전의 "자연발생적인 적응과정"을 대체하기 위한 양심적인 사회경제체제를 찾아낼 것이라고 주장한다. Dubos는 이슬람과 기독교가 부상하던 역사적인 상황뿐만 아니라, 사업가나 과학자나 젊은 층의 저항문화에서 나타나는 "불만족의 급증"이 새로운 도전에 적응하는 인간의 능력을 보여주는 것이라며 낙관적으로 생각한다(1973, 12장).

Thomas가 생물과학의 영역에서 과거의 발전과 미래의 희망을 근거로 설명하고 있다면, Dubos는, 과거의 의학적 공헌에 어느 정도 감사하고 있지만, 인간의 적응능력을 더 중요시하고 있다. 또한 Illich는 질병관리시설에서의 차별적 접근 때문에 산업사회의 치명적 질병문제가 나타난다고 봤다. Illich는 신부로서, 천주교적 성향을 드러내는 학자이다. 그는 초기에 현대사회의 기술발달에 대한 일반적인 논의를 매개로 질병문제를 제기하였다(1973). 그는 과거를 살펴보면서, 대략 1913

년부터 2차 세계대전까지의 짧은 기간 동안, 많은 무당들과 토속적인 의사들이 과거에 그랬던 것처럼, 현대의학이 어느 정도 효과적인 치료를 제공하였다고 인정한다. 이러한 치료방식은 인간의 건강한 삶에 어느 정도는 기여했다. 그러나 1950년대 중반에 이르러 "건강관리시설의 팽창이 오히려 치료비용을 크게 높였고 건강한 삶을 감소시켰다"는 것이 확실해졌다. "사회는 의학적인 치료체계 때문에 나타난 환상, 사회통제, 장기화된 고통, 외로움, 유전적 악화, 좌절이라는 부정적인 가치가 축적되었는데, 이들을 통제할 양적 기준이 없었기 때문이다"(1973, pp. 6~7).

Illich(1976)는 의학에 대한 무자비한 공격에 대해 자료를 충실하고 상세하게 제시하여, 그의 책은 곧바로 베스트셀러가 되었다. McKeown은 현대의학이 3가지 문제를 일으킨다는 Illich의 입장(1976, pp. 166ff.)을 소개하였다. "의학이 선보다는 더 해가 되며; 의료서비스가 돈을 벌기 위해 질병을 더 만들어내고, 불량한 건강을 생산하는 사회요소들을 지지하며; 가장 심각하게는 개인이 자신의 건강문제를 극복하거나 고통과 죽음에 직면하는 능력을 감소시킨다."

Illich는 과학자라기보다 예언자에 가깝다. 그의 목표는 측정하고 분석하는 것이 아니라, 소돔과 고모라의 죄악을 통렬하게 비판하는 것이다. 그는 과거와 비교하여 균형 잡힌 평가를 통해 객관적인 공과를 보여주는 것이 아니라, 오로지 의학기술과 현대적 삶의 제도화가 어떻게 우리의 건강에 부정적인 영향을 미치고 있는가에만 집중하였다. 다른 사람들은 오히려 의학적인 성취를 칭찬할 것이다. 예언자의 목표는 우리의 환상과 죄를 드러내는 것이다.

Illich에 의하면, 현대사회에서 의료계가 건강에 기여한다고 세뇌시키고 있지만 실제로는 악일 뿐이다. 우리는 삶의 비극과 어쩔 수 없는 통증을 반드시 대면한다는 것을 배워야 하며, 또한 우리가 이런 방식으로 잘 극복하면 우리에게 보상이 주어진다는 것을 배워야 한다. 따라서 Illich의 입장은, 사회적, 문화적으로 의사가 부추기는 질병의 치료를 행한다고 해도, 우리의 건강상태가 향상될 것 같지 않다는 것이다. 그의 세계관에서 진정한 희망은 오로지 의사가 불러일으키는 질병의 공포를 벗어나야 가능하다. 서양의 과학적인 의료체계가 없어져야, 사람이 의사에게 의존하여 건강을 침해당하는 일이 생기지 않는다는 뜻인데, 서양의 과학적인 의료체계가 없어질 가능성은 없어 보인다.

McKeown(1976)의 입장은 그가 논의한 학자들의 견해와 크게 대조적이다. 그의 견해에 따르면 의학은 꿈(Thomas)과 같지도 않고, 신기루(Dubos)와도 같지도 않으며, 천벌(Illich) 같은 것도 아니다. 아주 먼 과거에는, 건강에 대한 주요 위험은 음식 부족, 살인, 사고, 짐승의 공격과 같은 원시적인 조건에 의한 것이었다. 약 1만여 년 전에 농업혁명으로 정착생활을 하면서, 전염병이 영양실조에 이어 질병과 사망의 주요 원인으로 추가되었다. 19세기부터 생활수준, 특히 영양공급과 공중보건이 크게 향상되면서, 건강상태도 크게 개선되었다.

오늘날, 우리는 이제 다른 문제들에 직면해 있다. 그러나 McKeown은 과거에 대한 분석이 우리가 새로이 나타나는 건강문제들을 극복하는데 필요한 방향을 제시해준다고 믿는다. 그가 말하는 바와 같이(1976, p. 100; p. 174와 비교해 볼 것), "심각한 선천성 질병이나 장애를 가지지 않고 태어난 행운아들은 3가지 기본욕구를 충족시킨다면 충분히 수명을 누릴 것이다. 그들은 반드시 적절한 영양을 공급받아야 하고, 환경의 다양한 위험으로부터 보호받아야 한다. 그리고 인류가 진화해온 행동패턴에서 급격하게 벗어나지 말아야 한다. 진화에서 벗어난 생활양식은, 예를 들어, 흡연, 과식, 몸을 많이 움직이지 않는 생활 등은 많은 질병을 일으킨다."

만일 우리가 일찍 죽는 것을 피하고 우리 삶의 질적인 건강을 증진시키려면, 우리는 지난 세기에 타나났던 2가지 주요한 길을 반드시 따라야 한다. 첫째는 합리적인 영양수준을 유지해야 하고, 둘째는 환경적 위험들을 통제할 수 있어야 한다. 그러나 새롭게 나타나 크게 확산되고 있는 만성질환에 대한 대처는 개인적인 행동의 영역에서 이루어져야 한다. 그래서 McKeown은 다음과 같이 썼다. "지난 세기에 성인 남성의 가능한 기대수명 증가가 흡연 한 가지 때문에 반절로 줄어들어버렸다"(p. 99). 따라서 McKeown은 생물과학에 대한 Thomas의 믿음, 인간의 사회적 적응능력에 대한 Dubos의 믿음, 그리고 의료체계에 대한 Illich의 불신을 미래에 대한 희망으로 생각하지 않는다. 오히려, 개인수준에서 행동의 구체적인 변화를 강조한다. 그는 개인의 식사, 흡연, 운동습관 등을 변화시켜야 한다고 생각한다. "이런 것들이 건강의 주된 결정요인이므로, 사회가 이러한 행동변화를 촉진하는 사회적 환경을 조성하는 것을 원하지 않을 것이라고 믿기는 어렵다"(p. 164).

필자는 위에서 거론한 다양한 견해의 중요성을 부인하지 않는다. 기초적인 생물학적 연구는 특정 질병에 대한 면역학적 대처방법이나 치료방법을 제공해줄 것이다. Dubos의 복합적인 질병 원인에 대한 강조, 어떤 조건 하에서 고질적인 세균들이 병을 일으키는가에 대한 연구의 중요성, 의료지식이 사회적 상황에서 어떻게 적용되는가에 대한 강조는, 아주 구체적이지는 못하지만, 우리의 질병에 대한 사고에 중요한 기여를 했다. Illich는 의료체계에의 권력집중이 커다란 문제를 일으킨다고 비판하였고, 이는 의료체계를 비판적으로 볼 수 있는 길을 열어주었다. 합리적으로 자료에 근거한 접근방법을 강조한 McKeown은 구체적인 위험들을 해결하려는 경험주의적 입장에 기반하고 있다.

이들 4가지 입장 모두는, 건강한 삶의 질을 성취하기 위한 핵심적인 미래방향에 있어서, 오늘날 의사들이 가진 좁은 시야를 벗어나 있지만, 동시에 심각한 문제를 가지고 있다. Thomas의 입장이 가장 많은 비판을 받고 있는데, Dubos는 그 문제점들을 잘 지적하였다. 질병마다 마술적 총알이나 특효약으로 정복해 나간다는 생각은 환상에 불과하다. 첫째, 만성질환은 복합적인 원인으로 생기는 것이고, 둘째, 균들도 적응해 더 영리해지기 때문이다. Illich는 우리가 고통을 견디며 사는 것을 배워야 한다는 것 이외의 답은 전혀 제시하지 못하고 있다. 그는 우리에게 의사로부터 멀리 떨어져서 기다리라고 주장하는데, 이는 기껏해야 병원이나 의사로 인해 생기는 문제만 회피할 수 있을 뿐이다. McKenown은 습관변화의 어려움을 무시하고 있고, 또한 그가 변화시키고자 하는 습관은 질병원인의 아주 적은 부분이라는 자료조차 제대로 고려하지 않고 있다.

개념적인 수준에서도 Thomas와 McKeown의 접근은 부적절하다. 이들은 질병생성적인 사고로 건강에 접근하고 있다. Thomas의 경우, 핵심질문은 개별 질병들의 원인에 대한 것이고, McKeown의 경우도 개별 질병들뿐만 아니라 질병 전체의 총괄적 원인에 대한 것이다. 따라서 이들은 불가피하게 병원균이나 질병매개체들의 제거에 초점을 맞춘다. 흥미롭게도 Illich 또한 이러한 의학적 편견을 공유한다. 그가 기존 의료체계를 질병매개체로 보는 점만 다르다.

Dubos는 문제를 보다 근본적으로 재고하도록 한다. 그와 함께

Illich도 균들이 항상 우리와 함께 있을 거라고 생각한다. Dubos는 균이 번성해져서 우리가 치명적으로 되는 사회–문화–경제적인 맥락에 관심을 가지도록 안내한다. 그는 또한 적응에 대한 우리의 능력 그리고 이러한 능력의 사회적 결정요인에 대한 질문을 제기한다. 이것이 필자가 건강생성적인 인식성향이라고 부르는 개념의 핵심이다. 하지만 Dubos의 깊은 성찰, 인본주의, 유창한 호소력에도 불구하고, 이 질문을 넘어서 더 나아가지는 않았다. 필자는 Dubos의 연구로부터 강한 영향을 받았다. 필자는 그가 해온 것을 넘어서려고 노력해왔다.

필자는 통합균형감이 이 답의 핵심요소라고 주장해왔다. 개인과 집단에서 통합균형감이 더 강해질수록, 이들은 삶 속에 내재하는 스트레스 유발요인들을 더 적절하게 극복할 것이고, 건강/질병의 연속선상에서 자신의 위치를 더 잘 유지하거나 향상시킬 것이다. 8장에서, 필자는 의사–환자 관계와 지배적인 질병관리체계가 어떻게 통합균형감에 영향을 미치는지를 다루었다. 그러나 8장에서 말한 바와 같이, 이 영역은 인생경험에서 결정적인 부분은 아니다.

실제 이슈는 우리 자식들이 자라고 우리가 일상생활을 해 나가는 사회가 통합균형감을 유지하거나 증진시키는 데 얼마나 도움을 주는지 또는 방해하는지에 대한 문제이다. 각각의 사회는 우리에게 자극, 일관성, 결과형성에의 참여, 과부하–저부하의 적절한 균형을 경험하게 하는 일반저항자원을 얼마나 제공하고 있을까? 필자는 우리 대부분에게, 직장에서, 집안에서, 사회관계에서, 지역사회와의 관계에서, 그러한 인생경험이 자주 제공된다고 생각하지 않는다.

물론 사람이 사회구조의 어떤 위치에 놓여 있는가가 아주 중요하다. 사회계층, 민족과 인종집단, 여성과 남성이 모두 똑같은 인생경험을 공유할 수는 없다. 애팔레치아 산맥의 광부, 도시교외 지역 중상층의 가정주부, 또는 대학교 교수 간에는 커다란 차이가 있다는 사실을 제대로 인식하지 않고 국가수준으로 일반화하는 것은 통합균형감의 차이를 제대로 이해하는 데 방해가 된다.

만일 우리가 세계의 현재와 미래를 냉정하게 보기를 원한다면, 우리는 반드시 자본주의와 전체주의와 같은 용어를 사용해야 한다. 인류 대부분이 이러한 사회구조 하에서 살고 있으며, 일상생활경험의 대부분이 이러한 사회구조에 영향을 받고 있다. 이러한 사회구조가 통합균형감을 강화시키는 데 도움을 주지 못하고 있다. 미국이나, 러시아나, 중국이나, 인도에서도 마찬가지 현상이 나타나고 있다. 시장주의나 물신숭배에 빠진 사회나, 공포감을 조성하고 역사를 마음대로 조작하는 사회나, 빈곤과 기아에 허덕이는 사회는, 소수를 제외하고는, 대다수에게 충분한 정보와 즐거움을 제공하는 세계에 대한 전망을 촉진시킬 수 없다.

강한 통합균형감을 촉진시키는 구체적인 사회구조와 사회방향을 제대로 분석하려면 또 하나의 광범위한 연구와 책이 필요할 것이다. 건강상태의 향상은 그러한 분석과 그러한 분석에 따른 사회실천프로그램에 달려있다. 이러한 분석이 사회역학적 연구의 핵심사업 중의 하나이다. 그러나 이러한 사업은 우리가 적절하고 구체적인 개념도구들을 발전시키지 못한다면 실천할 수도 없다. 이러한 개념도구들을 제공하는 것이 이 책의 가장 중요한 목적이다.

참고문헌

ALEXANDER, F. *Psychosomatic Medicine: Its Principles and Applications.* New York: Norton, 1950.

ANDREWS, F. M., AND WITHEY, S. B. "Developing Measures of Perceived Life Quality: Results from Several National Surveys." *Social Indicators Research,* 1974, 1, 1–126.

ANDREWS, F. M., AND WITHEY, S. B. *Social Indicators of Well Being: Americans' Perception of Life Quality.* New York: Plenum, 1976.

ANTONOVSKY, A. "The Ideologies of American Jews: A Study in Definitions of a Marginal Situation." Unpublished doctoral dissertation, Department of Sociology, Yale University, 1955.

ANTONOVSKY, A. "Toward a Refinement of the 'Marginal Man' Concept." *Social Forces,* 1956, 35, 57–62.

ANTONOVSKY, A. (Ed.) *The Early Jewish Labor Movement in the United Sates.* New York: YIVO Institute for Jewish Research, 1961.

ANTONOVSKY, A. "Social Class and Illness: A Reconsideration." *Sociological Inquiry,* 1967a, 37, 311–322.

ANTONOVSKY, A. "Social Class, Life Expectancy and Overall Mortality." *Milbank Memorial Fund Quarterly,* 1967b, 45, 31–73.

ANTONOVSKY, A. "Social and the Major Cardiovascular Diseases." *Journal of Chronic Diseases,* 1968, 21, 65–106.

ANTONOVSKY, A. "Breakdown: A Needed Fourth Step in the Conceptual Armamentarium of Modern Medicine." *Social Science and Medicine,* 1972, 6, 537–544.

ANTONOVSKY, A. "The Utility of the Breakdown Concept." *Social Science and Medicine,* 1973, 7, 605–612.

ANTONOVSKY, A. "Conceptual and Methodological Problems in the Study of Resistance Resources and Stressful Life Events." In B. Dohrenwend and B. Dohrenwend (Eds.), *Stressful Life Events: Their Nature and Effect.* New York: Wiley, 1974.

ANTONOVSKY, A. (Ed.). *Abraham David Katz: Jew, Man, and Sociologist.* Jerusalem: Israel Institute of Applied Social Research, 1975.

ANTONOVSKY, A. "Letter to the Editor." *American Scientist,* 1978, 66, 272–274.

ANTONOVSKY, A., AND ARIAN, A. *Hopes and Fears of Israelis: Consensus in a New Society.* Jerusalem: Jerusalem Academic Press, 1972.

ANTONOVSKY, A., AND BERNSTEIN, J. "Social Class and Infant Mortality." *Social Science and Medicine,* 1977, 11, 453–470.

ANTONOVSKY, A., AND HARTMAN, H. "Delay in the Detection of Cancer." *Health Education Monographs,* 1974, 2, 98–128.

ANTONOVSKY, A., AND KATS, R. "The Life Crisis History as a Tool in Epidemiologic Research." *Journal of Health and Social Behavior,* 1967, 8, 15–20.

ANTONOVSKY, A., AND KATS, R. "The Model Dental Patient: An Empirical Study of Preventive Health Behavior." *Social Science and Medicine,* 1970, 4, 367–380.

ANTONOVSKY, A., AND LORWIN, L. (Eds.). *Discrimination and Low Incomes.* New York: New York State Commission Against Discrimination, 1959.

ANTONOVSKY, A., AND SHOHAM, I. *Social Resistance Resources and Health in Middle Age.* Jerusalem: Israel Institute of Applied Social Research, 1978.

ANTONOVSKY, A., AND OTHERS. "Epidemiologic Study of Multiple Sclerosis in Israel. I: An Overall Review of Methods and Finding." *Archives of Neurology,* 1965, 13, 183–193.

ANTONOVSKY, A., AND OTHERS. "Twenty–Five Tear Later: A Limited Study of the Sequelae of the Concentration Camp Experience." *Social Psychiatry,* 1971, 6, 186–193.

ANTONOVSKY, A., AND ANTONOVSKY, A. "Commitment in an Israeli Kibbutz." *Human Relations,* 1974, 27, 303–319.

BAHNSON, C. B. "Epistemological Perspective of Physical Disease from the Psychodynamic Point of View." *American Journal of Public Health,* 1974, 64, 1034–1040.

BECKER, E. "Review of Tiger and Fox' *The Imperial Animal.*" *Transaction/SOCIETY,* 1972, 9, 40–43.

BECKER, H. *Outsiders: Studies in the Sociology of Deviance.* New York: Free Press, 1936.

BELLOC, N. B., BRESLOW, L., AND HOCHSTIM, J. R. "Measurement of Physical Health in a General Population Survey." *American Journal of Epidemiology,* 1971, 93, 328–336.

BEN–SIRA, Z. "The Doctor–Patient Relationship: Collectivism or Exchange?" Unpublished doctoral dissertation, Department of Sociology, Hebrew University, 1972.

BEN–SIRA, Z. "The Function of the Professional's Affective Behavior in Client Satisfaction: A Revised Approach to Social Interaction Theory." *Journal of Health and Social Behavior,* 1976, 17, 3–11.

BENSMAN, J., AND ROSENBERG, B. *Mass, Class, and Bureaucracy.* Englewood Cliffs, N. J.: Prentice–Hall, 1963.

BERKMAN, L. F. "Social Networks, Host Resistance and Mortality: A Follow–Up Study of Alameda County Residents." Unpublished doctoral dissertation,

Department of Epidemiology, School of Public Health, University of California, Berkeley, 1977.

BERKMAN, L. F. "Psychosocial Factors, Host Resistance and Mortality." *American Journal of Epidemiology,* in press.

BLUM, H. L., AND KERANEN, G. M. *Control of Chronic Diseases in Man.* Washington, D.C.: American Public Health Association, 1966.

BOOTH, A., AND COWELL, J. "Crowding and Health." *Journal of Health and Social Behavior,* 1976, 17, 204–220.

BOWLBY, J. "The Making and Breaking of Affectional Bonds." *British Journal of Psychiatry,* 1977, 130, 201–210, 421–431.

BRESLOW, L. "A Quantitative Approach to the World Health Organization Definition of Health: Physical, Mental, and Social Well–Being." *International Journal of Epidemiology,* 1972, 1, 347–355.

BRIDGES–WEBB, C. "The Traralgon Health and Illness Survey." *International Journal of Epidemiology,* 1973, 2, 63–71; 1974, 3, 37–46, 233–246.

BRINTON, C. *The Anatomy of Revolution. Englewood Cliffs,* N.J.: Prentice–Hall, 1965.

BRONFENBRENNER, U. (Ed.). *Influences on Human Development. Hinsdale,* Ill.: Dryden, 1972.

BUCKLEY, W. (Ed.). *Modern Systems Research for the Behavioral Scientist.* Chicago: Aldine, 1968.

BURNET, M. *Natural History of Infectious Disease.* Cambridge, Great Britain: Cambridge University Press, 1953.

BURNET, M. *Genes, Dreams, and Realities.* Aylesbury, Bucks, Great Britain: Medical and Technical Publishing Co., 1971. (Also New York: Basic Books, 1971.)

BURNET, M. *Intrinsic Mutagenesis: A Genetic Approach to Aging.* New York: Wiley, 1974.

CANNON, W. B. *Bodily Changes in Pain, Hunger, Fear, and Rage.* New York: Appleton–Century–Crofts, 1929.

CANNON, W. B. *The Wisdom of the Body.* New York: Norton, 1939. (Revised and expanded edition, 1963.)

CAPLOVITZ, D. *The Poor Pay More.* New York: Free Press, 1963.

CAROLINE, N. L., AND SCHWARTZ, H. "Chicken Soup Rebound and Relapse of Pneumonia." *Chest,* 1975, 67, 215–216.

"Case Records of the Massachusetts General Hospital." *New England Journal of Medicine,* 1977, 297, 828–834.

CASSEL, J. "Psychosocial Processes and 'Stress': Theoretical Formulation." *International Journal of Health Services,* 1974, 4, 471–482.

CASSEL, J. "The Contribution of the Social Environment to Host Resistance." *American Journal of Epidemiology,* 1976, 104, 107–123.

CASSEL, J. "The Relation of the Urban Environment to Health: Toward a Conceptual Frame and a Research Strategy." In L. E. Hinkle, Jr., and W. C. Loring (Eds.), *The Effect of the Man-Made Environment on Health and Behavior.* Atlanta: Center for Disease Control, Public Health Service, 1977.

CASSEL, J., PATRICK, R., AND JENKINS, D. "Epidemiological Analysis of the Health Implications of Culture Change: A Conceptual Model." *Annals of the New York Academy of Sciences,* 1960, 84, 938–949.

CASSEL, J., AND TYROLER, H. A. "Epidemiological Studies of Culture Change. I: Health Status and Recency of Industrialization." *Archives of Environmental Health,* 1961, 3, 25–33.

CASSELL, E. J. *The Healer's Art: A New Approach to the Doctor-Patient Relationship.* Philadelphia: Lippincott, 1976.

Center for Disease Control. *Reported Morbidity and Mortality in the United States: Annual Summary 1977.* DHEW Publication No. CDC78–8241. Atlanta: Public Health Service, 1978.

CHAN, K. B. "Individual Differences on Reactions to Stress and Their Personality and Situational Determinants." *Social Science and Medicine,* 1977, 11, 89–103.

COBB, S. "Social Support as a Moderator of Life Stress." *Psychosomatic Medicine,* 1976, 37, 300–314.

COBB, S., AND ROSE, R. M. "Hypertension, Peptic Ulcer, and Diabetes in Air Traffic Controllers." *Journal of the American Medical Association,* 1973, 224, 489–492.

COCHRANE, A. L. *Effectiveness and Efficiency: Fandom Reflections on Health Services.* London: Nuffield Provincial Hospitals Trust, 1972a.

COCHRANE, A. L. "The History of the Measurement of Ill Health." *International Journal of Epidemiology,* 1972b, 1, 89–92.

COLLEN, M. F. *A Case Study of Multiphasic Health Testing.* Oakland, Calif.: Permanente Medical Group and Kaiser Foundation Research Institute, 1977.

Commission on Chronic Illness. *Chronic Illness in a Large City: The Baltimore Study.* Cambridge, Mass.: Harvard University Press, 1957.

COSER, L. *The Functions of Social Conflict.* New York: Free Press, 1956.

COSER, R. L. "The Complexity of Roles as a Seedbed of Individual Autonomy." In L. A. Coser (Ed.), *The Idea of Social Structure: Papers in Honor of Robert K. Merton.* New York: Harcourt Brace Jovanovich, 1975.

COUSINS, N. "Anatomy of an Illness (as Perceived by the Patient)." *New England Journal of Medicine,* 1976, 295, 1458–1463.

CROSSMAN , R. (Ed.) *The God That Failed.* New York: Harper & Row, 1950.

CUTLER,S. J., AND YOUNG, J. L. "Demographic Patterns of Cancer Incidence in the United States." In J. F. Fraumeni (Ed.), *Persons at High Risk of Cancer.* New York: Academic Press, 1975.

DAHRENDORF, R. *Class and Class Consciousness in Industrial Society.* Stanford, Calif.: Stanford University Press, 1966.

DATAN, N. "Women's Attitudes Toward the Climacterium in Five mittee on Human Development, University of Chicago, 1971.

DATAN, N., ANTONONVSKY, A., AND MAOZ, B. *A Time to Reap: The Middle Age of Women in Five Israeli Subcultures.* Baltimore: John Hopkins University Press, forthcoming.

DATAN, N., AND GINESBERG, L. H. (Eds.). *Normative Life Crises.* New York: Academic Press, 1975.

DOBZHANSKY, T. *Evolution, Genetics, and Man* New York: Wiley, 1955.

DODGE, D. L., AND MARTIN, W. T. *Social Stress and Chronic Illness: Mortality Patterns in Industrial Society.* Note Dame, Ind.: University of Notre Dame Press, 1970.

DOHRENWEND, B., AND DOHRENWEND, B. (Eds.). Stressful Life Events: *Their Nature and Effects.* New York: Wiley, 1974.

DORN, H. F., AND CUTLER, S. J. *Morbidity from Cancer in the United States,* Monograph No. 56. Washington, D.C.: Public Health Service, 1959.

DUBOS, R. J. *The Mirage of Health.* London: Allen & Unwin, 1960.

DUBOS, R. J. "The Evolution of Microbial Diseases." In R. J. Dubos and J. G. Hirsch (Eds.), *Bacterial and Mycotic Infections of Man.* (4th ed.) Philadelphia: Lippincott, 1965.

DUBOS, R. J. *Man, Medicine, and Environment.* New York: Praeger, 1968.

DUBOS, R. J. *A God Within.* London: Angus and Robertson, 1973.

DURKHEIM, E. *Suicide: A Study in Sociology.* New York: Free Press, 1951. (Originally published 1897.)

ENGEL, G. L. "The Psychosomatic Approach to Individual Susceptibility to Disease." *Gastroenterology,* 1974, 67, 1085–1093.

ENGEL, G. L., AND SCHMALE, A. H. "Conservation–Withdrawal: A Primary Regulatory Process for Organismic Homeostasis" In Ciba Foundation, *Physiology, Emotion, and Psychosomatic Illness.* Symposium 8. Amsterdam: Elsevier, 1972.

ERIKSON, E. H. "Growth and Crises of the 'Healthy Personality.'" In J. E. Senn (Ed.), *Symposium on the Healthy Personality.* New York: Josiah Macy, Jr., Foundation, 1950.

ERIKSON, E. H. 'The Problem of Ego Identity.' *Journal of the American Psychonalytic Association,* 1956, 4, 58–121. (Reprinted in M. R. Stein, A. J. Vidich, and D. M. White (Eds.), *Identity and Anxiety.* New York: Free Press, 1960.)

ERIKSON, E. H. *Young Man Luther: A Study in Psychoanlysis and History.* New York: Norton, 1958.

ERIKSON, E. H. "Identity, Psychosocial." In D. L. Sills (Ed.), *The International Encyclipedia of the Social Sciences.* Vol. 7. New York: Macmillan, 1968.

EYER, J., AND STERLING, P. "Stress-Related Mortality and Social Organization." *Review of Radical Political Economy*, 1977, 9, 1-44.

FANSHEL, S. "A Meaningful Measure of Health for Epidemiology." *International Journal of Epidemiology*, 1972, 1, 319-337.

FELDMAN, J. J. "The Household Interview Survey as a Technique for the Collection of Morbidity Date." *Journal of Chromic Diseases*, 1960, 11, 535-557.

FRANK, J. D. "Mind-Body Relationships in Illness and Healing." *Preventive Medicine*, 1975, 2, 46-59.

FRANKENHAUESER, M., AND GARDELL, B. "Underload and Overload in Working Life: Outline of a Multidisciplinary Approach." *Journal of Human Stress*, 1976, 2 (3), 35-46.

FREIDSON, E. *Professional Dominance*. New York: Atherton, 1970.

FROMM, E. *Escape from Freedom*. New York: Holt, Rinehart and Winston, 1941.

GALDSTON, I. (Ed.) *Beyond the Germ Theory: The Roles of Deprivation and Stress in Health and Disease*. New York: Health Education Council, 1954.

GALLAGHER, E. B. (Ed.). *The Doctor-Patient Relationship in the Changing Health Scene*. DHEW Publication No. NIMH 78-183. Washington, D.C.: Public Health Service, 1978.

GARFIELD, S. R. "The Delivery of Medical Care." *Scientific American*, 1970, 222, 15-23.

GARFIELD, S. R., AND OTHERS. "Evaluation of a New Ambulatory Medical Care Delivery System." *New England Journal of Medicine*, 1976, 294, 426-431.

GLASS, D. C. "Stress, Behavior Patterns, and Coronary Disease." *American Scientist*, 1977, 65, 177-187.

GOFFMAN, E. *Asylums*. New York: Doubleday, 1961.

GOVE, W. R. "Sex, Marital Status, and Mortality." *American Journal of Sociology*, 1973, 79, 45-67.

GUNDERSON, E. K. E., AND RATE, R. H. (Eds.). *Life Stress and Illness*. Springfield, Ill.: Thomas, 1974.

GUTMAN, H. G. *The Black Family in Slavery and Freedom*. New York: Pantheon, 1976.

GUTTMAN, L. "Measurement as Structural Theory." *Psychometrika*, 1974, 36, 329-347.

HINKLE, L. E., JR. "The Effect of Exposure to Culture Change, Social Change, and Changes in Interpersonal Relationships on Health." In B. Dohrenwend and B. Dohrenwend (Eds.), *Stressful Life Events: Their Nature and Effects*. New York: Wiley, 1974.

HINKLE, L. E., JR. "Measurement of the Effects of the Environment upon the Health Behavior of People." In L. E. Hinkle, Jr., and W. C. Loring (Eds.), *The Effect of the Man-Made Environment on Health and Behavior*. Atlanta: Center for

Disease Control, Public Health Service, 1977.

HINKLE, L. E., JR., AND LORING, W. C. (Eds.). *The Effect of the Man-Made Environment on Health and Behavior.* Atlanta: Center for Disease Control, Public Health Service, 1977.

HINKLE, L. E., JR., AND WOLFF, H. G. "Health and Social Environment: Experimental Investigations." In A. Leighton and others (Eds.), *Explorations in Social Psychiatry.* New York: Basic Books, 1957.

HOCHSCHILD, A. R. "Disengagement Theory: A Critique and Proposal." *American Sociological Review,* 1975, 40, 553–569.

HOLMES, O. W. *The Autocrat of the Breakfast-Table.* (Rev. ed.) Boston: Houghton Mifflin, 1884.

HOLMES, T. H., AND MASUDA, M. "Life Change and Illness Susceptibility." In B. Dohrenwend and B. Dohrenwend (Eds.), *Stressful Life Events: Their Nature and Effects.* New York: Wiley, 1974.

HOLMES, T. H., AND RAHE, R. H. "The Social Readjustment Rating Scale." *Journal of Psychsomatic Research,* 1967, 11, 213–218.

ILLICH, I, *Tools for Conviviality.* New York: Harper & Row, 1973.

ILLICH, I, Medical Nemesis: *The Expropriation of Health.* New York: Bantam, 1976.

JACOBS, S., AND OSTEELD, A. "An Epidemiological Review of the Mortality of Bereavement." *Psychosomatic Medicine,* 1977, 39, 344–357.

JONES, E. *The Life and Work of Sigmund Freud.* (Edited and abridged in one volume by L. Trilling and S. Marcus.) New York: Basic Books, 1961.

JUSTICE, B., AND DUNCAN, D. F. "Life Crises as a Precursor to Child Abuse." *Public Health Reports,* 1976, 91, 110–115.

KAGAN, A. R., AND LEVI, L. "Health and Environment. Psychosocial Stimuli: A Review." *Social Science and Medicine,* 1974, 8, 225–241.

KANTER, R. M. "Commitment and Social Organization." *American Sociological Review,* 1968, 33, 499–517.

KAPLAN, B. H., CASSEL, J. C., AND GORE, S. "Social Support and Health." *Medical Care,* 1977, 25 (suppl.), 47–58.

KARDINER, A. *The Individual and His Society.* New York: Columbia University Press, 1939.

MC KINLAY, J. B. "The Changing Political and Economic Context of the Patient–Physician Encounter." In E. B. Gallagher (Ed.), *The Doctor-Patient Relationship in the Changing Health Scene. Washington* D.C.: Public Health Service, 1978.

MALINOWSKI, B. "Culture." In E. R. A. Seligman (Ed.), *The Encyclopedia of the Social Sciences.* Vol. 4. New York: Macmillan, 1931.

MAOZ, B., AND OTHERS. "Competitive Drive, Pattern A, and Coronary Heart Collaborative Group Study." *Journal of Chronic Diseases,* 1977, 30, 489–498.

MECHANIC, D. Students Under Stress: *A Study in the Social Psychology of*

Adaptation. New York: Free Press, 1962.

MECHANIC, C. Medical Sociology: *A Selective View.* New York: Free Press, 1968.

MEDAWAR, P. "Review of L. Leshan's *You Can Fight for Your Life.*" New York Review of Books, June 9, 1977.

MERCER, J. R. "Who Is Normal? Two Perspectives on Mild Mental Retardation." In E. G. Jaco (Ed.), *Patients, Physicians and Illness.* (2nd de.) New York: Free Press, 1972.

MERTON, R. K. "Social Structure and Anomie," *Social Theory and Social Structure.* New York: Free Press, 1957.

MERTON, R. K. *Social Theory and Social Structure.* (Expanded ed.) New York: Free Press, 1968.

MERTON, R. K. "The Ambivalence of Physicians," *Sociological Ambivalence and Other Essays.* New York: Free Press, 1976.

MONJAN, A. A., AND COLLECTOR, M. I. 'Stress-Induced Modulation of the Immune Response. "*Science,* 1977, 196, 307-308.

MORRIS, J. N. *Uses of Epidemiology.* Edinburgh and London: Churchill Livingstone, 1957.

MOSS, G. E. *Illness, Immunity and Social Interaction: The Dynamics of Biosocial Resonation.* New York: Wiley, 1973.

NADITCH, M. P. "Locus of Control, Relative Discontent and Hypertension." *Social Psychiatry,* 1974, 9, 111-117.

National Center for Health Statistics. "Prevalence of Selected Chronic Digestive Conditions, United States, July-December, 1968." *Vital and Health Statistics,* 1973a, Series 10, No. 83.

National Center for Health Statistics. "Prevalence of Selected Chronic Respiratory Conditions, United States, 1970." *Vital and Health Statistics,* 1973b, Series 10, No. 84.

National Center for Health Statistics. "Prevalence of Chronic Circulatory Conditions, United States, 1972." *Vital and Health Statistics,* 1974, Series 10, No. 94.

National Center for Health Statistics. "Prevalence of Selected Impairments, United States, 1971." *Vital and Health Statistics,* 1975, Series 10, No. 99.

National Center for Health Statistics. *Health: United States,* 1975. DHEW Publication No. HRA 76-1232. Rockville, Md.: Department of Health, Education, and Welfare, 1976.

National Center for Health Statistics. "Current Estimates from the Health Interview Survey, United States, 1976." *Vital and Health Statistics,* 1977a, Series 10, No. 119.

National Center for Health Statistics. "Profile of Chronic Illness in Nursing Hones, United States: National Nursing Home Survey." *Vital and Statistics,* 1977b, Series 13, No. 29.

National Center for Health Statistics. "Acute Conditions, Incidence, and Associated Disability, United States, July 1975-June 1976." *Vital and Health Statistics,* 1978.

Series 10, No. 120.
National Health Education Commitee. *The Killers and the Cripplers: Facts on Major Diseases in the United Stated Today.* New York: McKay, 1976.
NISBET, R. *The Social Philosophers: Community and Conflict in Western Thought.* New York: Crowell, 1973.
NUCKOLLS, K. B., CASSEL, J., AND KAPLAN, B. H. "Psychological Assets, Life Crisis and the Prognosis of Pregnancy." *American Journal of Epidemiology,* 1972, 95, 431–441.
OAKLEY, A. *Woman's Work.* New York: Pantheon, 1975.
OBEYESEKERE, G. "Psycho–Cultural Exegesis of a Case of Sprit Possession from Sri Lanke." *Contributions to Asian Studies,* 1973, 8, 41–89.
OETTGEN, H. F. "Immunotherapy of Cancer." *New England Journal of Medicine,* 1977, 297, 484–491.
OSTFELD, A. M., AND D'ATRI, D. A. "Psychophysiological Respones to the Urban Environment." *International Journal of Psychiatry in Medicine,* 1975, 6, 15–28.
PARKES, C. M. "Psychosocial Transitions: A Field for Study." *Social Science and Medicine,* 1971, 5, 101–115.
PARKES, C. M. *Bereavement: Studies of Grief in Adult Life.* New York: International Universities Press, 1972.
PARKES, C. M., BENJAMIN, B., AND FITZGERALD, R. G. "Broken Heart: A Statistical Study of Increased Mortality Among Widowers." *British Medical Journal,* 1969, 1, 740–743.
PARSONS, T. *The Social System.* New York Free Press, 1951.
PARSONS, T. "Epilogue." In E. B. Gallagher (Ed.), *The Doctor-Patient Relationship in the Changing Health Scene.* DHEW Publication No. NIMH 78–183. Washington, D.C.: Public Health Service, 1978.
PEARING, L. I. "Sex Roles and Depression." In N. Datan and L.H. Ginsberg (Eds.), *Normative Life Crises.* New York: Academic Press, 1975.
PWARLIN, L. I., AND JOHNSON, J. S. "Marital Status, Life–Strains and Depression." *American Sociological Review,* 1977, 42, 704–715.
PEARLIN, L. I., AND SCHOOLER, C. "The Structure of Coping." *Journal of Health and Social Behavior,* 1978, 19, 2–21.
PERLMUTER, L. C., AND MONTY, R. A. "The Importance of Perceived Control: Fact or Fantasy?" *American Scientist,* 1977, 65, 759–765.
PETRIE, A. *Individuality in Pain and Suffering.* Chicago: University of Chicago Press, 1967.
PHILLIPS, D. P., AND FELDMAN, K. A. "A Dip in Deaths Before Ceremonial Occasions: Some New Relationships Between Social Integration and Mortality." *American Sociological Review,* 1973, 38, 678–696.
POWLES, J. "On the Limitations of Modern Medicine." *Science, Medicine and Man,*

1973, 1, 1–30.

RADLOFF, R., AND HELMREICH, R. *Groups Under Stress: Psychological Research in SEALAB II*. New York: Appleton–Century–Crofts, 1968.

RAHE, R. H. "The Pathway Between Subjects' Recent Life Changes and Their Near–Future Illness Reports." In B. Dohrenwend and B. Dohrenwend (Eds.), *Stressful Life Events: Their Nature and Effects*. New York: Wiley, 1974.

RAHE, R. H. "Editorial: Life Change Measurement Clarification." *Psychosomatic Medicine*, 1978, 40, 95–98.

PAPOPRT, A. "The Promise and Pitfalls of Information Theory." In W. Buckley (Ed.), *Modern Systems Research for the Behavioral Scientist*. Chicago: Aldine, 1968.

ROAZEN, P. *Freud: Political and Social Though*. New York: Knopf, 1968.

ROESKE, N. A. "The Emotional Response to Hysterectomy." *Psychiatric Opinion*, 1978, 15 (2), 11–20.

ROSENSTOCK, I. M. "What Response in Motivation Suggests for Public Health." *American Journal of Public Health*, 1960, 50, 295–302.

ROTTER, J. B. *Generalized Expectancies for Internal Versus External Control of Reinforcement*. Psychological Monographs No. 80, 1966.

ROUECHE, B. "Annals of Medicine: Antipathies." *New Yorker*, March 13, 1978, pp. 61–84.

RUESCH, J. *Duodenal Ulcer*. Berkeley: University of California Press, 1948.

RUTSTEIN, D. D., AND OTHERS. "Measuring the Quality of Medical Care." *New England Journal of Medicine*, 1976, 294, 582–588.

SCHACHTEL, E. G. "On Alienated Concepts of Identity." In E. Josephson and M. Josephson (Eds.), *Man Alone*. New York: Dell, 1962.

SCHEFF, T. J. *Being Mentally Ill*. Chicago: Aldine, 1966.

SCHMALE, A. H. "Giving Up as a Final Common Pathway to Changes in Health." In Z. J. Lipowski (Ed.), *Advances in Psychosomatic Medicine*. Vol. 8. Basel, Switzerland: S. Karger, 1972.

SCHR DINGER, E. "Quote from *What Is Life?*" In W. Buckley (Ed.), *Modern Systems Reach for the Behavioral Scientist*. Chicago: Aldine, 1968.

SCHUR, M. *Freud: Living and Dying*. New York: International Universities Press, 1972.

SCOTT, R. A. *The Making of Blind Men: A Study of Adult Socialization*. New York: Russell Sage Foundation, 1969.

SCOTT, R. A., AND HOWARD, A. "Models of Stress." In S. Levine and N. A. Scotch (Eds.), *Social Stress*. Chicago: Aldine, 1970.

SELIGMAN, M. E. P. *Helplessness: On Depression, Development, and Death*. San Francisco: W. H. Freeman, 1975.

SWLYE, H. *The Stress of Life*. New York: Mcgraw–Hill, 1956.

SELYE, H. "Confusion and Controversy in the Stress Field." *Journal of Human Stress*,

1975, 1, 37–44.

SHALT, B. "Structural Ambiguity and Limits to Coping." *Journal of Human Stress,* 1977, 3 (4), 32–45.

SHEEHY, G. Passages: Persistent Effects of Trauma: Five Tears After the Nazi Concentration Camps. "*Social Problems,* 1957–1958, 5, 230–243.

SHUVAL, J. T., ANTONOVSKY, A., AND DAVIES, A. M. *Social Functions of Medical Practice: Doctor-Patient Relationships in Israel.* San Francisco: Jossey–Bass, 1970.

SIMMEL, G, *Conflict and the Web of Group Affiliations.* (K. H. Wolf and R. Bendix, Trans.) New York: Free Press, 1955.

SIMON, W., AND GAGNON, J. H. "The Anomie of Affluence: A Post–Mertonian Conception." *American Journal of Sociology,* 1976, 82, 356–378.

SOLOMON, G. F., AND AMKRAUT, A. A. "Emotions, Stress and Immunity." In P. M. Insel and R.H. Moos (Eds.), *Health and the Social Environment.* Lexington, Mass.: Health, 1974.

SORCHAN, W. D. "Health Concepts as a Basis for Orthobiosis." In E. Hart and W. Sechrist (Eds.), *Dynamics of Wellness.* Belmont, Calif.: Wadsworth, 1970.

SROLE, L., AND OTHERS. *Mental Health in the Metropolis:* The Midtown Study. Vol. 1. New York: McGraw–Hill, 1962.

STARR, P. "Review of W. Gaylin and others' *The Limits of Benevolence.*" *New York Times Book Review,* May 21, 1978, p. 9.

SUSSER, M. *Community Psychiatry: Epidemiologic and Social Themes.* New York: Random House, 1968.

SUSSER, M. "Ethical Components in the Definition of Health." *International Journal of Health Services,* 1974, 4, 539–548.

SWEENEY, D. R., TINLING, D. C., AND SCHALE, A. H., JR. "Differentiation of the 'Giving Up' Affects–Helplessness and Hopelessness." *Archives of General Psychiatry,* 1970, 23, 378–382.

AYME, S. L., AND BERKMAN, L. F. "Social Class, Susceptibility, and Sickness." *American Journal of Epidemiology,* 1976, 104, 1–8.

SYME, S. L., AND TORFS, C. P. "Epidemiologic Research in Hypertension: A Critical Appraisal." *Journal of Human Stress,* 1978, 4, 43–48.

SZASZ, T. *The Myth of Mental Illness.* New York: Hoeber Harper, 1963.

SZASZ, T., AND HOLLENDER, M. H. "A Contribution to the Philosophy of Medicine: The Basic Models of the Doctor–Patient Relationship." *Archive of Internal Medicine,* 1956, 97, 585–592.

TAEUBER, C. (Ed.). *America in the Seventies: Some Social Indicators.* Philadelphia: American Academy of Political and Social Sciences, 1978.

THACKER, S. B., GREEN, S. B., AND SALBER, E. J. "Hospitalizations in a Southern Rural Community: An Application of the 'Ecology Model.'" *International Journal of Epidemiology,* 1977, 6, 55–63.

THOMAS, L. *The Lives of a Cell.* Toronto: Bantam Books of Canada, 1974.

TOFFLER, A. *Future Shock.* New York: Random House, 1970.

TYROLER, H. A., AND CASSEL, J. C. "Health Coronary Heart Mortality in Rural Residents of North Carolina." *Journal of Chronic Diseases,* 1964, 17, 167–177.

VICKERS, G. "The Concept of Stress in Relation to the Disorganization of Human Behavioral." In W. Buckley (Ed.), *Modern Systems Research for the Behavioral Scientist.* Chicago: Aldine, 1968.

WEISENBERG, M. "Pain and Pain Control." *Psychological Bulletin,* 1977, 84, 1008–1044.

WEISSMAN, M. M., AND PAYKEL, E. S. "Moving and Depression in Women." *Transaction/SOCIETY,* 1972, 9 (9), 24–28.

WERTHEIM. E. S. "Positive Mental Health, Western Society and the Family." *International Journal of Social Psychiatry,* 1974, 21, 982/1–5.

WERTHEIM, E. S. "Person–Environment Interaction: The Epigenesis of Autonomy and Competence." *British Journal of Medical Psychology,* 1975, 48, 1–8, 95–111. 237–256. 391–402.

Conceptual Re–Evaluation."In J. E. Anthony and E. Koupernik (Eds.), *Vulnerable Children.* Yearbook of the International Association for Child Psychiatry and Allied Professions Vol. 4. New York: Wiley, 1978.

WHITE, K. L., WILLIAMS, T. F., AND GREENBERG, B. G. "The Ecology of Medical Care." New England Journal of Medicine, 1961, 365, 885.

WINKELSTEIN, W. "Epidemiological Considerations Underlying the Allocation of Health and Disease Care Resources." *International Journal of Epidemiology,* 1972, 1, 69–74.

WOHLWILL, J. F. "The Physical Environment: A Problem for a Psychology of Stimulation." In H. C. Lindgren and others (Eds.), *Current Research in Psychology.* New York: Wiley, 1971.

WOLF, S., AND GOODELL, H. HAROLD G. Wolf's Stress and Disease. (2nd ed.) Springfield, Ill.: Thomas, 1968.

YOUNG, A. "Internalizing and Externalizing Medical Belief Systems: An Ethiopian Example." *Social Science and Medicine,* 1976a, 10, 147–156.

YOUNG, A. "Some Implications of Medical Belief Systems: An Ethiopian Example." *Social Science and Medicine,* 1976a, 10, 147–156.

YOUNG, A. "Some Implications of Medical Beliefs and Practices for Social Anthropology." *American Anthropologist,* 1976b, 78, 5–24.

YOUNG, A. "Order, Analogy and Efficacy in Ethiopian Medical Divination." *Culture, Medicine and Psychiatry,* 1977, 1, 183–199.

ZOLA, I. K. "Culture and Symptoms: An Analysis of Patients' Presenting Complaints." *American Sociological Review,* 1966, 31, 615–630.

찾아보기 Index

ㄷ

ㅁ

ㅂ

ㅅ